疑难肝胆病临床思维
YINAN GANDANBING LINCHUANG SIWEI

主　编

潘　晨　李　芹

副主编

黄祖雄　林　春　高海兵

秘　书

甘巧蓉　林　勇

编　委（按姓氏笔画顺序排列）

王　斌	王香梅	王洪燕	叶雅妹	江晓燕	吴文杰
吴旭玮	吴雯军	张冬青	陈　立	陈阮琴	陈丽红
陈丽芳	陈明胜	陈梦容	林　展	林太顺	林升龙
林明华	林昭旺	林秋香	林爱芳	林銮锋	卓海燕
罗　琼	周丽娜	郑宇杉	姚履枫	翁声通	韩荔芬
黎　环					

海峡出版发行集团　福建科学技术出版社
THE STRAITS PUBLISHING & DISTRIBUTING GROUP　FUJIAN SCIENCE & TECHNOLOGY PUBLISHING HOUSE

图书在版编目（CIP）数据

疑难肝胆病临床思维 / 潘晨，李芹主编 . —福州：
福建科学技术出版社，2021.12
ISBN 978-7-5335-6599-2

Ⅰ . ①疑… Ⅱ . ①潘… ②李… Ⅲ . ①肝疾病 – 疑难
病 – 诊疗②胆道疾病 – 疑难病 – 诊疗 Ⅳ . ① R575

中国版本图书馆 CIP 数据核字（2021）第 258051 号

书　　名	**疑难肝胆病临床思维**
主　　编	潘晨　李芹
出版发行	福建科学技术出版社
社　　址	福州市东水路 76 号（邮编 350001）
网　　址	www.fjstp.com
经　　销	福建新华发行（集团）有限责任公司
印　　刷	福州德安彩色印刷有限公司
开　　本	787 毫米 ×1092 毫米　1/16
印　　张	22.5
插　　页	4
图　　文	360 码
版　　次	2021 年 12 月第 1 版
印　　次	2021 年 12 月第 1 次印刷
书　　号	ISBN 978-7-5335-6599-2
定　　价	186.00 元

书中如有印装质量问题，可直接向本社调换

主编简介

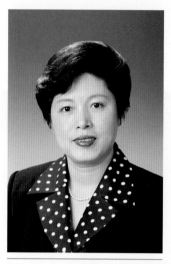

潘晨

- 原福州市传染病医院院长，二级教授，主任医师，硕士研究生导师
- 国务院政府特殊津贴专家
- 中国中西医结合学会肝病分会副主任委员
- 中国中西医结合学会肝病分会福建省主任委员
- 中华医学会感染病学会原全国委员兼福建省主任委员
- 中国医师协会感染科医师分会原全国常委
- 福建省医学会原常务理事
- 从事肝病、感染性疾病临床、教学、科研工作50年。先后主持与参与国家自然科学基金及"十一五""十二五"国家传染病重大专项

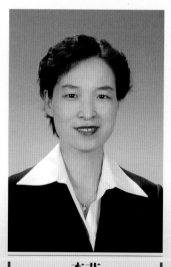

李芹

- 福建医科大学孟超肝胆医院副院长，二级教授，主任医师，硕士研究生导师
- 国务院政府特殊津贴专家
- 中华中医药学会急诊分会副主任委员
- 中华中医药学会肝病分会副主任委员
- 中国中西医结合学会传染病分会副主任委员
- 中国民族医药学会传染病分会副会长
- 福建省中医药学会感染病分会主任委员
- 福州市中医药学会会长
- 参与国家"十一五""十二五"重大科技专项8项，主持1项子课题

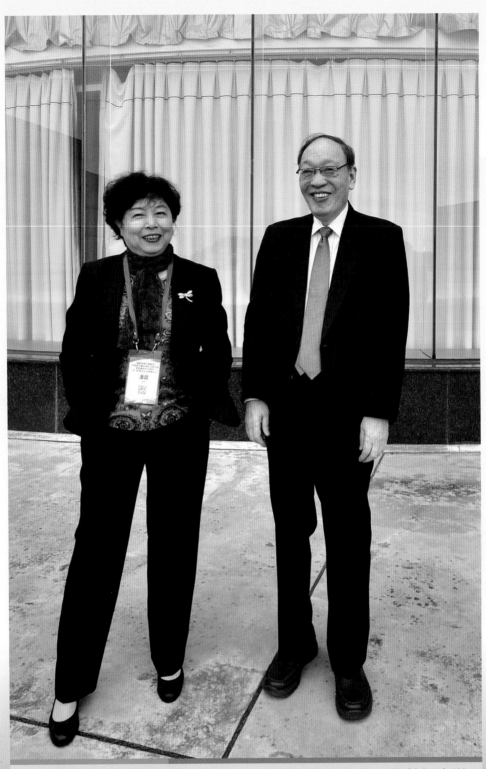

◎潘晨教授与翁心华教授合影◎

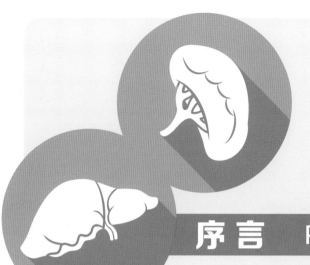

序言 PREFACE

肝胆系统疾病病种繁多，诊断纷繁复杂。近年来，随着分子生物学、分子病理、影像学和基因测序技术等相关学科和技术的发展，实验室的检查方法更加多样化和精准化，肝胆疾病的临床诊断和治疗水平得以提高。但是，尽管临床医生对大多数常见肝胆疾病的诊断治疗都很熟悉，具体到特定患者，依然不乏云遮雾绕、水复山重，难理头绪，临床上常常出现误诊或漏诊。其次，一些肝胆系统的少见病、罕见病，甚至其他系统疾病累及肝胆系统，由于实验检查结果的多样化、不一致性等也可能带来解读的困惑和混淆，也一定程度上增加了诊断的困难。在面对疑难肝胆疾病时，如何从千丝万缕、迷惑重重中寻找有益的线索、拨乱反正，最终拨云见雾、发现真相，对临床医生来说，是永远的挑战。

在感染病和肝病学专家潘晨教授带领下，本书汇集了近年来福建医科大学孟超肝胆医院收治的疑难肝胆疾病病例。潘晨教授团队在疑难肝病诊治中临床经验丰富，所有病例都是通过临床各级医生对病情认真细致的观察，以及肝脏病理检查、影像学、免疫学检查和基因检测等多种手段进行综合分析、严谨缜密论证后，最终得以明确诊断。这些病例经过精心挑选，并经过各级医师的再次推敲、论证，通过再次的多学科疑难病例讨论后，最终汇集、整理、编辑成书，凝聚着医生们的心血和智慧。这些病例借用"福尔摩斯"循证推理破案的形式，提出了诊断线索和思维程序，叙述了疑难肝胆疾病的诊断与鉴别诊断技巧。

本书有以下特点：第一，选择的疑难病例具有重要参考价值，特别注重合理利用肝胆疾病的各种技术，多数病例附有病理、影像和基因检查结果，针对大部分临床医生仍不太熟悉和容易混淆的问题进行深入解读分析。第二，重视诊治思路，层层深入，引出诊断。多数病例均经过2~3个阶段，其中有初步考虑的诊断与治疗、后续考虑的诊断、进一步检查与治疗及最后确定性的诊断与疗效，病例步步深入、层层剥茧，引导读者思维。第三，每个案例的讨论、评析、体会都十分深入。每一节均结合病例和国内外最新进展开展讨论，同时对该病例诊治疗的一些感想、经验教训与体会进行总结，使读者既了解该病例的诊断经过，共享诊断与治疗成功的经验，又可从中吸取失败的教训，引以为戒。

"山重水复疑无路，柳暗花明又一村。"许多医生在疑难病的诊疗过程中不乏这种感受。在临床医学实践过程中，病例讨论是种重要的学习方法，尤其对年轻医生是个很好的提升途径。希望该书对读者提高疑难肝胆疾病的诊治起到积极有益的作用！

复旦大学附属华山医院终生教授

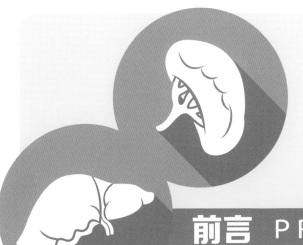

前言 PREFACE

近年来，随着分子生物学、分子病理学、影像学和基因测序技术等相关学科的发展，使得一些在临床见到的疑难罕见或者其他系统疾病累及到肝脏的疾病，均得到明确的诊断和精准的治疗。

这些疑难疾病，是临床医生面临的一个挑战。我国著名的感染病界、肝病界"白求恩式大夫"翁心华教授曾说过："对临床医生来讲，经验在于积累，每一例疑难病例解决了并总结出来，你的经验就多了。"我从医近50年，与肝病患者打了一辈子交道。每当垂危的病人抢救成功之余，心中有说不出的高兴，还有一丝丝自豪感和成就感。但在临床上我们也会碰到一些疑难杂症，甚至是从未见过或听说过的疾病。它也会困扰着我们，让我们去翻资料、查文献、找线索、找病因，精准治疗。

本书收集了近几年来具有代表性的疑难肝胆疾病病例，每个病例都有着各自的典型性和复杂性。幸运的是，这些患者均得到明确的诊断，并接受相应的治疗。书中每一个病例背后都有一个小故事，它充满着每个患者求医过程的艰辛也凝聚着医生的心血和精力。

本书选择的病例均有参考价值，每个病例都附有血液检查、病理、影像和基因检测结果，针对大部分临床医生不太熟悉、容易混淆的问题进行深入分析，突出诊治思路，层层抽丝剥茧，显露庐山真面目。同时每个病例都参考国内外最新文献进行讨论和鉴别诊断，同时归纳经验教训等。

总之，我们通过这本书能够起到举一反三、抛砖引玉、融会贯通的作用。希望各位年轻的医生，在今后碰到疑难病例时，能从这本书中得到启发和帮助，并使患者最终康复，那将是万幸之事。

在此衷心感谢为这本书作出贡献的学生和我的团队。我们将不负韶华，不忘初心，在新的征程中阔步前进。

潘晨

原福州市传染病医院院长

二级教授

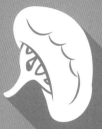

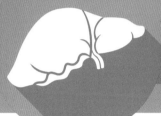

目录 CONGTENTS

第一章
非硬化门静脉高压症

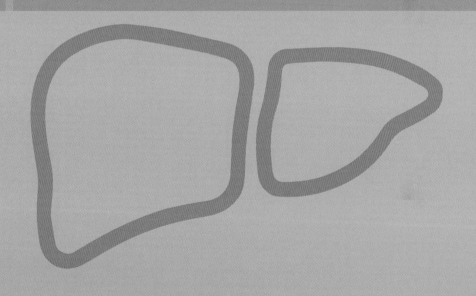

遗传性易栓症继发门脉高压性胆管病（F5 基因突变）

病史摘要

◎ 患者基本信息

男性，61 岁。

◎ 主诉

乏力、食少、腹胀、尿黄 1 月余。

◎ 现病史

入院前 1 月余出现乏力、食少、腹胀、尿黄伴发热，具体体温未测，伴持续性中上腹闷痛，自觉腹围增大。就诊于当地医院查肝功能：ALB 40g/L，TBIL 71.2μmol/L，DBIL 58.5μmol/L，ALT 23U/L，AST 28U/L，GGT 28U/L。全腹 CT 示：①肝硬化门静脉置入术后改变，伴食管下段静脉曲张、脾大。②胆囊炎伴胆囊窝积液，考虑腹膜炎。给予"抗感染、保肝"等治疗 9 天后，腹胀、腹痛缓解，未再发热，但黄疸加深，自动出院。出院后自行服用"中草药"（具体不详）治疗，黄疸进一步加深。再次于当地医院复查肝功能：ALB 36g/L，TBIL 506.9μmol/L，DBIL 362.5μmol/L，ALT 46U/L，AST 68U/L，GGT 399U/L。现为求进一步诊治，转入我院，门诊拟"慢加亚急性肝衰竭 C 型（？）病因未明"收入院。

◎ 既往史

10 余年前因"腹痛"就诊外院考虑"自发性脾梗死"。2 年余前因"腹胀"就诊省立医院，查上腹部 MRI 平扫 + 增强示：①考虑门脉、肠系膜上静脉及脾静脉多发血栓形成伴门脉海绵样变。②门脉高压伴胃底 - 食管下段静脉曲张。③脾大，予行 TIPS 术。1 年余前因"呕血"就诊外院行"食管静脉套扎术"，术后予"普萘洛尔 10mg qd 口服"至今。

◎ 系统回顾

无特殊。

◎ 个人史

无特殊。

◎ 入院查体

T 36.2℃，P 72 次 / 分，R 18 次 / 分，BP 111/52mmHg。神志清楚，皮肤、巩膜重度黄染，未见肝掌、蜘蛛痣。心肺听诊无异常。腹围 81cm，腹部膨隆，全腹无压痛及反跳痛，未触及肿物及包块，肝脾肋缘下未触及，墨菲征阴性。腹部移动性浊音阴性，双下肢无水肿，扑翼样震颤阴性，病理征未引出。

◎ 实验室及辅助检查

血常规： WBC 8.05×10^9/L，Hb 130g/L，PLT 206×10^9/L，N% 72%，CRP 23.82mg/L，PCT 0.29ng/ml。**肝功能：** ALB 39g/L，TBIL 631.7μmol/L，DBIL 322.0μmol/L，ALT 43U/L，AST 83U/L，GGT 347U/L，ALP 326U/L。**凝血功能：** PT 20.2s，PTA 46%，INR 1.73，DDU0.2mg/L，FDP 0.92μg/ml。**病毒标志物：** HBsAg（－），HBsAb ＞ 1000.00mU/ml，甲、丙、丁、戊肝病原学均阴性，HIV 抗体阴性，梅毒螺旋体抗体阴性。**免疫性指标：** 肝病自身抗体（－），ANA 谱（－），IgG4（－），IgG 17.4g/L，IgA 4.06g/L，IgM 正常。**肿瘤标志物：** CA199 325.7 ↑ U/ml；AFP 及异质体、CEA、CA125 均未见异常。**其他：** 铜蓝蛋白、FT_3、FT_4、TSH 均正常，心、肾功能、血脂正常。

腹部彩超： ①胰腺实质回声增粗伴胰头处略偏低回声区伴主胰管扩张、肝内胆管扩张、胆总管腔内透声差，建议进一步检查。②肝内声像呈弥漫性病变，请结合临床。③TIPS 术后伴其内无血流信号，请结合临床。④门静脉海绵样变，请结合临床。⑤胆囊肥大伴沉积物。⑥未见腹水。**心脏彩超：** ①房室大小结构及室壁运动未见明显异常。②左心室整体收缩功能正常。**上腹部平扫 +MRCP：** ① TIPS 术后改变，门静脉左右支内可疑信号影，栓子形成（？）。门静脉海绵

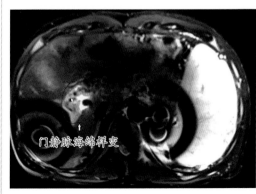

图 1-1　门静脉海绵样变

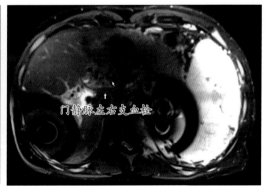

图 1-2　门静脉左右支可疑血栓

样变。②胆总管下段异常信号影，伴肝内外胆管稍扩张，泥沙样结石（？）。③胆囊增大，壁增厚，考虑胆囊炎。④胆囊结石（？）。⑤脾脏增大，脾内异常信号影，考虑梗死灶。⑥少许腹水。**全腹 CTA：**① TIPS 术后改变，门静脉显示不清，门静脉海绵样变。②符合肝硬化改变，食管下段 - 胃底静脉、脾静脉及脐静脉曲张，脾脏增大。③肝内囊肿，肝右叶钙化灶。④胆囊增大，壁增厚，胆汁淤积（？）。左右肝内胆管扩张，详请结合临床。⑤脾内稍低密度影，考虑梗死灶。⑥少许腹水。（见图 1–1、图 1–2）

临床诊治过程

◎ 入院诊断

　　①慢加亚急性肝衰竭 C 型（？）。病因未明。②门静脉高压症（门静脉海绵样变、食管胃底静脉、脾静脉及脐静脉曲张）。

◎ 治疗经过

　　入院后予"思美泰、复方甘草酸苷、还原型谷胱甘肽、门冬氨酸鸟氨酸"保肝退黄、人血白蛋白支持、"维生素 K_1 及新鲜冰冻血浆"改善凝血功能，"普萘洛尔"降低门脉压力治疗。

　　2018 年 11 月 9 日在内镜下行 ERCP 术，内镜下见：胆总管下段狭窄（炎性），胆总管可见泥沙样结石，食管静脉重度曲张，完成 ERCP+ 十二指肠柱状气囊扩张 + 取石球囊取石术 + 胆道塑料支架置入术。治疗后肝功能变化如图 1–3。

日期	TBIL	DBIL	ALB	GLO	ALT	AST	GGT	ALP	PT	PTA	INR	NH₃
11 月 1 日	631.7	322.0	39	32	43	83	347	326	20.2	46	1.73	67
11 月 5 日	629.3	419.3	34	25	30	54	168	182	22.6	39	2.0	67
11 月 9 日	574.7	296.0	33	19	30	55	95	154	15.7	70	1.26	76
11 月 10 日	561.2	290.7	32	20	30	53	92	158	16.8	62	1.37	
11 月 13 日	516.3	262.9	34	20	36	70	117	171	16.8	62	1.37	96
11 月 19 日	319.9	161.6	34	35	39	71	121	191	15.2	74	1.21	79
11 月 24 日	221.4	107.4	33	23	42	80	95	200	15.7	70	1.26	59
11 月 30 日	170.9	128.2	34	26	47	73	123	195	16.6	63	1.36	53
12 月 7 日	130.5	100.0	33	29	23	37	109	166	15.9	68	1.29	52
12 月 13 日	114.9	49.1	34	23	21	34	101	169	16.8	62	1.37	

图 1–3　治疗后的肝功能变化

2018 年 12 月 25 日查肝功能基本恢复正常后出院。

◎ 治疗结果及随访

ERCP 术后 3 个月（2019 年 3 月 25 日）常规取出胆道支架。2019 年 5 月 18 日外院查肝功能：ALB 37g/L，TBIL 37.8μmol/L，DBIL 8.9μmol/L，ALT 36U/L，AST 34U/L，GGT 34U/L，ALP 66U/L。彩超示：胆总管下段管腔透声差（？）结石（？）。2019 年 5 月 22 日就诊于我院查上腹部 MR 平扫 +MRCP 示：① TIPS 术后改变，门静脉左右支显示不清，门静脉海绵样变，详请结合临床。②肝内异常信号影，囊肿（？）。③胆总管下段狭窄（？）炎症（？）结石（？）。④脾脏增大，脾内异常信号影，考虑梗死灶。⑤少许腹水。行肝穿刺，肝组织病理：轻度慢性肝炎（G1S1），可见个别胆管扩张伴淤胆，部分小叶间静脉扩张并疝入周围肝组织，结合临床病史符合非硬化性门脉高压，具体病因请结合临床。免疫组化结果：HBsAg（－），HBcAg（－），CK7（胆管上皮 +、祖细胞 －），CK19（胆管上皮 +），CD34（血管 +），GS（肝 3 区部分肝细胞 +）。

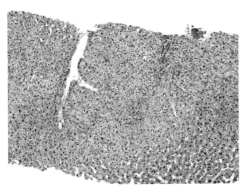

图 1-4　肝穿刺组织病理（一）

低倍镜显示肝小叶炎症轻微，无明显肝纤维化，个别汇管区门静脉分支扩张伴疝入现象。

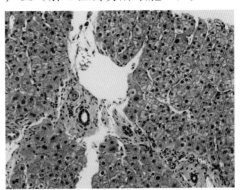

图 1-5　肝穿刺组织病理（二）

显示汇管区炎症轻微，门脉分支扩张伴疝入。

肝组织未见肝硬化、大块肝坏死等表现，相反肝组织炎症及纤维化程度均很轻，病理可见部分小叶间静脉扩张并疝入周围肝组织，符合非硬化性门脉高压的表现（见图 1-4、图 1-5）。结合患者病史中"自发性脾梗死"病史、门脉及肠系膜上静脉多发血栓，考虑易栓症继发门脉高压可能，此时基因回报进一步证实我们的诊断（见图 1-6）。"活化性蛋白 C 抵抗相关易栓症"诊断明确，患者长期口服"利伐沙班 15mg qd"治疗，定期复查腹部 CT 未见新发血栓。

01 受检者及家系遗传检测结果					
基因	遗传方式	突变信息	翁某某	受检者父亲	受检者母亲
F5	AR/AD	C.2893G ＞ A chr1-169511435 P.D965N	杂合突变	未送检	未送检

02 基因详细检测结果					
基因	转录版本 Exon 编号	突变比例 参照 / 突变	纯合 / 杂合 / 半合子 Hom/Het/Hem	gnomAD 携带测评	ACMG 变异评级
F5	NM_000130.4 exon13	69/74（0.52）	Het	0.000032	VUS
Pathogenic		Likely Pathogenic	VUS	Likely benign	Benign
致病突变		疑似致病突变	临床意义未明突变	疑似良性突变	良性突变

图 1-6　全外显子组测序结果

蛋白 C 测定：22.8% ↓（正常参考值：70%~140%）。蛋白 S 测定：44.6% ↓（正常参考值：75%~130%）。

◎ 出院诊断

①活化性蛋白 C 抵抗相关易栓症。②非硬化性门静脉高压症。

一、不同科室医生眼中的肝硬化

影像科医生：食管下段 - 胃底静脉、脾静脉及脐静脉曲张，脾脏增大，我们从侧面找依据说明是肝硬化。

内科医生：存在门脉高压，但肝硬化患者肝功能 ALB、ALT、AST 基本正常，APRI 指数 0.65，MR 未见典型肝硬化结节样改变，肝硬化依据不足。

病理科：肝组织炎症及纤维化程度均很轻，未见假小叶，确定没有肝硬化，但确实存在门脉高压，小叶间静脉扩张并疝入周围肝组织。

所以本例患者考虑"非硬化性门脉高压"。

二、非硬化性门脉高压的病因

非硬化性门脉高压特征为门脉高压征象重（脾大、脾功能亢进和食管胃静脉曲张及破裂出血等），但肝脏合成功能受损轻（如白蛋白、凝血酶原活动度等基本正常或仅轻度异常）。病因包括肝（窦）前性门脉高压症如门静脉系统血栓形成、门静脉闭锁、先天性肝纤维化及特发性非肝硬化性门脉高压等，和肝（窦）后性门脉高压症如肝小静脉闭塞综合征、急性肝静脉血栓形成、巴德 - 吉亚利综合征（BCS）、充血性心力衰竭及缩窄性心包炎等[1]。本例患者病史中有明确的门静脉系统血栓病史，根据文献报告，门静脉血栓常见原如下图 1-7[2]：

病因	发病率	
	儿童研究	成人研究
原发性骨髓增殖性疾病：是否存在 JAK2 突变（V617F）	0	3%~42%
莱顿第 V 因子突变（Rs6025）	0~30%	3%~14%
凝血酶原基因突变（G20201A）	0~15%	0~21%
亚甲基四氢叶酸还原酶基因突变（C677T）	3%~34%	0~21%
高同型半胱氨酸血症	NE	11%~19%
蛋白 C 缺乏症	0~45%	3%~41%
蛋白 S 缺乏症	0~55%	2%~38%
抗凝血酶Ⅲ缺乏症	0~50%	0~41%
抗磷脂综合征 / 抗心磷脂抗体	3%~47%	1%~13%
阵发性睡眠性血红蛋白尿	NE	0~2%
局部炎症情况		
胰腺炎	0~5%	4%~19%
腹腔脓毒血症	6%~22%	5%~36%
肝脓肿	0~3%	0~4%
门静脉损伤		
（创伤、脾切除术、胰腺手术、结肠切除术等）	0~3%	5%~17%
脐静脉置管术	0~41%	0~2%
脐带脓毒血症	0~45%	< 1%
妊娠	–	0~2%
口服避孕药	–	3%~19%
肝移植后	8%	1.5%
特发性	45%~72%	23%~68%

图 1-7　门静脉血栓常见原因

　　患者病史中血常规未见三系升高，骨髓增殖性肿瘤可能性小，查基因提示 F5 基因 2893 位点突变，进一步查蛋白 C、蛋白 S 水平，提示蛋白 C 活性明显下降，所以活化性蛋白 C 抵抗相关易栓症诊断成立。

三、门脉高压表现与黄疸的关系

　　患者黄疸以"直接胆红素升高"为主，GGT、ALP 升高，影像学检查彩超提示肝内胆管扩张、胆总管腔透声差。上腹部 MRCP：胆总管下段异常信号影，伴肝内外胆管稍扩张，泥沙样结石（？）胆囊结石（？）。全腹部 CTA：胆囊增大，壁增厚，胆汁淤积（？），左右肝内胆管扩张，所有影像学检查均考虑结石可能。

ERCP 术中确实可见胆总管下段炎性狭窄，胆总管泥沙样结石，ERCP 治疗后黄疸逐渐下降。所以第一次住院黄疸考虑阻塞性黄疸，胆管结石。

但 ERCP 术后 3 个月患者取出胆管支架后，外院彩超复查提示：胆总管下段管腔透声差（？），结石（？）。复查 MRCP 也提示胆总管下段狭窄（？），炎症（？）。为什么在取出支架后胆总管再次狭窄？仅 3 个月结石复发？但 MRCP 未见结石。与原发病遗传性易栓症是否相关？经查阅文献，和影像科沟通后，我们认为是"门脉性胆管病"，一种门脉高压引起的肝内外胆管形态的异常，伴或不伴有胆囊及胰管的异常，可导致胆汁淤积、黄疸、厌食、胆管结石形成、胆管炎等，甚至出现胆道梗阻及胆汁性肝硬化。

至此，本病例诊断完整：①活化性蛋白 C 抵抗相关易栓症。②非硬化性门静脉高压症。③门脉性胆管病。

本例的诊断思路可以用图 1-8 来表示：

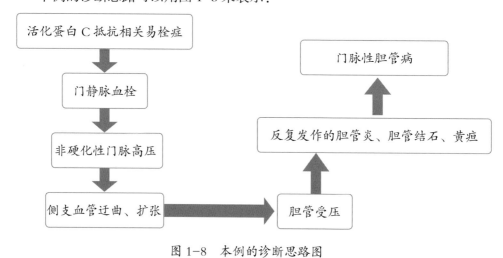

图 1-8　本例的诊断思路图

参考文献：

［1］EUROPEAN ASSOCIATION FOR THE STUDY OF THE LIVER.EASL clinical practice guidelines:vascular diseases of the liver［J］.J Hepatol, 2016,64:179-202.

［2］KHANNA RAJEEV,SARIN SHIV K.Non-cirrhotic portal hypertension - diagnosis and management［J］.J Hepatol,2014,60:421-441.

（甘巧蓉　黄祖雄）

肝硬化患者腹痛——追本溯源

病史摘要

◎ **患者基本信息**

男性，53岁。

◎ **主诉**

乏力、食少、腹胀、尿黄5月余。

◎ **现病史**

入院前5月余无明显诱因出现乏力，伴腹胀，无头晕、头痛，无一过性黑朦，无视物模糊，无恶心、呕吐，无腹痛、腹泻等不适，未予重视及诊治。入院前2周余感腹胀加重，伴尿少，双下肢凹陷性水肿，偶感胸闷、活动后气喘，少许咳嗽，无咳痰、发热，未予重视及诊治。此后上述症状反复发作，症状及性质大致同前。入院前9天就诊当地医院，查血常规：WBC 4.11×10^9/L，Hb 130g/L，PLT 41×10^9/L，CRP 5.56mg/L。生化：ALB 28.8g/L，TBIL 134.4μmol/L，IBIL 73.9μmol/L，ALT 591.9U/L，AST 652.3U/L，GGT 61U/L，ALP 154U/L。凝血：PT 16.8s。淀粉酶、肾功能正常。心肌酶：AST 541.55U/L，LDH 313U/L，CK-MB 103U/L，NT-proBNP、肌钙蛋白正常，PCT 0.31ng/ml，AFP 30.4ng/ml。乙肝两对半：HBsAg、HBeAb、HBcAb阳性，HBcAb-IgM阳性，HBV DNA 1.13E+7U/ml。彩超示：①肝实质回声增粗不均。②脾大。肺部CT示：①右肺上叶中叶多发小结节影。②左侧胸腔少量积液。上腹部MR示：①肝硬化。②脾大。③腹腔积液。④肝门区腹膜后多发淋巴结。诊断为"乙型肝炎后肝硬化失代偿期、肝衰竭、原发性腹膜炎"，予"恩替卡韦抗病毒、头孢他啶抗感染、保肝、利尿消肿、营养支持"治疗8天，腹胀改善，但仍乏力、食少、尿黄。2天前复查肝功能：ALB 28.7g/L、TBIL 155.3μmol/L、DBIL 82.3μmol/L、ALT 122.8U/L、AST 235.5U/L、GGT 79U/L、ALP 138U/L、TBA 67.7μmol/L。凝血：PT 16.9s，FIB 1.39g/L，PCT 1.01ng/ml。血培养：肺炎克雷伯菌。为进一步诊治，就诊我院，门诊拟"乙型肝炎肝硬化失代偿期活动期"收入院。

◎ 既往史

HBsAg 阳性 20 年，平素肝功能正常。4 年前就诊当地医院诊断"慢性乙型肝炎"，予"恩替卡韦"抗病毒 2 年后自行停药，未定期随访复查。

◎ 系统回顾

无特殊。

◎ 个人史

无特殊。

◎ 入院查体

生命征平稳，神志清楚，皮肤、巩膜重度黄染，见肝掌，心肺听诊无异常，腹膨隆，腹肌软，全腹可疑压痛及反跳痛，肝脾肋缘下未触及，腹部移动性浊音阳性，双下肢重度凹陷性水肿，扑翼样震颤阴性。

◎ 实验室及辅助检查

血细胞分析：CRP 11.84mg/L，WBC 6.52×10^9/L，NE% 77.1%，Hb 166g/L，PLT 42×10^9/L。**肝功能**：ALB 37g/L，TBIL 138.3μmol/L，DBIL 66.6μmol/L，ALT 143U/L，AST 299U/L，GGT 94U/L，ALP 177U/L，CHE 2673U/L，TBA 121.9μmol/L。**凝血**：PT 17.1s，PTA 60.00%，INR 1.38，DDU 5.11mg/L。**病毒标志物**：乙肝两对半 HBsAg 2401.96U/ml，HBeAb ＞ 100.00Inh%，HBcAb 711.86（阳性）COI，甲丙丁戊肝炎病原学均阴性。**高灵敏 HBV DNA 定量**：7.16E+04U/ml。**免疫检查**：免疫球蛋白 G 31.00g/L，自身抗体（9 项）抗核抗体 胞浆颗粒型 1：100，余阴性。**外院血培养**：肺炎克雷伯杆菌，对氨苄西林、SMZ 耐药，头孢他啶、喹诺酮类及碳氢酶烯药物敏感。**腹水常规 + 细胞分析**：颜色 黄色，红细胞数（体液）1×10^9/L，腹水生化球蛋白 5g/L，乳酸脱氢酶 43U/L。**肿瘤标志物**：AFP 55.266ng/ml，CA199、CA153 正常。**其他**：血浆氨 62.20μmol/L，血浆乳酸 4.30mmol/L，PCT 0.98ng/ml。

腹部彩超：①肝内声像符合肝硬化表现。②脾肿大。③腹水。

临床诊治过程

◎ 入院诊断

①乙型肝炎肝硬化失代偿期活动期。②肺炎克雷伯菌败血症。③原发性腹膜炎。④低（白）蛋白血症。⑤脾功能亢进症。

◎ 治疗经过

予"恩替卡韦"抗病毒、保肝退黄，白蛋白支持，"呋塞米、螺内酯"利尿，"比阿培南"抗感染，"双歧杆菌三联活菌"调节肠道菌群等治疗。入院后第1周，患者反复诉脐周持续性闷痛，伴恶心，无放射他处，无转移性疼痛，无呕吐，二便正常。查体：腹肌软，脐周压痛，无反跳痛，余腹无压痛、反跳痛。考虑是否存在肝硬化、门脉高压引起的门脉高压性胃病，多次建议其完善胃肠镜检查，均拒绝，予抑酸剂后腹痛稍减轻，但仍反复。患者腹痛原因仍不明确。

病例讨论　脐周腹痛常见的鉴别诊断

在该病例的拟诊中，我们可以注意到脐周腹痛常见的鉴别诊断。

（1）原发性腹膜炎所致的脐周疼痛：部分原发性腹膜炎患者可有腹痛的表现，予有效抗感染后可随着感染的改善而腹痛缓解，但患者腹痛症状似乎与抗感染治疗无关，故目前考虑由原发性腹膜炎导致的腹痛可能性小，有待继续观察原发性腹膜炎转归与腹痛的相关性及进一步排除其他病因导致腹痛后明确。

（2）急性胃肠炎：发病前常有不洁饮食史，或共餐者也有类似症状。以上腹部和脐周围腹痛为主，常呈持续性痛伴阵发性加剧。常伴恶心、呕吐、腹泻，可有发热。可有上腹部或脐周围压痛，多无肌紧张、无反跳痛，肠鸣音稍亢进。大便常规检查可有异常发现。该患者无不洁饮食史，无呕吐、腹泻，大便常规正常，不支持。

（3）急性阑尾炎：中上腹隐痛经数小时后转移至右下腹痛，呈持续性隐痛，伴阵发性加剧。可伴恶心、呕吐或腹泻。右下腹固定压痛，血白细胞计数升高，中性粒细胞升高。B超检查可发现阑尾肿胀或阑尾周围液性暗区。

（4）胃及十二指肠溃疡、穿孔：胃及十二指肠溃疡好发于中青年人，以中上腹痛为主，多为持续性痛，多在空腹时发作。当发生溃疡急性穿孔时，突发上腹部剧烈疼痛，如刀割样，呈持续性，并在短期内迅速扩散至全腹，可有恶心、呕吐伴发热。伴有出血时可有呕血或黑便。幽门梗阻者可呕吐大量隔夜宿食。影像学提示膈下游离气体或液体。

（5）肠系膜血管栓或血栓形成：多有心肌梗死或房颤病史，多发生在手术后，尤其是门静脉高压症行断流和脾切除术后或恶性肿瘤术后，或病人存在血液高凝状态。发病初期腹痛程度与腹部体征不成比例，腹部压痛轻，肠鸣音活跃。随着病情进展，腹痛逐渐加剧，出现腹膜炎体征，肠鸣音消失，可有血便，甚至休克。X线腹部平片可见肠管扩张，气液平面，但X线腹部平片也可无异常发现。凝血功能检测、彩色多普勒检查、磁共振血管成像或血管造影可明确诊断。

（6）急性脾梗死：临床表现可有发热，中上腹痛，影像学如彩超或增强CT可见脾脏增大或变形，梗死灶多呈不规则形，内部回声不均匀，可为低回声或无回声区，或散在的强回声分布期间。腹部增强CT检查是诊断脾梗死较为可靠的方法，其诊断阳性率为100%。该患者彩超不支持，可进行腹部增强CT进一步明确。

进一步完善检查。全腹部CT平扫+增强：①考虑肝硬化。②食管下段静脉稍曲张。③脾大。④腹水。⑤门静脉主干及肠系膜上静脉血栓形成。（见图2-1、图2-2）

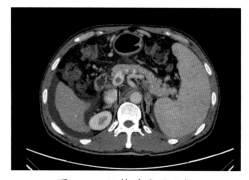 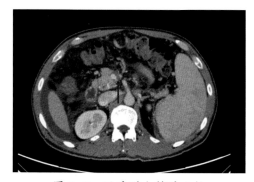

图2-1　门静脉主干血栓　　　　　图2-2　肠系膜上静脉血栓

蛋白C测定：33%。蛋白S测定：52.4%。

易栓症基因检测：该样本在蛋白S缺乏致血栓性疾病相关基因PROS1发现2~3号外显子存在重复变异，在溶血性贫血伴G6PD缺乏症相关基因G6PD存在一处半合子变异。（见图2-3）

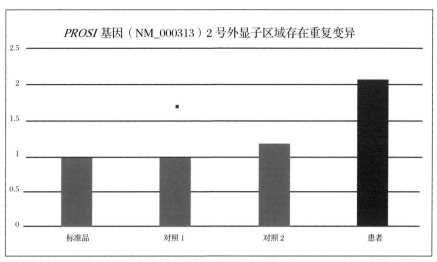

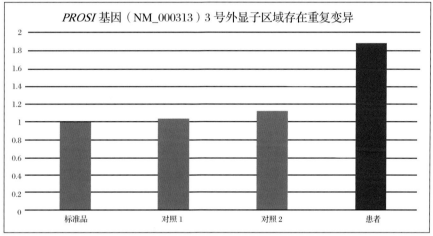

图 2-3　基因检测结果

蛋白 S 缺乏易栓症（门静脉主干及肠系膜上静脉血栓）诊断依据如下。

患者在肝硬化的基础上出现脐周持续性闷痛，伴恶心。查体：腹肌软，脐周压痛，无反跳痛，余腹无压痛反跳痛。影像学提示：门静脉主干及肠系膜上静脉血栓。蛋白 C 测定：33%。蛋白 S 测定：52.4%。易栓症基因：在蛋白 S 缺乏致血栓性疾病相关基因 PROS1 发现 2~3 号外显子存在重复变异。遗憾的是未进行家系验证。

◎治疗结果及随访

患者明确诊断后，予"低分子肝素 5000U 2/d 皮下注射"后腹痛缓解。多次复查血常规提示血红蛋白正常，血小板 45~60 × 10^9/L，凝血功能 APTT 达正常高值 2 倍，改"华法林"长期口服抗凝治疗，根据凝血功能 INR 调整华法林剂量，门诊定期随访。下表为治疗过程中患者症状、INR 及影像学复查变化。

表 2-1 治疗过程中各项数据的变化

日期	腹痛症状	INR	抗凝治疗	影像学血栓情况及变化
2020 年 3 月 9 日	有	1.6	低分子肝素钠 4000U q12h	腹部 CT 示：门静脉主干及肠系膜上静脉血栓形成
2020 年 3 月 18 日	缓解	1.39	华法林 2.5mg qd	腹部 CT 示：门静脉主干及肠系膜上静脉血栓形成，较前范围稍缩小
2020 年 3 月 27 日	无	4.37	华法林 1.25mg qd	/
2020 年 3 月 30 日	无	4.53	暂停华法林	/
2020 年 4 月 14 日	无	2.05	华法林 1.25mg qd	/
2020 年 4 月 21 日	无	/	华法林 1.25mg qd	腹部 CTA：门静脉主干及肠系膜上静脉及脾静脉血栓较前减少
2020 年 7 月 21 日	无	1.41	华法林 1.875mg qod	/
2020 年 7 月 30 日	无	/	华法林 1.875mg qod	腹部 CTA：门静脉主干及肠系膜上静脉及脾静脉血栓较前增多
2020 年 8 月 3 日	无	2.58	华法林 1.25mg qd	/

◎出院诊断

①乙型肝炎肝硬化失代偿期活动期。②蛋白 S 缺乏易栓症（门静脉主干及肠系膜上静脉血栓）。③肺炎克雷伯菌败血症。④原发性腹膜炎。⑤低蛋白血症。⑥脾功能亢进症。

一、肝硬化门静脉血栓形成的危险因素及诊治

我们查阅相关文献[1]，患者肝硬化，凝血功能异常，反复腹痛不能缓解，应高度警惕静脉血栓的可能。有研究[2]发现，肠系膜上静脉血栓患者更易出现腹痛症状，可能是由于肠道对缺血较敏感。另外，随着血栓不断阻塞肠系膜上静脉管腔，肠壁淤血肿胀，缺血、缺氧加重，最终可发展为出血性肠坏死，引起剧烈腹痛。

门静脉血栓（portalveinthrombosis，PVT）是指发生在门静脉系统内的血栓，一般人群中患病率约为 1%[3]，在肝硬化患者中 PVT 的发生率为 7%~28%[4, 5]，而在已诊断的 PVT 患者中肝硬化患者占 22%~28%[1, 6]。该病例影像学提示门静脉主干及肠系膜上静脉血栓，抗凝治疗有效。进一步追本溯源，什么原因导致肝硬化患者产生门静脉及肠系膜上静脉血栓呢？根据 2020 年肝硬化门静脉血栓管理专家共识[7]我们可知有以下几类。

1. 肝硬化门静脉血栓的危险因素

三大高危因素：门静脉血流速度降低；局部血管损伤；血液高凝状态。肝

临床思维

内纤维组织增生、肝窦破坏、血管扭曲闭塞,导致入肝的门静脉血流速度降低;腹部手术特别是脾切除手术是肝硬化 PVT 形成最主要的局部血管损伤因素;血液高凝状态如易栓症等。

2. 肝硬化门静脉血栓的分期

根据是否存在 PVT 相关的临床症状进行分期。肝硬化患者若存在急性腹痛、恶心、呕吐等 PVT 相关症状,则定义为急性症状性 PVT;若无相关症状,则定义为非急性症状性 PVT。该肝硬化患者发生急性腹痛,应考虑急性症状性 PVT。

3. 抗凝治疗主要适应证及禁忌证

适应证:急性症状性 PVT、等待肝移植、合并肠系膜静脉血栓形成。禁忌证:近期出血史、重度食管胃静脉曲张(GEV)、严重血小板减少症。肝硬化 PVT 患者抗凝治疗前应进行内镜和血液学检查,充分评估出血风险。

4. 抗凝药物类型的选择

抗凝药物包括维生素 K 拮抗剂、肝素类和新型直接口服抗凝药物。维生素 K 拮抗剂主要是华法林。华法林剂量达标常需密切监测 INR,将 INR 升高至正常参考值上限的 2~3 倍为达标。肝素类药物主要包括普通肝素、低分子肝素和磺达肝癸钠。普通肝素剂量达标常需密切监测 APTT,达活化部分凝血活酶时间 APTT 上限的 1.5~2.5 倍为达标。普通肝素可引起血小板减少症,常于应用 5 天后出现,使用后第 3~10 天复查 PLT;低分子肝素发生肝素诱导血小板减少症(HIT)和出血风险低于普通肝素,常无需监测 PLT,但肾功能不全者慎用。低分子肝素需要皮下注射,如果患者用药依从性差,可采取低分子肝素口服抗凝药物序贯治疗。新型直接口服抗凝药物包括直接 Xa 因子抑制剂(如利伐沙班、阿哌沙班)和直接 IIa 因子抑制剂(如达比加群),此类抗凝药物的安全性和有效性可能优于传统抗凝药物,轻、中度肾功能不全者可以正常使用直接 Xa 因子抑制剂。

5. 抗凝药物剂量的选择

推荐皮下注射低分子肝素的剂量为 100U/kg q12h。与传统抗凝药物相比,利伐沙班为凝血因子 Xa 抑制剂,使用时常可按固定剂量给药,无需因食物、体质量、轻度肝肾功能损害调整剂量。

6. 抗凝治疗疗程

推荐抗凝治疗疗程常为 6 个月以上。门静脉完全再通后仍需继续抗凝治疗数月或直至肝移植手术。对于肠系膜静脉血栓或既往有肠缺血或肠坏死、等待肝移植、存在遗传性血栓形成倾向的患者,可考虑长期抗凝治疗。

7. 抗凝治疗过程中的出血管理

首先明确抗凝药物的类型、剂量和末次使用时间，完善血常规、肝功能、肾功能、凝血功能检查，有条件者评估血浆药物浓度，同时评估出血严重程度。轻度出血应延迟用药或停药，并进行对症治疗，调整抗凝药物的种类和剂量；发生非致命性大出血，应停用抗凝药物，并根据出血部位采用机械按压、补液、输注红细胞、新鲜冰冻血浆和血小板替代等对症治疗，也可考虑使用拮抗剂；发生消化道出血时，尽早行内镜检查，明确出血部位和原因，可按相应指南进行处置；发生致命性大出血时，应立即停药，并采取生命支持措施，使用拮抗剂对症处理。抗凝治疗成功后定期监测门静脉通畅性，以评估血栓是否复发。

8. 抗凝治疗后的监测和随访

抗凝治疗达到门静脉再通后，仍可再发血栓。抗凝治疗后 3 个月内仍需再次监测门静脉通畅性，以决定是否继续应用抗凝药物。

9. 溶栓治疗

可参考深静脉血栓的治疗经验，结合肝硬化 PVT 自身特点制定溶栓治疗方案。首先要排除禁忌证，如近期大手术、近期创伤史、近期未控制的活动性出血、严重高血压、主动脉夹层等。其次是评估患者的意愿和整体情况，如年龄、营养状况、肝功能、肾功能、凝血功能等。最后再考虑适应证，溶栓治疗的最佳适应证是急性症状性 PVT 伴有血浆 DDU 水平升高，且门静脉高压症状轻，无门静脉海绵样变性。条索化 PVT 或广泛门静脉海绵样变性不适合溶栓治疗。溶栓治疗方式主要包括全身溶栓和局部溶栓。局部溶栓包括经皮肝穿刺、经颈静脉穿刺或肠系膜上动脉置管溶栓等。溶栓治疗期间，需密切动态监测血浆 DDU 水平和凝血功能，避免出血并发症；溶栓治疗 3~5 天后评估血管通畅情况；最长溶栓治疗时间 ≤ 2 周。溶栓治疗后可根据门静脉再通情况和患者整体情况判断是否需要继续口服抗凝药物及其疗程。

10. TIPS 治疗肝硬化

肝硬化 PVT 患者行 TIPS 的主要适应证包括抗凝治疗效果欠佳或存在抗凝治疗禁忌证、合并 GEV 出血但常规内科止血疗效不佳、急性症状性 PVT 合并 GEV 出血。

肝硬化门静脉血栓的治疗流程如图 2-4 所示。

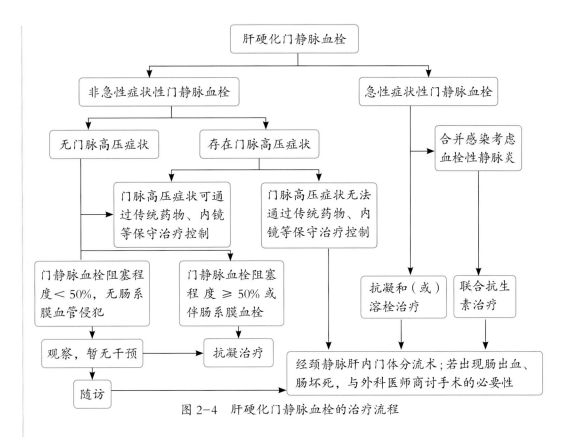

图 2-4　肝硬化门静脉血栓的治疗流程

二、易栓症的概述

1.易栓症定义[8]

易栓症指存在抗凝蛋白、凝血因子、纤溶蛋白等遗传性或获得性缺陷，或者存在获得性危险因素而具有高血栓栓塞倾向，包括遗传性易栓症和获得性易栓症。遗传性易栓症包括亚甲基四氢叶酸还原酶（MTHFR）C677T 基因突变、凝血因子 VLeiden 突变和凝血酶原 G 20210A 突变、遗传性抗凝蛋白（抗凝血酶、蛋白 C 和蛋白 S）缺乏等。获得性因素包括骨髓增殖性肿瘤（真性红细胞增多症、原发性血小板增多症、骨髓纤维化）、抗磷脂综合征、妊娠、产后、口服避孕药、阵发性睡眠性血红蛋白尿症、高同型半胱氨酸血症等。

该病人有无易栓症可能？支持点：患者在肝硬化的基础上出现了门静脉主干及肠系膜上静脉血栓。但其为遗传性易栓症还是继发性易栓症？需要进一步检查明确。

2.易栓症筛查

遇到有哪些情况需要进行遗传性易栓症筛查？①发病年龄较轻（＜５０岁）。②有明确静脉血栓栓塞（VTE）家族史。③复发性 VTE。④少见部位（如下腔静脉、肠系膜静脉、脑、肝、肾静脉等）的 VTE。⑤特发性 VTE（无诱因 VTE）。⑥女性口服避孕药或绝经后接受雌激素替代治疗的 VTE。⑦复发性不良妊娠（流产、胎儿发育停滞、死胎等）。⑧口服华法林抗凝治疗中发生双香豆素性皮肤坏死。⑨新生儿暴发性紫癜。已知存在遗传性易栓症的 VTE 患者的一级亲属在发生获得性易栓疾病或存在获得性易栓因素时建议进行相应遗传性缺陷的检测。

3. 蛋白 S 缺陷

蛋白 S（PS）以游离状态和结合状态两种形式存在，60%～70% 的 PS 与 C4 结合蛋白（C4BP）非共价结合，其抗凝活性很低，发挥抗凝作用的主要是游离 PS。游离 PS 可作为 APC 的辅助因子，加速 APC 对凝血因子 Va 和Ⅷa 的灭活作用，发挥间接抗凝作用。此外，PS 亦可以直接与活化的凝血因子 Va、Xa 相结合从而抑制凝血酶原酶复合物的形成，或直接与凝血因子Ⅷa 相结合，阻碍凝血因子Ⅷa 对凝血因子 X 的活化，从而发挥直接抗凝作用。遗传性蛋白 S 缺陷症（PSD）是常染色体显性遗传病。人类基因组中含有两个 PS 基因，有活性的蛋白 S 基因（PROS1 / PSα）以及无活性的"假基因"（PROS2 / PSβ），PROS1 位于 3q1 1.2 位置，在 PROS1 基因的功能缺失突变中大部分是错义 / 无义突变。PSD 分为 3 型：Ⅰ型是定量缺陷，血浆中总的 PS 及游离蛋白 S 抗原含量均减少；Ⅱ型是功能缺陷，表现为血浆总 PS 水平及游离 PS 抗原含量正常，但其活性降低；Ⅲ型是由 PS 对 C4BP 的亲和力增强所致游离蛋白 S 水平降低而总的 PS 水平不变。PS 缺乏症（Protein S deficiency）是一种增加静脉血栓形成风险的疾病。根据欧美国家的资料显示，患者大多在 30～40 岁发病，其中 2/3 为自发，1/3 因妊娠、创伤、制动、感染等诱发。血栓形成以静脉血栓为多见。静脉血栓主要累及下肢静脉，也可累及内脏静脉，如可累及肾静脉、脾静脉、肠系膜静脉等。30% 的患者发生肺栓塞。本病较少发生动脉血栓。PS 突变可使 VTE 风险增加 8.5 倍，若同时口服避孕药，静脉血栓栓塞症（VTE）风险甚至会增加 600 倍[9]，50% 的 PSD 患者在 55 岁之前发生 VTE[10]。PS 缺陷是我国 VTE 最常见的遗传性危险因素，PS 缺陷常合并 PC、AT 缺陷，称为联合缺陷，联合缺陷使 VTE 的风险显著增加。我国健康人群 PS 缺陷率为 1.2%[9]，无明显诱因的 PTE 患者为 23.4%[11]，与日本相似[9]；欧美国家的缺陷率明显低于亚洲人群，健康人群为 0.03%～0.1%[12]，VTE 患者为 2%～12%[13]。

该患者在乙型肝炎肝硬化的基础上出现门静脉主干及肠系膜上静脉血栓形成，结合蛋白 C 测定为 33%，蛋白 S 测定为 52.4%；易栓症基因检测在蛋白 S 缺乏致血栓性疾病相关基因 PROS1 发现 2～3 号外显子存在重复变异，考虑门静脉主干及肠系膜上静脉血栓是蛋白 S 基因突变引起，病因无法去除，出院后长期口服华法林抗凝治疗，频繁监测凝血功能和调整华法林剂量。有文献报道利伐沙班[14]在治疗肝硬化相关门静脉血栓，不会增加出血风险及影响肝肾功能，具有有效、安全、能提高短期存活率的特点。

临床上高度怀疑该诊断时，多次影像学复查是关键，否则容易漏诊、误诊。首选影像学检查方法为多普勒超声。增强 CT 和 MRI 检查也可确诊肝硬化 PVT，并确定血栓范围。发现门静脉及肠系膜血栓后，要进一步明确形成血栓的原因，追本溯源，及时筛查如蛋白 C、蛋白 S、抗凝血酶活性。测定结果异常或同时存在其他部位静脉血栓，应想到易栓症的可能，可行基因检测以明确诊断。

参考文献：

［1］VUJIYAMA S,SAITOH S,KAWAMURA Y,et al.Portal vein thrombosis in liver cirrhosis:incidence,management,and outcome［J］.BMC Gastmenteml,2017,17（1）:112.

［2］ARGINI C,BERZIGOTTI A.Portal vein thrombosis:The role of imaging in the clinical setting［J］.Dig Liver Dis,2017,49（2）:113-120.

［3］OGREN M,BERGQVIST D,BJORCK M,et al.Portal Vein thrombosis: prevalence,patient Characteristics and Lifetime risk:a population study based on 23796 consecutive autopsies［J］.world J Gastroenterol,2006,12（13）:2115-2119.

［4］ABDEL—RAZIK A, MOUSA N,ELHELALY R,et al. Denovo portal vein thrombosis in liver cirrhosis: risk factors and correlation with the model for end-stage liver disease scoring system［J］.Eur J Gastroenterol Hepatol,2015,27（5）:585-592.

［5］MARUYAMA H,OKUGAWA H,TAKAHASHI M,et al.De novo portal vein thrombosis in virus-related cirrhosis: predictive factors and long-term outcomes［J］.Am J GastroenteroZ,2013,108（4）:568-574.

［6］JANSSEN HL,WIJNHOUD A,HAAGSMA EB,et al.Extrahepatic portal vein thrombosis: aetiology and determinants of survival［J］.Gut,2001,49（5）:720-724.

［7］谢渭芬.肝硬化门静脉血栓管理专家共识［J］.中华消化杂志，2020,40（11）:721-730.

［8］朱铁楠,赵永强.2012 版易栓症诊断中国专家共识解读［J］.临床血液学杂志,2013,26（2）:156-157.

［9］HOTOLEANU C.Genetic risk factors in venous thromboembolism［J］.Adv Exp Med Biol,2017,906:253.

［10］TEN KATE MK,VAN DER MEER J.Protein S deficiency:a clinical perspective［J］.Haemophilia,2008,14（6）:1222.

［11］王增智,赵秀清,李杰,等.汉族无诱因肺血栓栓塞症患者天然抗凝蛋白缺陷的发生率及临床特点分析［J］.中国医药,2018,13（8）:1156.

［12］PIER MANNUCCIO MANNUCCI,MASSIMO FRANCHINI.Classic thrombophilic gene variants［J］,Thromb Haemost,2015,114（5）:885.

［13］WYPASEK E1,UNDAS A.Protein C and protein S deficiency-practical diagnostic issues［J］.Adv Clin Exp Med,2013,22（4）:459.

［14］AMR SHAABAN HANAFY,SHERIEF ABD-ELSALAM.Randomized controlled trial of rivaroxaban versus warfarin in the management of acute non-neoplastic portal vein thrombosis［J］.Vascular Pharmacology,2019,113:86-91.

（黎环　林勇　林春　潘晨）

原发性骨髓纤维化致非肝硬化性门脉高压

病史摘要

◎患者基本信息

男性，58 岁。

◎主诉

乏力、腹胀 1 月半余。

◎现病史

入院前 1 月半余无明显诱因出现全身疲乏无力，休息后可好转，伴腹胀，进食后明显，自觉腹围增大，双下肢浮肿，食欲减退、食量减半，未予重视及诊治，此后上述症状反复出现。1 月余前无明显诱因出现排黑色柏油样便 3 次，量约 300ml，伴呕吐暗红色血 2 次，就诊外院查胃镜示：①食管静脉重度曲张。②慢性非萎缩性胃炎。肝脏 MRI 平扫＋增强示：①肝左叶外侧段海绵状血管瘤可能。②肝内外胆管扩张。③胆囊壁增厚。④右肾囊肿。⑤脾脏明显增大，待排梗死，脾静脉扩张。⑥胸腹水。诊断"消化道出血"，予抑酸护胃、止血、输悬浮红细胞、腹腔穿刺置管放腹水等治疗后，大便转黄，无呕血，腹胀稍改善，为进一步诊治，就诊我院。

◎既往史

6 年余前诊断"骨髓纤维化"，1 年余前复查骨髓活检病理（2018 年 12 月 6 日外院）：骨髓纤维化，造血成分少（见图 3-1）。曾先后予"芦可替尼、阿司匹林、达那唑"治疗，目前停药 1 月余。无服用损肝药物史。

◎系统回顾

无特殊。

◎个人史

无特殊。

◎入院查体

T 36.2℃，P 100次/分，R 20次/分，BP 101/70mmHg。消瘦外观，神志清晰，皮肤、巩膜无黄染，双侧腹股沟可触及数个花生大小淋巴结，活动度可，表面光滑，质韧，无压痛，余浅表淋巴结未触及肿大。未见肝掌，未见蜘蛛痣。心肺未见明显异常。腹膨隆，腹围 87cm，左侧下腹部可见腹腔置管，置管处无渗血、渗液，腹软，全腹无压痛及反跳痛，肝肋下未触及，脾脏Ⅰ线、Ⅱ线、Ⅲ线分别于 10cm、15cm、-1cm 处可触及，质地韧，边缘规则，表面光滑，与周围组织界限清楚，无压痛及叩击痛，腹部移动性浊音阳性，双下肢轻度凹陷性浮肿，扑翼样震颤阴性。

◎实验室及辅助检查

血细胞分析：WBC 8.02×10^9/L，MO% 10.7%，B% 3.4%，N% 64.3%，Hb 70g/L，PLT 282×10^9/L，CRP 0.92mg/L。肝功能：ALB 36g/L，TBIL 18.7 μ mol/L，ALT 65U/L，AST 42U/L，GGT 95U/L，ALP 237U/L，LDH 831U/L，余正常。凝血功能：PTA 91%。病毒标志物：甲、乙、丙、戊肝病原学均阴性。HIV 抗体：阴性。梅毒螺旋体抗体：阴性。血清 EB 病毒 DNA、巨细胞病毒 DNA：均阴性。肿瘤标志物：CA125 5.5U/ml，异常凝血酶原、AFP、CEA、CA199 均未见异常。免疫性指标：肝病自身抗体阴性；血 IgG、IgA、IgM 均正常。其他：TSH 7.76 μ U/ml，FT$_3$、FT$_4$、铜蓝蛋白均正常，TRAb、TPO-Ab、TgAb 均正常，心肌酶、肾功能、血脂正常。腹水细菌培养：琼氏不动杆菌。药物敏感试验：左氧氟沙星、妥布霉素、阿米卡星、氨苄西林/舒巴坦敏感，头孢类、氨苄西林、复方新诺明、呋喃妥因、庆大霉素、亚胺培南均耐药。血培养（厌氧+需氧）：阴性。

肺部 CT 平扫：（见图 3-2）①双肺炎症，建议治疗后复查。②左肺下叶钙化灶。③双侧胸膜增厚。腹部彩超：①肝内声像呈弥漫性病变伴门静脉高压、巨脾。②左肝稍高回声区。③胆囊壁水肿。④前列腺增大。⑤腹水。心脏彩超：房室大小结构及室壁运动未见明显异常，左心室整体收缩功能正常。甲状腺及颈部淋巴结彩超：甲状腺未见明显异常声像。下肢静脉（双侧）彩超：双侧下肢深静脉未见明显血栓形成。上腹部 CT 平扫+增强：①考虑原发性骨髓纤维化累及肝脾、中轴骨及骨盆组成骨、肋骨；肝脏体积稍增大，伴巨脾及脾梗死，食管下段-胃底静脉、脾静脉曲张，腹水。②肝Ⅱ段一低密度结节影，考虑血管瘤可能。③副脾。④右肾囊肿。（见图 3-3 至图 3-6）

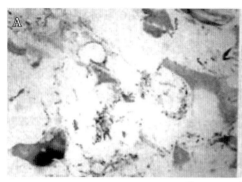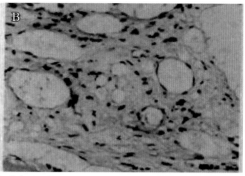

图 3-1　骨髓组织病理

图 A：显示骨髓增生低下。图 B：显示骨髓纤维组织广泛增生，三系血细胞显著减少。

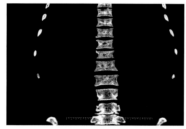

图 3-2　CT 平扫骨窗
原发性骨髓纤维化累及中轴骨。

骨髓组织病理：（髂后）HE 及 PAS 染色示骨髓增生低下（15%）；纤维组织广泛增生，粒红系细胞散在少量分布，中幼以下阶段为主；巨核细胞少见，淋巴细胞、浆细胞、组织细胞散在；MF-2 级。骨髓纤维化，造血成分少。

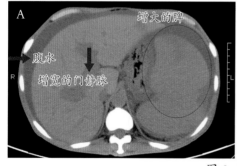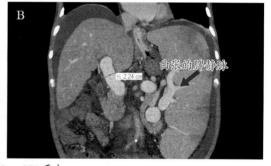

图 3-3　CT 平扫

图 A：横向箭头所指为腹水，纵向箭头向所指为增宽的门静脉，圆圈内为增大的脾。图 B：箭头所指处为曲张的脾静脉。

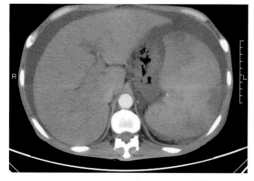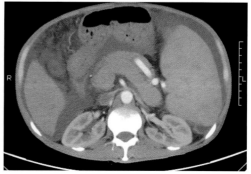

图 3-4　CT 动脉期

动脉期脾肿大、腹水。

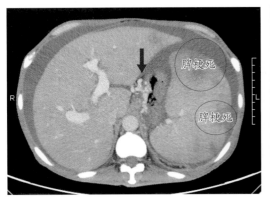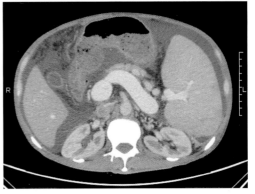

图 3-5　CT 门静脉期

圆圈所指处为脾梗死，箭头处为胃冠状静脉曲张。

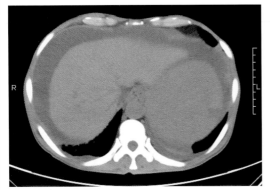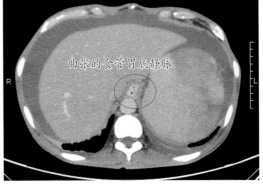

图 3-6　CT 平扫（左）和门静脉期（右）

右图红色圆圈所示为曲张的食管胃底静脉。

◎入院诊断

　　①非肝硬化性门脉高压症。②原发性腹膜炎。③肺部感染。④食管静脉曲张（重度）。⑤巨脾。⑥脾梗死。⑦原发性骨髓纤维化。

◎治疗经过

　　入院后先后予"头孢噻肟、左氧氟沙星"抗感染，"呋塞米、螺内酯"等利尿，"普萘洛尔"降低门静脉压力，"地衣芽孢杆菌"调整肠道菌群，拔除腹腔置管，等治疗。乏力、腹胀缓解，腹围减小，多学科会诊建议行 TIPS 治疗，继续外院血液科治疗原发性骨髓纤维化，患者因经济原因未进一步行 TIPS 治疗。

临床诊治过程

◎治疗结果及随访

治疗 18 天后复查腹水 B 超：腹水（2.0cm × 1.1cm），血浆乳酸 0.84mmol/L，血浆氨 39.70μmol/L。生化全套：ALB 36g/L，TBIL 12.4μmol/L，ALT 74U/L，GGT 206U/L，ALP 240U/L，TBA 26.8μmol/L，LDH 832U/L，P 1.90mmol/L，BUN 11.0mmol/L，CR 74μmol/L，UA 552μmol/L，GLU 6.28mmol/L，胱抑素 C 1.99mg/L，eGFR 64.53ml/min。腹水细菌培养：阴性。治疗 19 天后出院。出院后患者因经济原因未进一步治疗，居家休息，未前往血液科进一步诊治，未按医嘱服用抗原发性骨髓纤维化药物。出院后 5 个月随访，曾出现 2 次出现消化道出血及 1 次原发性腹膜炎，均于当地医院治疗后改善。

◎出院诊断

①非肝硬化性门脉高压症。②原发性腹膜炎。③肺部感染。④食管静脉曲张（重度）。⑤巨脾。⑥脾梗死。⑦原发性骨髓纤维化。

临床思维

一、原发性骨髓纤维化的定义

原发性骨髓纤维化（primary myelofibrosis，PMF）是骨髓增殖性肿瘤的一种，主要表现为骨髓中巨核细胞和粒细胞显著增生伴反应性纤维结缔组织沉积，伴髓外造血。PMF 作为一种罕见病，起病缓慢，常伴有脾明显肿大、门静脉高压、进行性血细胞减少及消化道出血等，与肝硬化表现较为相似，易出现漏诊、误诊。

二、门脉高压的分类

门静脉高压症（portal hypertension）是一组由门静脉压力持续增高引起的症候群，门静脉（portal vein，PV）压力超过 10 mmHg。各种原因导致门静脉血流不能顺利通过肝脏回流至下腔静脉时，可引起门静脉压力持续增高，临床上称为门静脉高压症[1]，常继发于肝硬化。而非肝硬化性门静脉高压症（non-cirrhotic portal hypertension，NCPH）是一组异质性门静脉疾病，主要是由于原发性肝脏疾病或全身性疾病对肝脏的影响导致门静脉压力升高，而无肝硬化形成。

NCPH 的发病机制尚未完全明确，考虑与感染、内毒素、凝血功能异常、肝毒性药物、免疫和遗传倾向等有关；病理学特点为肝静脉硬化，弹性纤维增生，门静脉和窦周纤维化，门静脉畸形血管，肝小叶结构存在，伴不同程度的萎缩，门静脉主干扩张，壁硬化增厚，门静脉中小分支的血栓形成、扩张，形成标志性的"闭塞性门静脉病"[2-4]。

根据总体和影像学特征提出了分类系统：I–IV 期，I 期不存在周围实质萎缩；IV 期显示肝内大分支或 PV 干存在阻塞性血栓形成[4]。

在门静脉压力下，脾脏的体积过大（平均重 723g），可与其他 PHT 条件相媲美根据血流受阻部位将 NCPH 分为肝前性、肝性、肝后性，其中肝性又可分为窦前性、窦性、窦后性[5]。肝前性 NCPH 的病因，包括肝外门静脉阻塞、原发性骨髓纤维化等；肝窦前性 NCPH 的病因，包括特发性非肝硬化性门静脉高压、先天性肝纤维化、遗传性出血性毛细血管扩张症等；肝窦后性 NCPH 的病因，包括肝窦阻塞综合征等；肝后性 NCPH，包括巴德 – 吉亚利综合征等。

原发性骨髓纤维化是骨髓基质进行性纤维化，导致骨髓造血功能下降，由髓外造血来代偿。而肝脾是髓外造血的主要场所，原发性骨髓纤维化继而引起肝血窦阻力增大、脾血流增加、血管阻塞、静脉回流障碍以及门静脉血栓形成等，导致部分患者继发门静脉高压症。结合本病例，该患者并未发现门静脉血栓，脾造血导致脾静脉血流增多，为肝前性门脉高压，肝造血导致肝血窦阻力增加，为窦性门脉高压。

三、诊断思路

病史及症状：患者确诊原发性骨髓纤维化 6 年余，有呕血、黑便、腹水等症状，病史中无明显毒物接触史，肝功能轻度异常，病原学及肿瘤标志物均阴性。

体征：查体提示脾大，未触及肝脏，未见腹壁静脉曲张，腹部移动性浊音阳性。

辅助检查：入院查白蛋白正常，肝功能轻度异常；外院查胃镜提示食管胃底静脉重度曲张，提示门脉高压。上腹部 CT 示：考虑原发性骨髓纤维化累及肝脾、中轴骨及骨盆组成骨、肋骨；肝脏体积稍增大，伴巨脾及脾梗死，食管下段 – 胃底静脉、脾静脉曲张，腹水。肝脏密度尚均匀，肝裂未见增宽，肝脏表面尚光滑，故不考虑肝硬化，考虑非肝硬化性门脉高压。

APASL 非肝硬化门脉高压的诊断标准为：①中度至重度脾肿大。②门静脉高压、静脉曲张和 / 或侧支循环的证据。③超声多普勒显示脾 – 门静脉轴肝静脉瘘。④肝功能正常或接近正常。⑤肝组织学检查无肝硬化或肝实质损害证据。除上述诊断标准的特征外，还具有如下特点：①无慢性肝病体征。②静脉曲张出血后无失代偿性表现（偶尔一过性腹水除外）。③无乙型或丙型肝炎病毒感染的血清标志物。④不存在已知病因的肝脏疾病。⑤超声或其他成像技术显示门静脉扩张和增厚、外周分支闭塞和门静脉周围高回声区[6]。

原发性骨髓纤维化是导致 NCPH 的可能机制,以伴发不同程度骨髓纤维化为其突出特征。而骨髓纤维化是发生在骨髓间质的纤维化过程,包括细胞外基质胶原性成分(网状蛋白)和非胶原性成分(纤黏蛋白)的积累、组装,标志性的血管新生伴胶原沉积。肝脾髓外造血是其主要特征之一。肝脾髓外造血可引起脾血流增加、肝血窦阻力增大、血管阻塞、静脉回流障碍以及门静脉血栓形成等,导致部分患者继发门静脉高压症,晚期可导致肝硬化;肝血窦周围血管阻塞可引起肝内淤血,进而导致肝细胞损伤,最终发展为肝硬化[7]。故此患者为肝前性门静脉高压,病因考虑原发性骨髓纤维化。此外患者此次腹水培养阳性,考虑存在原发性腹膜炎。脾梗死原因可能为脾脏内血栓栓塞相关。

肝 MR 平扫 + 增强示肝内外胆管扩张,未发现远端胆道的梗阻性病变。在实验室检查和临床表现中也未有梗阻性黄疸的征象,肝内外胆管扩张可能与门静脉高压导致的门静脉胆管病有关,门静脉性胆管病的发病机制尚不明确,大多数学者考虑与胆管受压、缺血、感染等因素有关。磁共振胰胆管成像(MRCP)有为门静脉胆管病的首选检查,敏感性高,并可鉴别由其他病因导致的胆管病变,如先天性胆管发育异常、胆管结石等[8]。

四、原发性骨髓纤维化致非肝硬化性门脉高压治疗与预后

骨髓纤维化可出现肝脾髓外造血,继而引起脾血流增加、肝血窦阻力增大、血管阻塞、静脉回流障碍以及门静脉血栓形成等,导致部分患者继发门静脉高压症,故治疗原发性骨髓纤维化是首要任务。据《原发性骨髓纤维化诊断与治疗中国指南(2019 年版)》指出,芦可替尼是一种 JAK/STAT 信号通路小分子 JAK 抑制剂,芦可替尼是治疗脾大主要手段,2 个大系列的 Ⅲ 期临床试验肯定了芦可替尼的疗效,可缩小脾脏体积、改善体质性症状并延长生存期[9, 10];亦可选羟基脲,此外脾区照射可缓解肝、脾肿大所致的饱胀症状,但因照射后血细胞减少而导致的死亡率可达 10% 以上。异基因造血干细胞移植(allo-HSCT)是目前唯一可能治愈 PMF 的治疗方法,但有相当高的治疗相关死亡率和并发发生率。PMF 脾切除术的围手术期死亡率为 5% ~10%,术后并发症发生率约为 50%[11]。有文献报告指出,原发性骨髓纤维化合并门脉高压、食管胃底静脉曲张破裂出血患者行 TIPS 治疗,在治疗后的较长的随访期间内,未发生肝衰竭、肝性脑病或进一步的静脉曲张破裂出血,故 TIPS 治疗是一种有效的方法,可用于治疗主要由肝硬化引起的门脉高压引起的并发症[12]。此外可行食管胃底静脉曲张套扎、曲张静脉硬化剂及组织胶致曲张静脉硬化闭塞治疗,具有较好的短

期内止血效果，但仍会反复出血。

　　NCPH 涵盖较广，病因复杂，从先天发育异常、肝脏原发性血管疾病、药物或毒物损伤到全身其他系统疾病继发影响肝脏，这组疾病具有高度异质性，且在临床相对罕见。对于肝损伤较轻，但门静脉高压显著的患者，应警惕非肝硬化因素，并通过临床表现、实验室、影像学及病理检查进行鉴别与诊断。NCPH 治疗的核心是及时有效的病因治疗以及预防和控制门静脉高压相关并发症。临床医生应提高对这组疾病的认识，避免漏诊、误诊。

参考文献：

［1］Sarin S K,KUMAR A.Noncirrhotic portal hypertension［J］. Clin Liver Dis,2006,10:627-651.

［2］NAYAK N C,RAMALINGASWAMI B. Obliterative portal venopathy of the liver［J］.Arch Pathol Med 1969,87:359-369.

［3］OKUDARIA M,OHBU M,OKUDA K. Idiopathic portal hypertension and its pathology［J］. Semin Liver Dis,2002,22:59-71.

［4］NAKANUMA Y,TSUNEYAMA K. OHBO M,KATAYANAGI K.Pathology and pathogenesis of idiopathic portal hypertension with an emphasis on the liver［J］. Pathol Res Pract 2001,197:65-76.

［5］RAJESH S,MUKUND A,SUREKA B,et al.Non — cirrhotic portal hypertension: An imaging review［J］.Abdom Radiol（NY）,2018,43（8）: 1991-2010.

［6］SARIN S K,KUMAR A,CHAWLA Y K,et al.Noncirrhotic portal fibrosis/idiopathic portal hypertension:APASL recommendations for diagnosis and treatment［J］.J Hepatol Int 2007;1:398-413.

［7］SHERMAN M S,SAMORE W R,PRATT D S.Myelofibrosis and portal hypertension:the case for primary variceal screening［J］. ACGCase Rep J, 2020,7（2）:333.

［8］CHATTOPADHYAY S,NONDY S. Portal biliopathy［J］. World J Gastroenterol,2012,18（43）:6177-6182.

［9］VERSTOVSEK S,MESA R A,GOTLIB J,et al.A double-blind, placebocontrolled trial of ruxolitinib for myelofibrosis［J］.N Eng J Med,2012,366（9）:799-807.

［10］HARRISON C,KILADJIAN J J,AL-ALI H K,et al. JAK inhibition with ruxolitinib versus best available therapy for myelofibrosis［J］. N Eng J Med,2012,366（9）:787-798.

［11］中华医学会血液学分会白血病淋巴瘤学组.原发性骨髓纤维化诊断与治疗中国指南（2019年版）［J］.中华血液学杂志,2019,40（1）:1-7.

［12］PHILLIP V, BERGER H, STRAUB M, et al. Transjugular intrahepatic porto-systemic stent-shunt for therapy of bleeding esophageal varices due to extramedullary hematopoiesis in primary myelofibrosis:a case report［J］. Onkologie,2012,35（6）:368-371.

（陈梦容　林勇　林春　潘晨）

以反复腹水伴门脉血栓为主要表现的真红细胞增多症

◎患者基本信息

男性，64 岁。

第一次住院

◎主诉

反复乏力、食少、腹胀 1 年余。

◎现病史

1 年余前无明显诱因出现乏力、食少、腹胀，伴双下肢浮肿，无身黄、目黄、小便黄，无恶心、呕吐，无腹痛、腹泻等不适。就诊于外院，查肝炎病原学甲、乙、丙、丁、戊肝均阴性。上腹部 MR 平扫＋增强：①肝硬化。②脾大。③腹水。予"保肝、利尿、白蛋白支持"治疗（具体欠详）好转出院。入院前 1 个月再次出现上述症状，性质及伴随症状大致同前，再次就诊当地医院，治疗效果欠佳。现为求进一步诊治，转诊我院。

◎既往史

无特殊。

◎系统回顾

无特殊。

◎个人史

无特殊。

◎入院查体

生命征平稳，神志清楚，皮肤、巩膜轻度黄染，可见肝掌，胸前可见数枚蜘蛛痣，心肺听诊未见明显异常。腹壁静脉曲张，腹部稍膨隆，全腹轻压痛、反跳痛，肝脾未触及肿大，腹部移动性浊音阳性，肠鸣音正常，双下肢无水肿。

◎实验室及辅助检查

血常规：WBC 12.63×10^9/L，N% 81.4%，HGB 158g/L，PLT 489×10^9/L。
凝血功能：PT 15.8s，PTA 67%，INR 1.28，DDU3.43mg/L，FDP 11.43 μ g/ml。
肝功能：ALB 38g/L，TBIL 30.2 μ mol/L，DBIL 12 μ mol/L，ALT 43U/L，AST 75U/L，
GGT 116U/L，ALP 235U/L，LDH 461U/L。炎症指标：CRP 87.2mg/L，PCT
0.94ng/L。病毒标志物：甲、乙、丙、丁、戊肝炎病原均阴性，HBV-DNA、
EBV-DNA、CMVDNA 均阴性。免疫性指标：肝病自身抗体（–），ANA 谱（–）。
肿瘤标志物：AFP、CEA、CA199、CA125、CA153 均正常。其他：铜蓝蛋白、
甲状腺功能均正常。腹水常规：细胞数 278 个 /ml，多核 13.7%，淋巴 75.9%，
李凡他试验阳性。腹水生化：白蛋白 5g/L，LDH 51U/L，ADA 正常。

心脏彩超：左心房内径增大，多瓣膜轻度反流，左心室舒张功能减退，收
缩功能基本正常。腹部彩超：①肝内声像弥漫性病变，请结合临床。②胆囊壁水肿。
③脾大（13.37cm × 6.09cm）。④脾内囊肿。⑤腹水。肺部 CT：右肺少许斑条影。

临床诊治过程

◎入院诊断

①肝硬化失代偿期，病因未明。②原发性腹膜炎。

◎治疗经过

入院后予"呋塞米、螺内酯"利尿，白蛋白支持，"头孢曲松"抗感染治疗。
患者腹水基本消退。

◎治疗结果及随访

建议行肝组织病理学检查明确是否为肝硬化以及肝硬化病因，但患者拒绝，
办理自动出院。

◎出院诊断

①肝硬化失代偿期病因未明。②原发性腹膜炎。

病例讨论 肝硬化是否明确？肝硬化病因是什么

患者为老年男性，既往无肝炎病史，病史长达 1 年，此次发病时按肝硬化伴
腹水治疗后症状可缓解，但肝硬化病因不明确。此次发病完善检查后仍未能明确
病因，但在检查过程中发现两个疑问：①患者脾肿大明显，但血常规三系均不低
且血小板高于正常值？白细胞升高可以考虑与腹腔感染有关，血红蛋白在正常值

偏高，血小板高于正常值。与常见的肝硬化脾功能亢进不符合。②两次发病都以腹水为主要表现，彩超及磁共振均提示肝硬化声像，提示存在门脉高压，而患者白蛋白正常，ALT、AST 基本正常，提示肝损伤较轻。该患者表现为与显著的门脉高压不平行的轻度肝损伤，需怀疑门脉高压是否由肝硬化引起。

第二次住院

◎主诉

反复乏力、食少、腹胀 2 年。

◎现病史

第一次入院后 5 个月，因再次腹胀、下肢水肿入院，余略。

◎入院查体

生命征平稳，神志清楚，皮肤、巩膜轻度黄染，可见肝掌，胸前可见数枚蜘蛛痣。心肺听诊未见明显异常。腹壁静脉曲张，腹部膨隆，全腹轻压痛、反跳痛，肝脾未触及肿大，腹部移动性浊音阳性，肠鸣音正常，双下肢无水肿。

◎实验室及辅助检查

血常规：WBC 11.7×10^9/L，N% 64.2%，HGB 159g/L，PLT 523×10^9/L。凝血功能：PT 15.6s，PTA 70%，INR 1.24。肝功能：ALB 32g/L，TBIL 38.6 μ mol/L，ALT 58U/L，AST 65U/L，GGT 116U/L，ALP 235U/L，LDH 384 U/L。

CT 平扫+增强：①肝形态异常。②食管下段、胃底静脉、脾静脉曲张。③脾大，门脉显示欠清，门脉海绵样变性（？），建议必要时 MR 复查。④胆囊壁增厚。⑤右肾囊肿。⑥腹水。

◎入院诊断

①肝硬化失代偿期（病因未明）。②腹水。

◎治疗经过

对比 1 年前外院 MR 结果，本次 CT 检查显示患者出现食管下段、胃底静脉、脾静脉曲张、门脉海绵样变性，提示门脉高压在进展，但 CT 未见肝脏缩小、边缘波浪状、肝硬化结节等典型 CT 表现，考虑患者门脉高压诊断明确，是否为肝硬化引起门脉高压再次建议行肝组织病理学检查。1 周后肝组织病理学检查提示：

轻度肝小叶炎，部分肝细胞呈再生修复性改变，汇管区轻度炎症伴部分胆管上皮萎缩，部分小叶间静脉扩张，符合门脉高压表现，建议临床排查非肝硬化性门脉高压相关疾病（见图4-1）。

骨髓细胞学检查：部分血稀，各系比例基本正常。因骨髓细胞学检查不支持骨髓增殖性肿瘤，暂予对症处理（利尿、白蛋白支持抗感染治疗）。

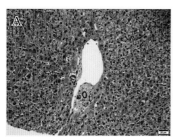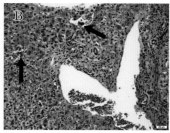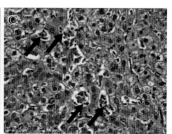

图 4-1 肝穿刺组织病理

图 A：显示个别汇管区门静脉分支显著扩张，并疝入周围肝血窦（200×）。图 B：一个较大的汇管区周围查见肝小静脉终末分支（如箭头所示），提示小叶结构异常（200×）。图 C：部分肝血窦轻度扩张淤血，其中散在少量髓外造血（如箭头所示）（400×）。

◎治疗结果及随访

患者腹水消退出院。

◎出院诊断

①非肝硬化性门脉高压症，病因未明。②原发性腹膜炎。

病例讨论　门脉高压的原因是什么

根据CT及肝组织病理学检查，患者肝内炎症及纤维化程度均为轻度，未见假小叶，肝硬化诊断不成立，门脉高压诊断明确，所以考虑诊断非肝硬化门脉高压。

那么患者门脉高压的原因是什么？查阅文献，发现非硬化门脉高压病因中骨髓增殖性肿瘤占首位，骨髓增殖性肿瘤引起门脉高压原因主要是因为继发出现门脉系统血栓。该患者CT提示门脉显示不清，是否为门脉血栓形成？回顾血常规检查发现患者血红蛋白、血小板持续升高，与脾大不符合，所以高度怀疑患者是否为骨髓增殖性肿瘤。遂行骨髓穿刺术。

第三次住院

◎主诉

反复乏力、食少、腹胀 2 年。

◎现病史

第一次入院后 9 个月再次出现腹水，并伴有腹痛。

外院上腹部 MR：肝硬化，脾肿大，腹水（腹膜炎？），食管胃底静脉曲张，门脉栓塞（血栓形成？），肝内外胆管轻度增宽，肝门区胆管及胆管壁增厚，双肾多发囊肿，脾脏多发囊性结节，脾内铁血黄素沉着（？）。经利尿、抗感染、白蛋白治疗后无好转。

◎入院查体

生命征平稳，神志清楚，皮肤、巩膜轻度黄染，可见肝掌，胸前可见数枚蜘蛛痣。心肺听诊未见明显异常。腹壁静脉曲张，腹部膨隆，全腹轻压痛、反跳痛，肝脾未触及肿大，腹部移动性浊音阳性，肠鸣音正常，双下肢无水肿。

◎实验室及辅助检查

血常规：WBC 16.25×10^9/L，N% 80.3%，HGB 160g/L，PLT 415×10^9/L。**肝功能**：ALB 30g/L，TBIL 32.4μmol/L，ALT 29U/L，AST 48U/L，GGT 105U/L，ALP 211U/L。**凝血功能**：PT 16.4s，PTA 67%，INR 1.3，DDU1.67mg/L。

胃镜：食管胃底静脉曲张，门脉高压性胃病。**上腹部 CTA**：①符合肝硬化改变，门脉海绵样病变。②食管下段、脾静脉及脐静脉曲张，门静脉及肠系膜上静脉栓子。（见图 4-2、图 4-3）

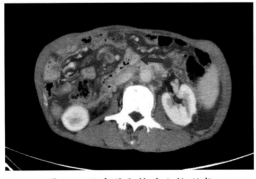
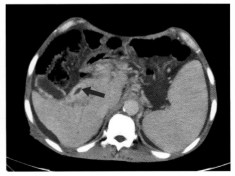

图 4-2 肠系膜上静脉血栓形成　　图 4-3 门静脉血栓

临床诊治过程

◎入院诊断

①非肝硬化性门脉高压。②门静脉血栓（？）腹水。

◎治疗经过

再次行骨髓穿刺术后骨髓细胞学：符合骨髓增殖性肿瘤，请结合相关分子学检查。JAK2 基因检测：V617F 突变阳性。予"羟基脲 1 片 bid 口服"，肠系膜上动脉置管溶栓（尿激酶 80U/ 天）。

◎治疗结果及随访

腹痛好转，2 周后复查 CTA 肠系膜上静脉血栓部分再通，腹水消退出院。半年后随访患者未再出现腹水、下肢水肿等症状。

◎出院诊断

①真红细胞增多症。②门静脉血栓。③肠系膜上静脉血栓。④非肝硬化性门脉高压症。⑤食管胃底静脉曲张。⑥腹水。

病例讨论　门脉血栓与非硬化门脉高压，谁因谁果

至第三次入院，患者病史长达 2 年余，反复出现腹水的基础上伴腹痛症状，经 MR 及 CTA 检查，证实存在门脉系统血栓，腹痛经抗感染治疗无好转，考虑腹痛为血栓引起。门脉血栓的病因包括继发性易栓症（骨髓增殖性肿瘤、阵发性睡眠性血红蛋白尿）、遗传性易栓症（F5、MTHFR 基因突变、蛋白 C、蛋白 S 缺乏症等）、抗心磷脂抗体综合征、高同型半胱氨酸血症、腹腔炎症（胰腺炎、腹膜炎等）、门脉血管损伤（外科创伤如脾切除术、胰腺手术，脐脓毒症等）、怀孕、口服避孕药等[1, 2]。该患者年龄 64 岁，除门脉血栓外其余未发现血栓。考虑遗传性易栓症可能性小，无腹部手术史，排除外科创伤引起门脉血栓。予完善血清蛋白 C 蛋白 S、抗心磷脂抗体、血清同型半胱氨酸后，且结合病史中血常规三系均升高，仍考虑骨髓增殖性肿瘤可能性大，再次建议行骨髓穿刺术，并查 JAK2 基因，最终明确病因。

临床思维

一、病史中主要的两点矛盾

患者表现为与脾大、脾功能亢进不符合的血常规三系正常或升高；与肝损伤不成比例的门静脉高压；针对这两点进行骨穿和肝组织病理学检查，最终找到病因。

二、非硬化门脉高压的临床诊断思路（图4-4）

非硬化门脉高压病因复杂，涉及多脏器、多系统。经过对门脉高压病因的梳理后，我们总结出如下临床诊断思路图[3]。

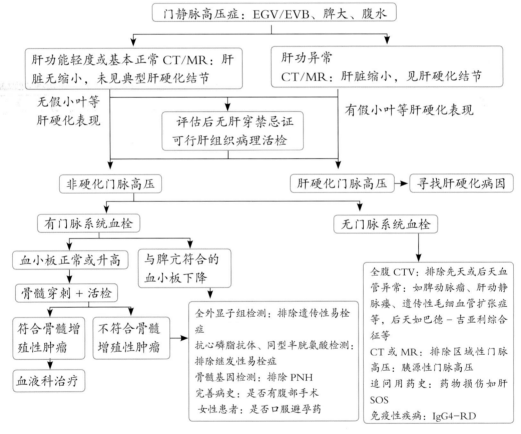

图4-4　非硬化门脉高压的临床诊断思路图

三、骨髓增殖性肿瘤与门脉高压

骨髓增殖性肿瘤（MPN）包括以红细胞系增生为主者称真性红细胞增多症（PV）、以粒细胞系增生为主者称慢性粒细胞性白血病、以巨核细胞系增生为主者称原发性血小板增多症（ET）和以原纤维细胞增生为主者称原发性骨髓纤维化症（PMF），有形成动静脉血栓、出血、骨髓纤维化及转化为急性白血病的趋势。其中动静脉血栓是其主要并发症和致死致残的重要原因之一。在MPN确诊时，PV、ET、PMF的血栓发生率分别为33%、10%~29%、13%。MPN患者最常发生腹部静脉血栓，包括肝静脉、门静脉、肠系膜静脉和脾静脉血栓。本例患者因起病隐匿，病初无腹痛症状，在发生门静脉系统血栓后继发门脉高压，伴有轻度肝损伤，很容易误诊为肝硬化门脉高压。

参考文献：

［1］EUROPEAN ASSOCIATION FOR THE STUDY OF THE LIVER. EASL clinical practice guidelines:vascular diseases of the liver［J］.J Hepatol, 2016, 64:179-202.

［2］KHANNA RAJEEV, SARIN SHIV K.Non-cirrhotic portal hypertension — diagnosis and management［J］.J Hepatol, 2014, 60:421-441.

［3］肝硬化门静脉血栓管理专家共识［J］.中华消化杂志,2020,4(11):721-730.

（甘巧蓉　王斌　林昭旺　黄祖雄）

第二章
肝硬化门脉高压罕见并发症

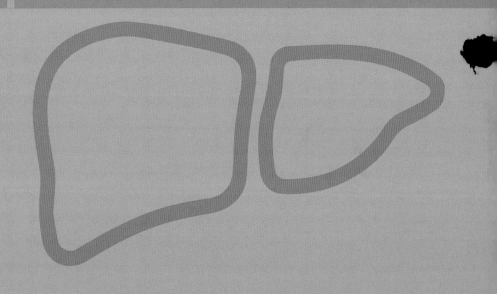

以行走障碍为主要表现的获得性肝脑变性

◎患者基本信息

男性，48 岁。

◎主诉

反复乏力、肢肿 3 年余，行走障碍 7 个月。

◎现病史

入院前 3 年余因无明显诱因出现乏力，四肢酸软，休息不能缓解，伴下肢凹陷性水肿，尿黄呈浓茶样，未发现眼黄、皮肤黄，无恶心、呕吐，无腹胀、腹痛，无发热，无胸闷、心悸、气喘等不适。就诊于我院，查肝功能、腹部彩超等，诊断"酒精性肝硬化失代偿期"，经"保肝、利尿"治疗 16 天后好转出院。出院后未再饮酒，仍反复乏力、下肢水肿，间断使用利尿剂治疗后可缓解。7 个月前无明显诱因出现行走障碍，表现为下肢无力、沉重感，行走启动缓慢费劲，行走转弯困难，无关节肿痛，未予诊治，上述症状逐渐加重。现为求进一步诊治，就诊我院，门诊拟"酒精性肝硬化代偿期"收入院。

◎既往史

无特殊。

◎系统回顾

无特殊。

◎个人史

饮酒史 10 余年，日饮白酒 150~200ml，日摄入乙醇量约 50g，戒酒 3 年余。

◎入院查体

生命征平稳，神志清楚，表情淡漠，言语稍含糊，语速缓慢，计算力、定向力、认知力正常。皮肤、巩膜无黄染，可见肝掌、蜘蛛痣。心肺未见异常。腹平软，腹壁静脉无显露，全腹无压痛、反跳痛。肝右肋下未触及，脾左肋下3cm可触及，质软，边缘锐，表面光滑，无压痛，肝区无叩痛，肝浊音界缩小。移动性浊音阴性。双下肢无水肿。扑翼样震颤阴性，踝阵挛未引出。神经系统：四肢肌力正常，肌张力稍高，腱反射亢进，余神经系统未见阳性体征。

◎实验室及辅助检查

血常规：WBC 3.94×10^9/L，N% 48.9%，HGB 130g/L，PLT 71×10^9/L。肝功能：ALB 28g/L，TBIL 35.6μmol/L，ALT 36U/L，AST 47U/L，GGT 23U/L，ALP 140U/L，LDH 224U/L。凝血功能：PT 17.1s，PTA 59%，INR 1.43。铜蓝蛋白：0.16g/L。24小时尿酮：88.02μg/L。甲状腺功能：正常。自身抗体（九项）：阴性。血氨：59μmol/L。微量元素：血铜、锌、钙、镁、铁均正常。

上腹部彩超：①肝内声像符合肝硬化表现伴侧支循环建立。②脾大。③胆囊壁毛糙。④未见腹水。心脏彩超：①左心室内径增大。②主动脉瓣微量反流。③左心室舒张功能减退。颈椎MR平扫：①颈椎退行性病变。② C5~6、C6~7椎间盘突出，C6~7椎间盘双侧黄韧带增厚。颅脑MRI：①双侧额叶少许小斑片异常信号影，考虑缺血灶（？）。②左侧上颌窦炎症。全腹部CTA：①符合肝硬化改变。②脾大。③门静脉–左肾静脉分流形成（见图5-1）。

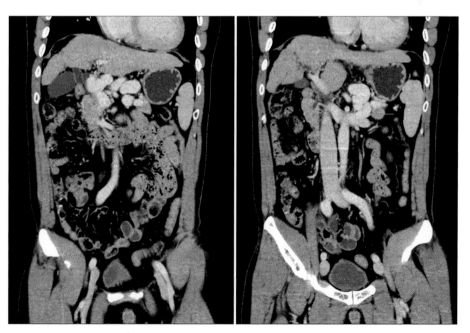

图5-1　全腹部CTA示肝硬化改变，门静脉–左肾静脉分流形成

左图显示门静脉主干端分流静脉，右图显示左肾静脉端分流静脉。

◎入院诊断

　　①酒精性肝硬化代偿期。②继发性帕金森病（？）。

◎治疗经过

　　患者中年男性，长期饮酒后出现酒精性肝硬化，已戒酒 3 年余，主要表现为反复的乏力、双下肢凹陷性浮肿，经对症治疗后可缓解。7 个月前突发双下肢无力、沉重感，行走启动缓慢费劲，行走转弯困难，表情淡漠，语速变得缓慢。

　　因出现神经系统症状、体征，请神经内科会诊协诊。神经内科会诊意见：考虑继发性帕金森病，代谢性脑病可能。加用"多巴丝肼、普拉克索"治疗，患者神经系统症状及体征无缓解。

　　进一步完善相关检查。微量元素检测：尿锰、铊、镉、砷、氟、汞正常。血铅正常。全血锰 68.3 μg/L（参考值 4~14 μg/L）。完善腰椎穿刺术：脑脊液常规、生化未见异常。颅脑 MRI（SWI 序列）：双侧苍白球对称性信号异常，考虑锰沉积可能（见图 5-2）。

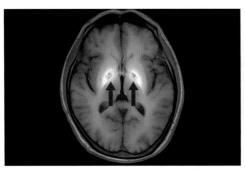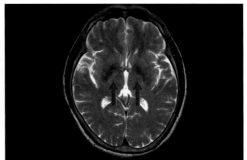

图 5-2　颅脑 MRI

箭头所示处为苍白球对称性信号异常。

　　19 世纪，在暴露于高锰环境中的矿工中发现了具有类似帕金森症状的"锰中毒"。锰中毒是一种职业病，因此，我们请来了职业病防治院医师会诊，反复追问病史后排除患者高锰环境暴露史，排除职业环境中锰中毒。

　　患者 48 岁，男性，大量饮酒史 10 余年，诊断"酒精性肝硬化"3 年余，戒酒 3 年余；典型的下肢无力及沉重感、行走启动缓慢费劲、行走转弯困难、言语含糊等椎体外系表现；肝酶升高不明显，血锰升高，血浆氨正常，铜蓝蛋白略低，尿铜、血铜正常；头颅 MRI T1 加权图像显示双侧对称的苍白球高信号，上腹部 CTA 见肝硬化、门静脉 - 左肾分流。故该患者获得性肝脑变性诊断明确。

　　经过文献搜索，结合患者病史及临床表现、影像学检查等，我们考虑患者脑部 MRI 异常信号为锰沉积可能性大，病因考虑患者肝硬化后门体分流相关。

治疗上嘱患者继续戒酒，低锰饮食，予保肝、补充白蛋白，依地酸钙钠（1g ivggt qd×3 天，停 4 天）驱锰治疗。考虑患者病因可能为门体分流，我们请介入科会诊后建议行"经皮经肝门静脉 – 左肾分流封堵术"、肝移植等治疗。但因经济原因，患者及家属拒绝经皮经肝门静脉 – 左肾分流封堵术、肝移植等治疗。

◎治疗结果及随访

予"依地酸钙钠"驱锰治疗 2 个疗程，2 周后复查全血锰 72.3μg/L，尿锰正常。但经治疗，患者双下肢无力、行走障碍等症状无再加重，缓解也不明显。

◎出院诊断

①酒精性肝硬化代偿期。②获得性肝脑变性。

临床思维

一、继发性帕金森综合征的常见原因

继发性帕金森综合征是病因明确、临床表现与帕金森病相似的综合征，又称症状性帕金森综合征。常见病因包括：①感染和感染后因素所致的帕金森综合征，如病毒、梅毒、真菌和寄生虫等感染、获得性免疫缺陷综合征和克 – 雅病（Creu feldt–Jakob disease，CJD）等感染后累及中枢神经系统所致的与帕金森病症状、体征相似的综合征。②中毒所致的帕金森综合征，如锰、MPTP、一氧化碳、二硫化碳、氰化物、甲醇等化学物质急性中毒数天后可出现帕金森综合征症状。③药物所致的帕金森综合征。临床上许多药物可引起帕金森综合征，包括抗精神病药、多巴胺储存和传递抑制剂、钙离子拮抗剂及止吐药等。④血管性帕金森综合征。脑血管因素造成的一组类似帕金森病症状和体征的疾病。长期的高血压、糖尿病、冠心病、脑动脉硬化和高血脂等均可引起该病。⑤外伤性帕金森综合征。其见于频繁遭受脑外伤的患者，多见于拳击运动员，又称拳击性脑病或埃蒙（Hemon）综合征，是由于反复脑部外伤所引起。甲状旁腺功能异常、甲状腺功能减退、肝脑变性、脑瘤、正压性脑积水亦可导致类似于帕金森病的症状，特别是步态及姿势不稳定，有时也有运动减少，但无肌强直所致的姿势异常，亦无静止性震颤。

二、患者出现继发性帕金森表现的原因及与肝硬化的关系

MR T1WI 表现为高信号的物质有顺磁性金属（如锰）、钙化、脂肪、血红蛋白分解产物等。影像学表现为双侧基底节 T1WI 高信号的疾病包括其他原因诱

发的锰中毒性疾病、双侧基底节钙化、缺血缺氧性脑病、一氧化碳中毒等。一般认为肝硬化患者苍白球 T1WI 信号增强是顺磁性物质锰蓄积所致。正常情况下，从肠道吸收入血的锰从门静脉运输至肝脏，与胆红素形成络合物，经过肝脏的首过消除，多余的锰被分泌到胆汁中，随粪便排出体外，其余的锰分布于脑、骨、胰及肾等器官[1]。锰易通过血脑屏障入脑，在中枢神经系统排泄缓慢，主要蓄积在基底节，其次为大脑、小脑。肝硬化时，由于门脉系统分流或肝功能障碍，肝脏清除锰的能力降低，故肝硬化患者的血锰浓度高于正常人。已有研究表明，门体分流量大或行门体分流术后患者易出现血锰异常升高，锰在基底节区、特别是苍白球中蓄积是引起 T1WI 信号增强的原因。

"锰中毒"具有类似帕金森症状。慢性锰中毒早期主要表现为类神经症和自主神经障碍，表现为头晕、头痛、肢体酸痛、下肢无力沉重感、情绪改变等症状。病情继续发展可出现锥体外系神经障碍症状和体征，如姿势不稳、运动迟缓、肌肉僵直或面容呆滞。

总之，肝硬化患者体内清除锰的能力降低，导致血锰浓度增高，锰易在富含线粒体的基底神经节（苍白球）蓄积，使苍白球 T1WI 信号增强，临床表现出由于多巴胺系统代谢紊乱而引起的锥体外系综合征。

三、肝硬化常见的神经系统病变

肝脏和神经系统疾病之间存在着多种潜在的联系。除了获得性肝脑变性，肝硬化患者需要考虑的其他神经系统疾病包括肝豆状核变性（Wilson 病）、肝性脑病（HE）、肝性脊髓病（HM）、酒精性脑病（Wernicke 脑病）等。

（1）Wilson 病是一种常染色体隐性遗传的铜代谢障碍引起的疾病，主要的神经系统症状为帕金森综合征、肌张力障碍、小脑病变、锥体束征、舞蹈病、手足抽动症、肌阵挛、行为异常。由于铜代谢障碍，可引起血清铜蓝蛋白和总铜量减少，血清游离铜和尿铜增加，并且过多的铜可在肝、脑、肾、角膜等部位沉积，使相应部位发生病变。常见角膜色素环（K-F 环）形成。头颅 CT 常见为双侧豆状核区对称性低密度或异常信号。头颅 MRI 除基底节区外，还可见丘脑、脑干、齿状核的 T2WI 高信号、T1WI 低信号。

（2）肝性脑病（HE）是指发生于肝脏功能严重障碍或失调且排除其他已知脑病的神经心理异常综合征，其主要临床表现是意识障碍、行为失常和昏迷，是急性肝衰竭及慢性终末期肝病相关的常见并发症，脑部的病理改变主要是弥漫性脑水肿。C 型 HE 以慢性反复发作的性格、行为改变、甚至木僵、昏迷为特征，常伴有肌张力增高、腱反射亢进、扑翼征、踝阵挛阳性，或巴宾斯基征阳性等神经系统异常，发作时可伴有血氨升高。HE 的 MRI 表现较早，在无临床表现时即可出现苍白球的对称性 T1WI 高信号，进一步可见白质和其他锥体外系结构信号都增强。但 MRI 的表现无特异性，也可见于其他脑部疾病。

（3）肝性脊髓病是由多种急慢性肝脏疾病引起的一种少见的神经系统并发症，临床上以慢性、进行性双下肢痉挛性截瘫为特征性表现。主要病理改变为脊髓侧索对称性脱髓鞘。肝性脊髓病多在长期肝病的基础上隐袭起病，除特征性痉挛性截瘫外，偶有感觉障碍、肌肉萎缩、括约肌功能障碍。一般多为对称性，近端较远端明显，肌力下降，肌张力升高，腱反射亢进，阵挛及锥体束阳性。运动诱发电位测量可表现为严重的神经生理学异常。部分患者头、脊髓 MRI 可以表现为完全正常。

（4）酒精性脑病如 Wernicke 脑病（WE），是慢性酒精中毒所致的脑损害，表现为神经胶质细胞增生和血管增生，伴有新旧出血，其病变部位以乳头体丘脑下核区、动眼神经核区多见，呈慢性缺血性改变。主要症状为眼肌麻痹、眼震、共济失调及意识障碍，常伴发周围神经病。患者可表现为小脑性的共济失调：走路时步基较宽、易于倾跌、言语含糊。80% 左右病人出现精神症状，如表情淡漠，MRI 检查可见双侧丘脑和脑干有对称性病变。其典型的改变为第三脑室和导水管周围有对称性长 T2 信号影。乳头体萎缩被认为是急性 WE 特征性神经病理异常。

该患者查血浆氨正常，脊髓 MRI 未见脊髓脱髓鞘病变，排除肝性脊髓病。无嗜睡、定向力、计算力障碍，扑翼样震颤阴性，血浆氨正常，排除肝性脑病。考虑为酒精性肝硬化患者，需排除酒精性脑病，如 Wernicke 脑病（WE）。嗜酒者进食少，致硫胺缺乏，易发生脑组织乳酸堆积和酸中毒，有 Wernicke 表现，但酒精性脑病是由于酒精依赖引发的，患者已戒酒 3 年余，颅脑 MRI 检查不支持，可排除酒精性脑病。

四、获得性肝脑变性的相关文献学习

获得性肝脑变性是一类发生于肝炎后肝硬化或酒精性肝硬化的进行性加重且不可逆神经功能损伤的临床综合征[2]。获得性肝脑变性在肝硬化患者中的发病率为 0.8%~2.0%，多发生于 50~60 岁。其发病机制目前尚不完全清楚，可能与反复发生的肝性脑病或氨和锰等神经毒性物质在在脑部沉积有关[3]。获得性肝脑变性患者肝功能仅轻度异常，故不能单从肝酶学判断疾病发展，而肝内结构异常导致慢性门体分流可能是疾病发生发展的关键[3, 4]。

通常，饮食中的锰摄入量超过了生理需要的 95% 以上，大多数进入门静脉血液的锰在到达体循环之前会迅速排入胆汁中。然而，在肝病患者中，正常的锰排泄受到损害，肝脏不能为血液排毒会导致包括锰（Mn）、氨、乳酸在内的神经毒素进入脑循环，进展期肝病或经颈静脉肝内门体分流术（TIPS）后常见的门体分流会进一步加重这种情况[5]。门体分流可使门静脉循环中含有的神经活性物质通过门体分流绕过肝脏代谢或胆汁排出，进而通过体循环进入大脑，从而使患者易患获得性肝脑变性。

锰从门静脉转移到体循环可能是致病的关键，因为没有门体分流的梗阻性黄疸患者较不太容易出现苍白球信号增强[6]，这证明门体分流会导致脑内锰蓄积。具有早期诊断价值的指标是血清锰水平升高[7]。颅脑 MRI 检测是诊断获得性肝脑变性的主要手段。血锰水平与 MRI 所见苍白球高密度有明显的相关性。苍白球锰沉积浓度很高，MR T1WI 上苍白球对称性高信号一直被报道为获得性肝脑变性患者的典型发现，非典型表现有双侧小脑和桥臂对称性 T2 高信号，这些患者通常有明显的小脑损害症状[8]。这一特征性的发现有助于获得性肝脑变性的早期识别、诊断，这将有助于医生开始早期干预并阻止其进展。

诊断是基于临床怀疑和排除其他病因，没有明确的诊断试验。

获得性肝性脑病的治疗是具有挑战性的，目前还没有任何治疗方法取得明显的成效。从理论上讲，这类患者需低锰饮食，实际上，饮食锰限制对 ACHD 或有危险的肝硬变患者的影响还有待研究。缺铁性贫血可能导致 ACHD 的进展，应及时纠正贫血。

目前还没有针对 ACHD 的特效药，多巴胺激动剂基本无反应，螯合剂疗效甚微，消除自发分流及肝移植可能有效。有病例报告强调了支链氨基酸疗法、曲恩汀（一种用于治疗肝豆状核变性并可能逆转锰蓄积的螯合剂）、依地酸钙钠的有效性。由于 ACHD 与门体分流有关，推迟行血管内分流术或外科分流术（用于最大限度地减少静脉曲张出血）可能会降低疾病风险。在行分流术后神经功能恶化的患者中，可能会堵塞现有的分流；然而，分流封堵存在潜在的风险，因为它可能加重门脉高压和诱发静脉曲张出血。越来越多的证据表明，在肝移植内改善 ACHD 症状，包括运动亢进、帕金森病、共济失调、脊髓病和认知功能障碍。ACHD 并不是肝移植的禁忌证，在某些情况下可能是唯一有效的治疗方法。

我们需要更多的研究来更好地了解 ACHD 的发病机制，确定哪些患者处于危险之中，并制定有效的策略来阻止疾病的进展，将残疾的可能性降至最低。

参考文献：

［1］黄鑫,李玲玲,王君豪,等.锰离子转运蛋白的发现及功能机制研究进展［J］.生命科学,2018,231（6）:5-16.

［2］SMUTA B,GAFOOR V A,SAIFUDHEN K,et al.Acute stroke-like presentation of acquired hepatocerebral degeneration［J］.Ann Indian Acad Neurol,2014,17（2）:204-206.

［3］HUANG F Z,HOU X,ZHOU T Q,et al.Hepatic encephalopathy coexists with acquired chronic hepatocerebral degeneration［J］.Neuroences,2015,20（3）:277-279.

［4］董晓宇,徐晓琳,伦剑非.获得性肝脑变性临床特点及MRI表现［J］.中国现代神经疾病杂志,2015（2）:158-161.

［5］MEISSNER W,TISON F. Acquired hepatocerebral degeneration［J］.Handb Clin Neurol,2011,100:193-197.

［6］BANG SUNG-JO,CHOI SEONG HOON,PARK NEUNG HWA,et al.High pallidal T1 signal is rarely observed in obstructive jaundice,but is frequently observed in liver cirrhosi［J］.J Occup Health,2007,49:268-272.

［7］张鑫,丁惠国.获得性肝脑变性:一种少见的肝病相关神经系统病变［J］.中华肝脏病杂志,2015（23）:316.

［8］DONG X,NAO J.Atypical neuroimaging findings in patients with acquired hepatocerebral degeneration［J］.Neurological Ences,2019,41（4）:175-181.

（林爱芳　甘巧蓉　黄祖雄）

反复乳糜腹水的肝硬化

◎ **患者基本信息**

女性，77岁。

◎ **主诉**

乏力、食少、腹胀、气喘2月余。

◎ **现病史**

入院前2月余无明显诱因出现乏力、食少、腹胀，伴活动后气喘，无身黄、目黄、小便黄，无恶心、呕吐，无腹痛、腹泻等不适。未予重视及诊治。入院前1月余就诊外院查肝功能：正常。CA125 871U/ml。腹水常规：浑浊，乳白色。李凡他试验：阳性。WBC $566×10^6$/L。腹水培养：无细菌生长。病理报告：未见明显恶性肿瘤细胞。腹部彩超：①肝实质弥漫性改变，符合肝硬化声像。②胆囊壁稍高回声，考虑息肉可能。③腹水（大量）。全腹CT：①腹膨隆。②肝硬化。③食管下段、胃底、脾门静脉曲张。淋巴管显像：肝周、脾周积液及胸腔积液，所摄入左右腰干、乳糜池及胸导管走行区未见明显异常密度影及显像剂异常浓聚影，考虑乳糜腹水非来源于胸腹部淋巴管主干道病变。门诊肺部CT：①左侧胸腔积液伴左肺下叶受压膨胀不全。②心包积液。具体诊治过程不详。现为求进一步诊治，转诊我院。门诊拟"乙型肝炎肝硬化失代偿期"收入院。

◎ **既往史**

"支气管哮喘"40余年，近期偶有气促发作，未治疗。HBsAg阳性30余年，无不适，未随诊及未治疗。确诊"高血压病"20余年。确诊"2型糖尿病"10余年。

◎ **系统回顾**

无特殊。

◎个人史

无特殊。

◎入院查体

T 36.6℃，P 85 次 / 分，R 19 次 / 分，BP 101/58mmHg。神志清楚，面色晦暗，皮肤、巩膜无黄染，见肝掌，未见蜘蛛痣。心脏听诊无异常，左下肺叩诊浊音，余肺叩诊清音，双肺呼吸音低，左下肺为著，双肺未闻及干湿性啰音。腹部膨隆，腹围 96cm，腹肌软，全腹轻度压痛、反跳痛，腹部无包块，肝脏右锁骨中线肋缘下及剑突下未触及，胆囊未触及，Murphy 征阴性。脾脏肋下未触及，肾脏未触及，肝浊音界存在，肝区无叩击痛，肾区无叩击痛，移动性浊音阳性。扑翼样震颤阴性，双下肢轻度凹陷性水肿。

◎实验室及辅助检查

血 常 规：WBC 5.09×10^9/L，N% 71.5%，N 3.64×10^9/L，HB 103g/L，PLT 159×10^9/L，CRP 15.84mg/L。**腹水常规及生化**：颜色 乳白色，清晰度 浑浊（见图 6-1），凝固性 阴性，黏蛋白定性试验 阳性，RBC 5×10^9/L，WBC 394.0×10^6/L，LY 280.0×10^6/L。**乳糜定性试验**：阳性，TP 15g/L，ALB 9g/L，K 4.09mmol/L，GLU 7.68mmol/L，淀粉酶 36U/L，腺苷脱氢酶 4.8U/L，TG 213mg/dl。**生化全套**：ALB 33g/L，TBIL 32.1μmol/L，ALT 11U/L，AST 25U/L，GGT 34U/L，TBA 45.4μmol/L，BUN 10.9mmol/L，Cr 107μmol/L，TG 0.41mmol/L。**肿瘤标志物**：CA125 641.3U/ml，异常凝血酶原 40.00 mAU/ml，CEA、AFP、CA199、CA153 正常，血浆氨 54.60μmol/L。**凝血筛查 4 项**：PT 15.3s，PTA 75.00%，INR 1.19，FIB 2.98g/L，DDU 16.35mg/L。**病原学**：甲、乙、丙、丁、戊肝炎抗体均阴性。**特殊病原体**：结核杆菌检测阴性，隐球菌抗原阴性，寄生虫未找到。**免疫指标**：抗核抗体胞浆颗粒型 1 ：100，余项阴性，总 IgE 111.00U/ml，免疫球蛋白亚类 IgG 4 0.07g/L。**其他**：铁蛋白 63.88ng/ml，铜蓝蛋白 0.190g/L，BNP 253pg/ml，hs-cTn 27.7pg/ml。

女全腹彩超 + 腹水示：①肝内声像符合肝硬化表现伴侧支循环建立，请结合临床。②左肝隐约类等回声区。③门脉主干内未见明显血流信号，请结合临床，建议复查。④胆囊壁增厚毛糙，胆囊小息肉样病变。⑤脾肿大。⑥大量腹水。**颅脑 CT**：①腔隙性脑梗塞，动脉硬化性脑白质变性，脑萎缩，建议必要时进一步检查。②所摄入脑动脉粥样硬化性改变。③双眼晶状体术后改变。**上腹部 CTA/CTV**：（图 6-2）①肝硬化伴门静脉高压，继发脾大，食管下段 - 胃底静脉、胃冠状静脉及脾静脉曲张，胃－肾分流（？），大量腹水形成。②肝动脉－门静脉左支瘘，门静脉左支血栓未除外，下腔静脉肝内段稍窄（生理性？），脾动脉瘤，双肾副肾动脉（各1根），右肾动脉提前分支（肾动脉主干长约1.0cm）。**淋巴管造影**：肝周、脾周积液及胸腔积液，所摄入左右腰干、乳糜池及胸导管走行区未见明显异常密度影及显像剂异常浓聚影考虑乳糜腹水非来源于胸腹部淋巴管主干道病变。

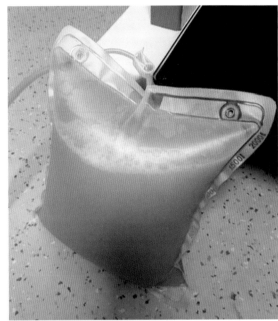 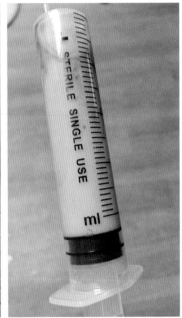

图 6-1 乳白色、浑浊腹水

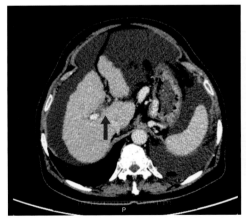 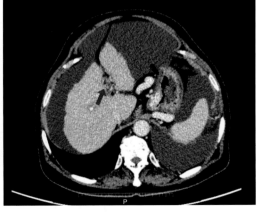

图 6-2 CT 提示肝硬化、大量腹水、可疑门静脉血栓

临床诊治过程

◎ 入院诊断

①肝硬化失代偿期，病因未明。②原发性腹膜炎。③门静脉高压症。④乳糜腹水（原因待查）。

◎ 治疗经过

入院后进行饮食指导，先后予"头孢噻肟钠、比阿培南"抗感染，"谷胱甘肽"保肝，白蛋白支持，"奥美拉唑"保胃，调节肠道菌群，"呋塞米、螺内酯"利尿，"生长抑素、特利加压素"降低门静脉压，降血压、降血糖等治疗。并分别于 2020 年 4 月 2 日、2020 年 4 月 7 日、2020 年 4 月 13 日、2020 年 4 月 20 日、2020 年 4 月 27 日、2020 年 4 月 30 日行腹水超滤浓缩回输术治疗，患者腹水逐渐消退，多次复查腹水实验室检查，结果见表 6-1。乳糜性腹水的病因未明确，进一步查 PET-CT：①肝硬化，继发性门脉高压、食管、胃底静脉曲张、腹盆腔大量积液，肝内未见明显异常高代谢灶，建议必要时增强扫描；部分腹膜增厚，代谢略高，考虑慢性炎症性病变，建议随访。②胃窦部充盈略欠佳，黏膜略厚，考虑慢性炎症；部分结、直肠斑片状、条形略高代谢影，考虑慢性炎症。③甲状腺双侧叶斑片、结节状低密度影伴钙化，考虑良性病变（结节性甲状腺肿可能）。④双肺少许陈旧性病灶，双肺轻度肺气肿。⑤老年性脑改变。⑥轻度骨质疏松。不支持占位性病变导致乳糜性腹水。

◎ 治疗结果及随访

患者 2020 年 3 月至 8 月因大量乳糜腹水先后住我院 4 次，治疗后乳糜腹水减少，腹胀减轻出院，出院后乳糜腹水迅速增多出现病情反复，且病程中出现了 2 次肝性脑病。建议患者行肝穿刺术明确肝硬化的原因，表示拒绝。目前患者仍存在少量腹水，定期复查随访中。

◎ 出院诊断

①肝硬化失代偿期，病因未明。②原发性腹膜炎。③门静脉高压症。④乳糜腹水。

表 6-1 乳糜腹水实验室检查变化

项目日期	2020 年 3 月 27 日	2020 年 4 月 2 日	2020 年 4 月 7 日	2020 年 4 月 13 日	2020 年 4 月 20 日	2020 年 4 月 27 日	2020 年 4 月 30 日	2020 年 5 月 15 日
颜色	乳白色	乳白色	黄色	黄色	黄色	黄色	黄色	黄色
TG（mg/dl）	213	214	/	/	/	/	1.23	/

（续表）

细胞计数 /ml	508	443	342	429	202	197	165	202
总蛋白（g/L）	15	16	15	15	14	15	12	15
LDH（U/L）	66	61	56	72	50	22	35	51
病原学培养	阴性							
淀粉酶（U/L）	36	34	23	12	11	24	16	17
细胞学	未找到肿瘤细胞							
葡萄糖（mmol/L）	7.68	9.94	8.99	8.5	9.24	10.3	9.45	8.61
腺苷脱羧酶（U/L）	4.8	3.8	3.8	3.7	3.9	2.0	3.8	4.9

临床思维

一、乳糜腹水产生常见原因

    任何破坏淋巴管的腹部创伤都可能导致乳糜性腹水。腹部手术后早期（约1周）因淋巴管断裂或晚期（数周至数月）出现淋巴管粘连或外源性压迫而发生乳糜性腹水是常见原因之一。恶性肿瘤中常见的是淋巴瘤、神经内分泌肿瘤、肉瘤和白血病，淋巴瘤至少占病例的三分之一，这也会导致乳糜性腹水乳糜性腹水。乳糜性腹水还可以见于肝硬化、结核杆菌等感染。

    先天性乳糜腹水多见于儿童，如淋巴管扩张症。炎症性乳糜腹水如放射治疗、腹膜后纤维化、自身免疫性疾病等随着疾病的发展可导致小肠和肠系膜淋巴管的纤维化和阻塞引起乳糜腹水。其他不常见的原因包括心脏病、肾病综合征、胰腺炎和收缩肠炎。只有 0.5%~1% 的肝硬化相关腹水是乳糜性的[1]。Runyon等人[2]分析了 901 个腹水样本，其中有 11 个腹水样本是乳糜性腹水。而这 11个乳糜腹水中有 10 个来源于继发性肝硬化，1 个来源于恶性肿瘤。

    该病例的患者是老年女性，不支持先天性乳糜腹水；无手术和外伤病史，不考虑手术和外伤引起的乳糜腹水；肿瘤标志物除外 CA125 升高（有报道乳糜腹水 CA125 升高），CA199、CA153、AFP、CEA 等均正常及 PET-CT 阴性，不支持恶性肿瘤；HIV 抗体、结核检查阴性，血培养阴性，不支持特殊病原体感染；自身免疫指标阴性，排除免疫性疾病。该患者慢性起病，既往乙肝病史，乙肝病原学及 HBV DNA 阴性，结合影像学检查，肝硬化、门静脉高压症诊断明确，肝硬化原因未明，考虑乙肝隐匿感染，乙肝肝硬化可能性大。鉴于以上原因，该患者乳糜腹水考虑由肝硬化引起。

二、肝硬化产生乳糜腹水的原因

肝硬化产生乳糜腹水的病因尚不清楚，肝硬化门静脉高压是导致乳糜性腹水的重要因素。门静脉高压时，肝淋巴产量增加，肝脏和胃肠淋巴流量过多（高达 20L/天）或肝硬化结节直接压迫淋巴管，侧支淋巴管通路缺乏或毛细淋巴管结构异常等原因，均可导致淋巴管压力增高，其内皮细胞受损或破裂，淋巴液进入腹腔，形成乳糜腹水。尽管数据有限，经颈静脉肝内门体分流术已被证明对顽固性乳糜性腹水有效[3]。门静脉减压术已显示可缓解淋巴高压[4]。肝硬化乳糜腹水是多种因素综合作用的结果，提示肝硬化预后不良。该病例中腹部 CTA 提示肝动脉–门静脉左支瘘，下腔静脉肝内段稍窄（生理性？），这种血管异常，导致邻近的门静脉血流量增加和门静脉压力增高，从而导致门静脉高压，也可能是产生乳糜腹水的原因之一。

三、乳糜腹水的诊断和评估

1. 病史和体格检查

病史必须包括家族史、创伤或手术史、个人史和既往史，积极寻找乳糜腹水常见原因如恶性肿瘤、感染、肝脏或肾脏疾病的证据。常见症状如腹胀、腹痛、腹泻和进行性周围性水肿。体格检查内容如恶病质、面色晦暗、肝掌、腹部肿块等。

2. 实验室检查

（1）血液：包括血常规及生化全套。

（2）腹水：腹腔穿刺术是诊断评估乳糜腹水首选诊断方式。脂蛋白电泳鉴定乳糜粒被是诊断乳糜腹水的金标准。然而，这种测试方法费时费力，临床较少使用。研究[5]提出腹水中甘油三酯（即"三酰甘油"，此处按临床习惯写作"甘油三酯"）高于 187mg/dl（2.13mmol/L）临界值或 148~246mg/dl（1.69~2.80 mmol/L）范围诊断 CA，其敏感性和特异性高达 95%。现在以腹水中甘油三酯大于 200 mg/dl 作为乳糜腹水的诊断标准[6]。有报道肝硬化继发乳糜腹水中 CA125 水平升高[7]，其临界值 35U/ml，其敏感性和特异性分别为 97.8% 和 86.3%[8]。恶性腹水中血管内皮生长因子（VEGF）浓度高于非恶性腹水。新的技术，如体液的核磁共振波谱，已经成为评估腹水的重要工具。该病例通过腹腔穿刺证实腹水为乳白色，乳糜试验阳性，腹水甘油三酯大于 200mg/dl，乳糜腹水诊断成立。

（3）其他检查

细胞学、腹膜活检和腹腔镜检查也是诊断乳糜腹水重要诊断方法。

（4）影像学检查

淋巴管造影和淋巴核素显像有助于发现胸膜后异常结节、渗漏、瘘管和胸腔导管通畅度。有研究报道淋巴管造影检测乳糜胸和乳糜腹水患者渗漏部位，检出率为64%~86%[9]。我们病例乳糜腹水诊断成立，而淋巴管造影结果显示，肝周、脾周积液及胸腔积液，所摄入左右腰干、乳糜池及胸导管走行区未见明显异常密度影及显像剂异常浓聚影。刘摸亮[10]等研究显示85.3%肝硬化乳糜腹水患者淋巴核素显像显示造影剂进入腹腔，而淋巴管造影均未见造影剂漏出，这提示前者对乳糜腹水定性诊断优于后者。而淋巴管造影是淋巴管扩张、阻塞等结构异常诊断的金标准，其在明确乳糜性腹水病因及指导治疗方面的作用更优。腹部计算机断层扫描或磁共振对诊断及鉴别乳糜腹水无特异性，但有助于确定腹腔内肿块、积液程度或淋巴结是否肿大。

四、肝硬化乳糜腹水的治疗进展

乳糜腹水治疗包括治疗原发疾病、饮食指导、药物治疗（如利尿剂，若存在感染则合理应用抗生素等）以及手术治疗。该病例通过饮食控制，积极利尿抗感染、降低门静脉压力，先后6次行腹水超滤浓缩回输治疗取得较好疗效，腹水减少，颜色由乳白色变为淡黄色，腹水细胞数减少。因患者肝硬化晚期，最终治疗需要肝移植。

1. 饮食指导

对于乳糜腹水饮食推荐高蛋白、低脂肪饮食和中链甘油三酯（MCT）。MCT直接从肠道吸收，并以游离脂肪酸和甘油的形式直接转移到肝脏，减少乳糜的产生和流动。肝硬化的乳糜腹水患者建议低钠饮食，MCT的益处对于晚期肝硬化患者是值得商榷的。一些研究表明，患者血清中高水平的MCT可能会导致神经毒性和肝性脑病，而另一些研究则驳斥了这一观点[11]。也有学者提出[12]，对于MCT治疗效果不好的患者，建议进行完全肠外营养（TPN），TPN绕过肠道减少淋巴流量，且不通过淋巴系统转运，不会导致乳糜的形成。

2. 药物治疗

（1）奥利司他：胃和胰腺脂肪酶的可逆抑制剂，可以阻止饮食中的甘油三酯转化为肠腔中的游离脂肪酸，从而减少脂肪酸的吸收。

（2）生长抑素或其合成类似物奥曲肽：已用于治疗乳糜性腹水[13]，通过抑制胰高血糖素和内脏肠肽介导的血管扩张来降低门脉压力；还可以减少胸腔导管流量及其甘油三酯的含量[14]。由于生长抑素半衰期很短（1~3min），通常采用静脉给药，奥曲肽由于半衰期较长（2h），可以皮下给药。奥曲肽还抑制胰腺的外分泌功能，从而减少肠道对脂肪的吸收[15]，奥曲肽已成功用于胰腺炎、恶性肿瘤、肝移植术后、门静脉血栓形成和特发性乳糜性腹水患者[16]。潘氏[17]等对58例术后乳糜性腹水进行了回顾性研究，评价了生长抑素、肠内中链甘油三酯饮食和TPN的临床疗效。早期开始使用生长抑素比延迟开始效果更好；使用含有中链甘油三酯的肠内营养优于全胃肠外营养。

（3）腹腔穿刺术放腹水：腹腔穿刺术对乳糜腹水有诊断作用，也有缓解腹胀症状作用。但会导致低蛋白血症和低血容量，导致肾前性衰竭和生命体征不稳定，远期疗效不明确，不推荐作为肝硬化乳糜腹水的常规治疗方案。

（4）腹水超滤浓缩回输：腹水超滤浓缩回输是一种单采疗法，利用滤膜从腹水中去除细胞、细菌和其他不需要的成分，并将必要的物质（如蛋白质）无菌浓缩，然后将浓缩的腹水重新输入。保持营养状态的能力是腹水超滤浓缩回输最大的吸引力，可以预防频繁的腹穿[18]引起的感染和低蛋白血症，并能改善腹胀、食欲不振和其他症状。报道显示腹水超滤浓缩回输可以改善恶性肿瘤[19]、肝硬化相关腹水[20]患者生活质量，减少白蛋白剂量，节约了医疗经济，治疗过程相对安全。

（5）经颈静脉肝内门体分流术（TIPS）：TIPS手术是目前唯一有效和快速降低门静脉压力的方法。该方法降低了门静脉阻力，增加了门静脉流量，立即解除了肠系膜静脉充血，门静脉压力降低了约50%。TIPS为难治性腹水患者提供了生存优势，特别是在支架移植研究中[21]。Jason T[22]分享了一例经颈静脉肝内门体分流术成功治疗肝移植术后复发肝硬化乳糜性腹水，无任何术后并发症，显著减少了乳糜腹水。

（6）肝移植：肝脏移植是治疗晚期肝硬化患者多种并发症唯一的有效途径。但因费用高昂、供体紧张等原因目前尚不能广泛应用于临床。

（7）腹腔－颈静脉分流术（PVS）：PVS法通过降低门脉压力，可使腹水迅速消退，尿量和尿钠增加，血浆肾素、醛固酮水平下降，但可出现弥散性血管内溶血、败血症、低血压及导管堵塞等并发症。美国肝病研究协会建议腹腔分流只有在患者存在利尿剂抵抗且不能进行肝移植情况下才可以使用。

该病例患者因年龄大，在乳糜腹水反复发作后仍选择饮食、药物及腹水浓缩回输等治疗，未选择TIPS，因经济原因拒绝肝移植。

乳糜腹水的临床思维如图6-3。

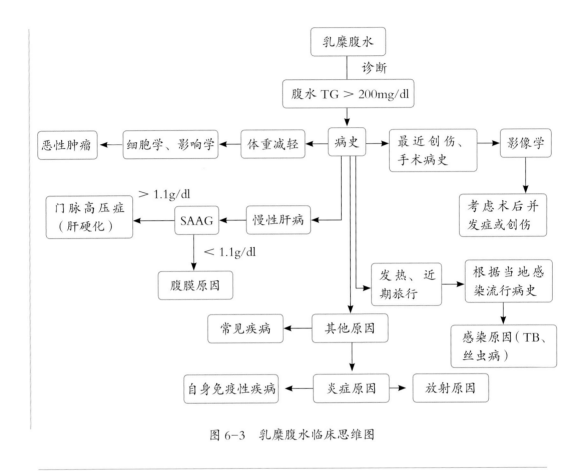

图 6-3 乳糜腹水临床思维图

参考文献:

[1] LIZAOLA B,BONDER A,TRIVEDI H D,et al.Review article:the diagnostic approach and current management of chylous ascites [J] .Aliment Pharmacol Ther,2017,11:1-9.

[2] RUNYON B A,HOEFS JC,MORGAN TR.Ascitic fluid analysis in malignancy-related ascites [J] . Hepatology,1988,8:1104-1109.

[3] TSAUO J,SHIN J H,HAN K,et al.Transjugular intrahepatic portosystemic shunt for the treatment of chylothorax and chylous ascites in cirrhosis:a case report and systematic review of the literature [J] .J Vasc Interv Radiol,2016,27:112-116.

[4] ROMERO S,MARTIN C,HERNANDEZ L,et al. Chylothorax in cirrhosis of the liver: analysis of its frequency and clinical characteristics [J] .

Chest,1998,114:154−159.

［5］MA,BIETENBECK A,SCHULZ C,LUPPA PB. Establishment of triglyceride cut−off values to detect chylous ascites and pleural effusions［J］.Clin Biochem.2017,50:134−138.

［6］ALMAKDISI T,Massoud S,Makdisi G.Lymphomas and chylous ascites: review of the literature［J］. Oncologist,2005,10:632 − 635.

［7］BERZIGOTTI A,MAGALOTTI D,COCCI C,et al. Octreotide in the outpatient therapy of cirrhotic chylous ascites:a case report［J］. Dig Liver Dis ,2006,38:138 − 142.

［8］ZUCKERMAN E,LANIR A,SABO E,et al.Cancer antigen 125:a sensitive marker of ascites in patients with liver cirrhosis［J］.Am J Gastroenter ol,1999,94:1613−1618.

［9］LEE E W,SHIN J H,KO H K. Lymphangiography to treatpostoperative lymphatic leakage:a technical review［J］.Korean J Radiol,2014,15:724 − 732.

［10］刘奎亮,孙宇光.肝硬化合并乳糜性腹水34例临床特点分析［J］.中华消化杂志,2014,34（2）:96−99.

［11］AI−BUSAFI S A,GHAIL P,DESCHÊ NES M,et al.Chylous ascites: evaluation andmanagement［J］. ISRN Hepatol,2014:1−10.

［12］LOPEZ−GUTIERREZ J C,TOVAR J A.Chylothorax and chylous ascites:management and pitfalls［J］.Semin Pediatr Surg.2014,23:298−302.

［13］ILHAN E,DEMIR U,ALEMDAR A,et al.Management of high−output chylous ascites after D2−lymphadenectomy in patients with gastric cancer:a multi−center study［J］.J Gastroinest Oncol,2016,7:420−425.

［14］BERZIGOTTI A,MAGALOTTI D,COCCI C,et al.Octreotide in the outpatient therapy of cirrhotic chylous ascites:a case report［J］.Dig Liver Dis,2006,38:138−142.

［15］TALLURI S K,NUTHAKKI H,TADAKAMALLA A,Chylous ascites［J］. NAm J Med Sci,2011,3:438 − 440.

［16］ZHOU D X,ZHOU H B,WANG Q.The effectiveness of the treatment of octreotide on chylous ascites after liver cirrhosis［J］.Dig Dis

Sci,2009,54:1783-1788.

［17］PAN W,CAI S Y,LUO H L,et al.The application of nutrition support in conservative treatment of chylous ascites after abdominal surgery［J］.Ther Clin Risk Manag.2016,12:607-612.

［18］KOZAKI K,ILNUMA M,TAKAGI T,et al.Cell-free and concentrated ascites reinfusion therapy for decompensated liver cirrhosis［J］.Ther Apher Dial,2016,20:376-382.

［19］TETSUYA ITO.Single center experience of Cell-free and concentrated ascites reinfusion therapy in malignancy related ascites［J］.Therapeutic Apheresis and Dialysis.2014,18（1）:87-92.

［20］KOICHI KOZAKI.Cell-free and concentrated ascites reinfusion therapy for decompensated liver cirrhosis［J］.Therapeutic Apheresis and Dialysis,2016,20（4）:376-382.

［21］BUREAU C,THABUT D,OBERTI F,et al.Transjugular intrahepatic portosystemic shunts with covered stents increase transplant-free survival of patients with cirrhosis and recurrent ascites［J］.Gastroenterology,2017,152:157-163.

［22］JASON T.SALSAMENDI MD.Transjugular intrahepatic portosystemic shunt for chylous ascites in a patient with recurrent cirrhosis following liver transplantation［J］.Radiology Case Reports,2017,3:84-86.

（黎环　林勇　林春　潘晨）

第三章

以黄疸为主要表现的疑难病

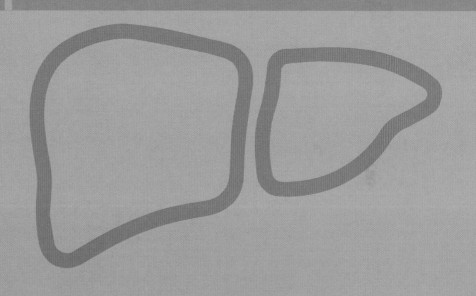

黄疸皮肤瘙痒的"基因元凶"

病史摘要

◎患者基本信息

男性，18 岁。

第一次住院

◎主诉

反复皮肤黄，眼黄，伴皮肤瘙痒 7 月余。

◎现病史

入院前 7 月余无明显诱因出现皮肤黄、眼黄，伴明显皮肤瘙痒，影响睡眠，轻度乏力不适，食欲减退，食量减少 1/2，外院查肝功能：TBIL 359μmol/L，DBIL 250μmol/L，ALT 60 U/L，AST 43 U/L，ALP 328 U/L。HBsAb 16.89U/L。自身抗体：阴性。IgE 1210 U/ml。HB 电泳：血红蛋白 A 带 91.9%，血红蛋白 F 带 2.0%，血红蛋白 A2 带 5.6%。骨髓穿刺：粒系增生活跃、红系增生活跃、巨核细胞功能亢进。全腹 CT：胆囊不大，形态不规则，壁毛糙。诊断"胆汁淤积性肝病；珠蛋白形成障碍性贫血；地中海贫血"，予"熊去氧胆酸胶囊、腺苷蛋氨酸、复方甘草酸苷、甲泼尼龙（40mg 10 天，30mg 4 天）"治疗 28 天后症状稍缓解，复查 TBIL 600μmol/L（未见报告单），要求出院。出院后自行口服中草药（具体不详）治疗 1 月余，复查 TBIL 正常（未见报告单）。此后不定期随诊。入院前 20 余天无明显诱因再次出现上述症状，性质大致同前，未予诊治，症状进行性加重。现为求进一步诊治，就诊我院，门诊拟"胆汁淤积性肝病病因待查"收入院。

◎既往史

对"虾米"过敏，表现为皮肤瘙痒。

◎系统回顾

无特殊。

◎个人史

舅公、姨婆有"黄疸型肝炎"病史（具体不详）。

◎入院查体

生命征平稳，神志清楚，皮肤、巩膜重度黄染，未见肝掌，未见蜘蛛痣。心肺听诊无异常，腹软，全腹无压痛及反跳痛，肝于右锁骨中线肋缘下及剑突下 2cm 触及，表面光滑，边缘钝，质地软，无触痛，脾于左肋缘下未触及，移动性浊音阴性，扑翼样震颤阴性。

◎实验室及辅助检查

血常规：WBC 6.50×10^9/L，N 3.94×10^9/L，RBC 4.95×10^{12}/L，HB 97g/L，MCV 54.5 fL，MCHC 359g/L，PLT 366×10^9/L，Rtc 125.7×10^9/L。**大便常规**：粪便颜色灰白色，隐血 1+。**尿常规**：比重 1.004，胆红素 3+ μmol/L，尿胆原 3+ μmol/L。**肿瘤指标**：CA125 17.58U/ml，CA153 24.89U/ml，CA199 10.11U/ml。**DCP**：6274.0mAU/ml。**肝炎病原学指标**：均阴性。**EB 病毒抗体组合**：EB 病毒衣壳抗原 IgG 抗体阳性，EB 病毒核抗原 IgG 抗体阳性。**巨细胞病毒 IgM 定量**：0.04AU/ml。**巨细胞病毒 IgG 定量**：12.67AU/ml。**自身抗体组合**：阴性。**生化全套**：ALB 30g/L，GLB 24g/L，TBIL 701.5 μmol/L，DBIL 446.7 μmol/L，ALT 28 U/L，AST 36U/L，GGT 14U/L，AKP 312 U/L，TBA 262.9 μmol/L，TG 1.80mmol/L；CHOL 1.36mmol/L。**肝纤维化四项**：层黏连蛋白 38.51ng/ml，IV 型胶原 47.51ng/ml，III 型前胶原 N 端肽 44.96ng/ml，透明质酸 146.90ng/ml。**特殊蛋白四项**：转铁蛋白 2.34g/L，铜蓝蛋白 0.610g/L，α1—酸性糖蛋白 1.150g/L，抗胰蛋白酶 179.00mg/dl。**铁代谢**：血清铁 24.1 μmol/L，转铁蛋白饱和度 50%，不饱和铁结合力 24.0 μmol/L，总铁结合力 48.1 μmol/L。

心电图：窦性心动过缓。**腹部彩超**：①肝内回声粗，请结合临床。②胆囊体积缩小，请结合临床。③脾肿大。④胰腺所见部分、双肾、双侧输尿管、双侧肾上腺区、膀胱、前列腺、下腔静脉肝后段、腹主动脉所显示段未见明显异常声像。⑤肝门区及腹腔大血管周围未见明显肿大淋巴结声像。⑥未见腹水。**MR 上腹部平扫 + 增强 +MRCP**：①动脉期肝右叶强化影，异常血流灌注（？），建议随访复查。②脾脏增大，副脾。③胆囊壁增厚。④ MRCP 示未见明显异常。**肝穿刺病理**：轻微肝小叶炎伴重度毛细胆管淤胆，病因待排。①药物性肝损害。②大胆管梗阻性病变。③遗传相关性胆汁淤积不能排除，建议进一步基因测定明确。（见图 7-1 至图 7-3）

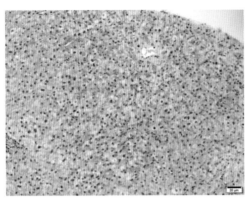

图 7-1 肝穿刺组织病理（一）
轻微肝小叶炎伴重度毛细胆管淤胆（200×）。

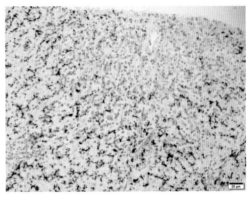

图 7-2 肝穿刺组织病理（二）
免疫组化结果显示 CD10 毛细胆管型染色模式在淤胆区缺失（200×）。

临床诊治过程

◎ 入院诊断

　　胆汁淤积性肝病病因待查。

◎ 治疗经过

　　予"复方甘草酸苷、腺苷蛋氨酸、熊去氧胆酸、甲泼尼龙"治疗。

◎ 治疗结果及随访

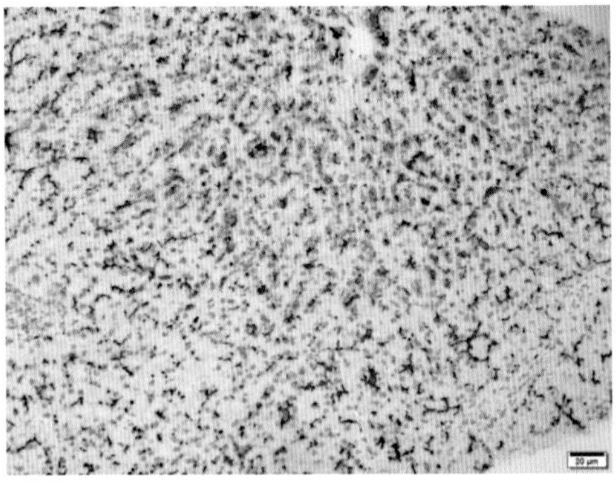

　　经过上述治疗后患者尿黄、眼黄、皮肤黄逐渐改善，皮肤瘙痒明显好转。TBIL、ALP、TBA 逐渐好转，变化趋势见图 7-4。2018 年 5 月 14 日，患者无不适，查肝功能 TBIL 62.5 μmol/L，办理出院。

图 7-3 肝穿刺组织病理（三）
免疫组化结果显示 ABCB11 毛细胆管型染色在淤胆区表达异常（200×）。

◎ 出院诊断

　　胆汁淤积性肝病病因待查。

　　患者出院后肝功能逐渐恢复正常，尿黄、眼黄消退，无皮肤瘙痒。其于出院 4 月余后及 1 年余后上述症状再发并 2 次入我院治疗。

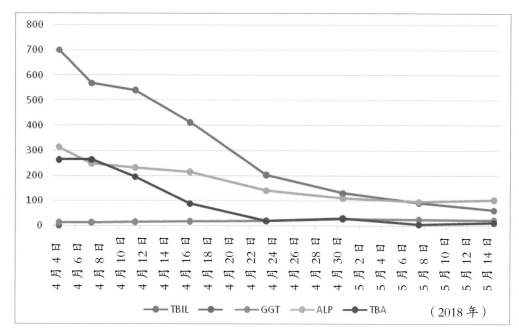

图 7-4 主要生化指标变化趋势图

第二次住院

◎主诉

反复皮肤黄，眼黄，伴皮肤瘙痒 1 年余。

◎现病史

略。

◎入院查体

略。

◎实验室及辅助检查

血 常 规：CRP 0.00mg/L，WBC 5.21×10^9/L，HB 126g/L，PLT 258×10^9/L。凝血功能：正常。生化全套：ALB 49g/L，TBIL 81.6μmol/L，DBIL 68.8 μmol/L，ALT 23 U/L，AST 24U/L，GGT 16U/L，AKP 315U/L，K 3.44mmol/L。肿瘤标志物：AFP 2.70ng/ml， DCP 29.00mAU/ml。

腹部彩超套餐＋腹水：①肝内回声粗，请结合临床。②胆囊腔闭。③脾肿大。④腹腔内近脾门周围类等回声结节（考虑副脾）。⑤胰腺所见部分、双肾未见明显异常声像。⑥肝门区及腹腔大血管周围未见明显肿大淋巴结声像。⑦未见腹水。

◎ 入院诊断

良性复发性肝内胆汁淤积症（？）。

◎ 治疗经过

入院后予"复方甘草酸苷、腺苷蛋氨酸、熊去氧胆酸、甲泼尼龙"治疗，症状无改善，黄疸逐渐加深，2018 年 10 月 15 日查 TBIL 479.3μmol/L（TBIL 变化趋势见图 7-5）。

◎ 治疗结果及随访

患者家属要求转外院治疗，自动出院。

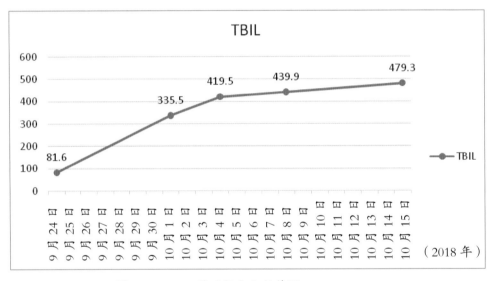

图 7-5　TBIL 随时间变化趋势图

◎ 出院诊断

良性复发性肝内胆汁淤积症（？）。

第三次住院

◎ 主诉

反复皮肤黄、眼黄，伴皮肤瘙痒 18 月余。

◎ 现病史

略。

◎ 入院查体

略。

◎ 实验室及辅助检查

血常规 + 全血 CRP：CRP 0.38mg/L，WBC 9.63 × 10⁹/L，NE% 85.7%，NE 8.25 × 10⁹/L，HB 97g/L，PLT 424 × 10⁹/L，DCP 1780.00mAU/ml。生化全套：ALB 34g/L，TBIL 757.5μmol/L，DBIL 352.2μmol/L，ALT 22U/L，AST 43U/L，GGT 20U/L，LDH 290U/L，K 3.48mmol/L，GLU 6.53mmol/L，TG 2.79mmol/L，CHOL 1.09mmol/L。

腹部彩超：①肝实质回声增粗，请结合临床。②胆囊腔闭。③脾肿大。④副脾。⑤少量腹水（1.7cm × 1.2cm）。

临床诊治过程

◎ 入院诊断

良性复发性肝内胆汁淤积症（？）。

◎ 治疗经过

予 "复方甘草酸苷、腺苷蛋氨酸、熊去氧胆酸、甲泼尼龙" 治疗，并行基因检测，2019 年 6 月 23 日查 TBIL 69.4μmol/L（TBIL 变化趋势见图 7-6），症状逐渐改善。

全外显子组测序结果：ATP8B1 基因外显子区域发现两处杂合突变。

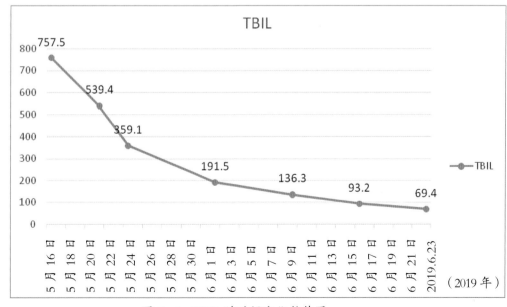

图 7-6　TBIL 随时间变化趋势图

c.3345_3346insT（插入突变），导致氨基酸改变 p.D1116*（天冬氨酸＞终止）。
c.3628G ＞ A（鸟嘌呤＞腺嘌呤），导致氨基酸改变 p.A1210T（丙氨酸＞苏氨酸）。
目前已知的与 BRIC 发病相关的基因包括 ATP8B1 基因和 ABCB11 基因。具体情况见图 7-7。

01 受检者及家系遗传检测结果					
基因	遗传方式	突变信息	项万军	受检者父亲	受检者母亲
ATP8B1	AD/AR	C.3345_3346insT chi18–55319320 p.D1116*	杂合突变	未送检	未送检
ATP8B1	AD/AR	c.3628G ＞ A chr18–55315848 p.A1210T	杂合突变	未送检	未送检

02 基因详细检测结果					
基因	转录版本 Exon 编号	突变信息 参照 / 突变	纯合 / 杂合 / 半合子 Hot/Het/Hem	gnomAD 携带频率	ACMG 变异评级
ATP8B1	NM_005603 exon26	54.00/37（0.41）	Het	–	Likely pathogenic
ATP8B1	NM_005603 exon28	100.00/111（0.53）	Het	–	VUS

图 7-7　全外显子组测序结果

至此，患者数年来黄疸反复发作，伴有严重的瘙痒症；有正常无症状间隔期；实验室指标符合肝内胆汁淤积；GGT 水平正常；肝组织病理证实小叶中心性胆汁淤积；胆管造影术显示肝内或肝外胆管正常；没有已知的其他导致胆汁淤积的因素；全外显子组测序发现 ATP8B1 基因外显子区域发现两处杂合突变。根据上述情况，良性复发性肝内胆汁淤积症 1 型诊断明确。

◎治疗结果及随访

出院后反复出现皮肤黄、眼黄、皮肤瘙痒，约 6 个月发作一次，性质同前，未至医院就诊，可自行缓解或服用草药（具体不详）后缓解。

◎出院诊断

良性复发性肝内胆汁淤积症 1 型。

患者为青年男性，临床症状以"黄疸和皮肤瘙痒"为重要特征，实验室检查以 TBIL、AKP 升高为主，影像学未提示胆道梗阻，第一次住院期间完善常见

临床思维

胆汁淤积性肝病病因检查甚至肝组织活检后未明确病因，经治疗后肝功能及症状好转后出院，之后呈现出"黄疸"和"皮肤瘙痒"反复发作的特点，最后通过全外显子组测序明确诊断。临床上引起胆汁淤积肝病病因复杂，部分病因罕见，给明确诊断带来一定的困难，故针对胆汁淤积性肝病的诊断思路及其临床特总结如下。

一、胆汁淤积性疾病诊断思路、流程（见图 7-8[1]）

引起胆汁淤积的病因复杂，且有些病因少（罕）见，临床表现具有多样性，给临床明确病因带来一定挑战。

胆汁淤积性疾病诊断流程：①首先是确定胆汁淤积是否存在，可通过血清学方法确定。②影像学或内镜确定是阻塞性还是非阻塞性。③最后综合分析得出诊断（结合病因、肝组织病理、MRCP、基因检测等）。（诊断路线图见图 7-8）

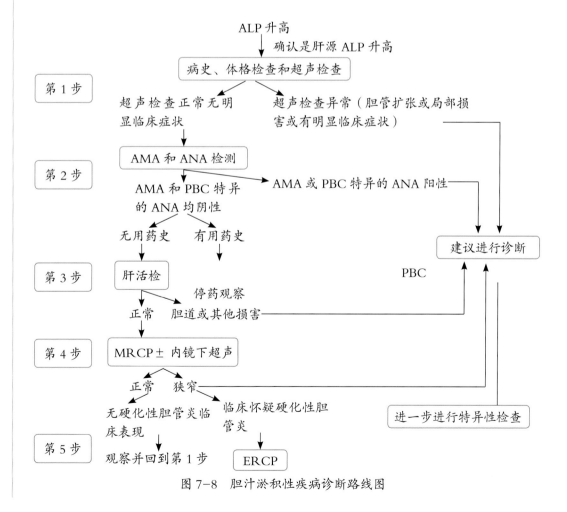

图 7-8　胆汁淤积性疾病诊断路线图

患者病情特点：①青年男性，反复皮肤黄、眼黄，伴皮肤瘙痒7月余，病程呈良性、反复发作特点。②主要的临床表现为明显的皮肤瘙痒和黄疸。③肝功能异常特点为TBIL明显升高，DBIL、IBIL同等程度升高，ALT、AST、GGT正常，碱性磷酸酶、总胆汁酸升高。④肝脏MRCP排除肝内外胆道梗阻性病变。⑤肝组织病理特点为轻微肝小叶炎伴重度毛细胆管瘀胆。⑥全外显子组测序结果为ATP8B1基因外显子区域发现两处杂合突变。

肝脏超声及MRCP未见胆管狭窄、扩张及胆道的局部占位性病变，故可排除胆道阻塞导致的肝内胆汁淤积及原发性硬化性胆管炎。自身抗体阴性，结合肝脏活组织病理结果，不支持自身免疫性肝病导致的肝内胆汁淤积。发病前无用药史，药物导致的胆汁淤积可排除。无感染、病毒性肝炎、内毒素血症、脓毒血症、毒性物质、全肠外营养、酒精、副肿瘤综合征、霍奇金病等依据，不支持上述原因导致的肝内胆汁淤积。

综合以上结果，考虑良性复发性肝内胆汁淤积诊断明确。

二、青年（成人）胆汁淤积性肝病的可能病因

临床上胆汁淤积性肝病的病因繁多、复杂，部分罕见，从常见的病毒性肝炎、胆道阻塞性疾病、药物性肝损伤到罕见的遗传性疾病导致的胆汁淤积等，尤其是遗传性疾病导致的胆汁淤积临床诊断难度较大，多需通过基因检测来明确诊断。我们可将青年（成人）胆汁淤积性肝病的可能病因分类如下。

（1）大胆管阻塞：胆结石、恶性肿瘤、胆总管囊肿、寄生虫、总胆管狭窄。

（2）胆管病变：原发性硬化性胆管炎、原发性胆汁性胆管炎。

（3）移植相关：移植物抗宿主病、排斥（急性、慢性）。

（4）胆管消失综合征（布洛芬、氯丙嗪）。

（5）非阻塞性肝内胆汁淤积：感染、病毒性肝炎、内毒素血症、脓毒血症、毒性物质、药物、全肠外营养、酒精、副肿瘤综合征、霍奇金病。

（6）妊娠肝内胆汁淤积。

（7）遗传性疾病：良性复发性肝内胆汁淤积、进行性家族性肝内胆汁淤积、Wilson病、Dubin-Johnson综合征。

（8）其他：各种原因肝硬化、浸润性疾病（淀粉样变、转移性肿瘤）。

三、GGT在胆汁淤积性肝病中的角色

目前有关胆汁淤积性肝病的诊断标准和具体指标尚未统一，胆汁淤积性肝

病诊断和治疗共识（2015 年）建议的诊断标准为 ALP 超过正常值上限 1.5 倍，且 GGT 超过正常值上限 3 倍。但在一些特殊胆汁淤积性肝病如进行性家族性肝内胆汁淤积 1 型和 2 型及良性复发性肝内胆汁淤积等，GGT 可不高。故在胆汁淤积性肝病中 GGT 扮演着诊断和区分病因的作用，现将胆汁淤积性肝病 GGT 的高低不同区分如下：

表 7-1 胆汁淤积性肝病有关 GGT 异常的病因

低 / 正常 GGT	高 GGT
FIC1（ATP8B1）缺陷症 PFIC1/BRIC1	MDR3（ABCB4）缺陷症 PFIC3
BSEP（ABCB11）缺陷症 PFIC2/BRIC2	Alagille 综合征
TJP2 缺陷症 PFIC4	希特林蛋白缺陷（NICCD）
FXR 缺陷症 PFIC5	囊性纤维化
MYO5B 缺陷症 PFIC6	硬化性胆管炎（CLDN1 缺陷、DCDC2 缺陷等）
胆汁酸合成缺陷	线粒体耗竭综合征
ARC 综合征	……
SLOS	

FIC1：家族性肝内胆汁淤积症 1；BSEP：胆汁酸外排泵；TJP2：紧密结合蛋白 2；FXR：法尼醇 X 受体；ARC 综合征：先天性胆汁淤积 – 肾功能不全 – 多关节挛缩；SLOS：小头 – 小颌 – 并趾综合征。

四、异常凝血酶原升高的原因

异常凝血酶原升高可见于原发性肝细胞癌、转移性肝癌、慢性肝炎、维生素 K 缺乏、胆汁淤积、使用香豆素类抗凝药等，其生成的机制主要包括肝细胞内凝血酶原形成过程中的关键酶（γ—谷氨酸羧化酶）活性降低、体内局部维生素 K 不足及低氧刺激导致细胞骨架及表型的轻微改变影响到维生素 K 摄取等。该患者存在胆汁淤积，可影响肠道维生素 K 的摄取，导致异常凝血酶原生成增多，且该患者的胆汁淤积程度与异常凝血酶原值呈正相关关系，故考虑该患者异常凝血酶原升高与胆汁淤积有关。

五、良性复发性肝内胆汁淤积

良性复发性肝内胆汁淤积是一种常染色体隐性遗传疾病。目前已知的与良性复发性肝内胆汁淤积发病相关的基因包括 ATP8B1 基因和 ABCB11 基因。

1. 临床特征

良性复发性肝内胆汁淤积患者通常在儿童期或青少年期就出现疾病发作，部分患者可能推迟到中年才发作。男女发病率没有差别。主要临床表现为黄疸和严重的皮肤瘙痒，其他常见症状包括全身不适、易激惹、恶心、呕吐和厌食等，

ALT 和 AST 可正常或轻度升高，反应胆汁淤积的指标 ALP 升高，但 GGT 则正常。胆汁淤积可因急性感染而诱发，每次发作持续 2~24 周不等，发作间期通常在数周到数年不等，发作间期患者没有任何症状，肝脏生物化学指标完全正常[2]。

良性复发性肝内胆汁淤积病理特点：发作时小叶中心胆汁淤积，在扩张的毛细胆管、肝细胞或 Kuffer 细胞内可见胆汁淤积。较少见的病变包括小叶中心局灶单核细胞浸润或不伴有肝细胞变性、坏死；偶有细胆管增生。随着发作缓解，肝脏病理改变逐步恢复正常[3]。

2. 诊断

对于良性复发性肝内胆汁淤积的诊断主要依赖临床表现、生物化学、肝组织病理、基因检测及反复发作、间期正常的特点。对于首次发作的患者诊断难度较大，可通过基因检测协助诊断。

诊断标准：①持续数月至数年的无症状间隔黄疸至少发作 2 次。②实验室指标符合肝内胆汁淤积。③ GGT 水平正常或仅轻微升高。④继发于胆汁淤积后严重的瘙痒症。⑤肝组织病理证实小叶中心性胆汁淤积。⑥胆管造影术显示肝内或肝外胆管正常。⑦没有已知的其他导致胆汁淤积的因素（如药物和妊娠）[3]。

随着基因检测技术的发展，针对肝脏活检和 MRCP 后仍未明确病因的或考虑遗传相关性胆汁淤积可能性大的患者，可考虑行基因检测了解是否存在遗传相关性胆汁淤积，如良性复发性肝内胆汁淤积、进行性家族性肝内胆汁淤积，或由其他遗传性疾病导致的肝内胆汁淤积等。

3. 鉴别诊断

根据良性的黄疸反复发作、间期正常，GGT 正常或轻度升高，结合基因检测，做出良性复发性肝内胆汁淤积的诊断并不困难，但在首次发作且缺乏基因检测结果情况下诊断难度较大，这时要与进行性家族性肝内胆汁淤积、Dubin-Johnson 综合征、Roter 综合征等进行鉴别。

进行性家族性肝内胆汁淤积

进行性家族性肝内胆汁淤积目前分为 6 型，多于婴儿期发病，病情呈进行性加重过程，可发展为肝衰竭；而良性复发性肝内胆汁淤积多于青少年期发病，病情呈间歇发作型，发展为肝衰竭罕见。但进行性家族性肝内胆汁淤积 2 型、3 型可于青少年期发病，发病初期鉴别诊断较为困难。

进行性家族性肝内胆汁淤积 2 型生化特点为 GGT 正常，ALT 和或 AST 明显升高，病情进展快，易发生胆囊结石和肝癌，肝组织病理特点为胆汁主要淤积在肝细胞内，而不是在毛细胆管内，突变基因为 ABCB11，免疫组化可见 BSEP 蛋白表达缺失。

进行性家族性肝内胆汁淤积 3 型生化特点为 GGT 持续升高，ALT 和（或）AST 轻度升高，胆汁淤积呈慢性和进行性，肝组织病理特点为光镜下肝多核巨细胞样变、胆汁淤积、小胆管增生和门管区纤维化、炎症浸润，晚期表现为肝硬化。电镜下见胆固醇结晶。突变基因为 ABCB4，免疫组化提示小管 MDR3 蛋白缺失[4]。

根据以上特征在临床上鉴别两者的难度不大，针对临床特征不典型者可行相关基因检测进行鉴别。

Dubin-Johnson 综合征、Roter 综合征

Dubin-Johnson 综合征、Roter 综合征均属于先天性胆红素代谢异常，可以在青少年中表现为反复发作的黄疸。Dubin-Johnson 综合征是由于 ABCC2/MRP2 基因突变，转运蛋白受到影响，IBIL 及非胆汁酸有机阴离子排泄到胆汁受限。Roter 综合征是由于 SLCO1B1 和 SLCO1B3 双基因突变导致肝脏摄取、储存和排泄、结合胆红素障碍。由于以上机制，两者表现均以 DBIL 升高为主，均不存在胆汁淤积，故无皮肤瘙痒症状，血 GGT、ALP 正常，据此多可鉴别，针对不易鉴别病例行基因检测可进一步鉴别[5]。

4. 治疗

目前没有预防和根治发作病程的特异性治疗，治疗关键是缓解症状直至瘙痒症和其他症状自行消退，治疗效果欠理想[1]。

表 7-2　BRIC 的治疗选择及相对效果

BRIC 的治疗选择 及其相对疗效评估	治疗选择	相对效果
瘙痒症	抗组胺药	效果不明显
	考来烯胺	效果不明显
	笨巴比妥	可能有效
	利福平	可能有效
	熊去氧胆酸	可能有效
	阿片受体拮抗剂	可能有效
	S—腺苷甲硫氨酸	无效（美国未获允许使用）
脂肪吸收障碍	低脂肪饮食	不明
	维生素 K	有效
	短链脂肪酸	不明
	胰酶补充	基于基因缺陷的推断
防止未来复发	熊去氧胆酸	可能有效，需要多研究

据报道，分子吸附剂再循环系统（MARS）十分有效。体外白蛋白透析是一种新颖的治疗方法，可去除与白蛋白结合的毒素，包括胆红素和胆汁盐[6]。

5.经验总结

良性复发性肝内胆汁淤积临床通常表现为在儿童期或青少年期出现的反复发作的黄疸、皮肤瘙痒，生化特征为 TBIL 升高、ALT 和 AST 可正常或轻度升高。反映胆汁淤积的指标 ALP 升高，但 GGT 则正常或轻度升高，为该病的重要特征。该病在首次发作时诊断较为困难，在排除其他病因导致的肝内胆汁淤积后，可通过肝穿刺病理及基因检测来明确诊断。目前良性复发性肝内胆汁淤积仍无明确的有效的治疗方法，糖皮质激素、消胆胺、苯巴比妥的疗效均不明确。在多项使用糖皮质激素治疗的报道中显示其效果不一。该患者在 3 次发作中均使用了糖皮质激素治疗，2 次疗效佳，TBIL 下降迅速，瘙痒症在短期内获得了缓解，而 1 次黄疸反而上升。在其他药物效果不佳的情况下糖皮质激素可能为退黄和改善瘙痒症状的有效治疗手段。有文献报道利福平和血浆置换术是良性复发性肝内胆汁淤积患者急性胆汁淤积发作的重要治疗手段，作为一种非侵入性治疗，利福平可能是首选[7]，但要注意肝细胞损伤的副作用。该病预后好，即使反复发作，也不会出现急慢性肝脏功能损害，但是会影响患者的生活质量。极少数患者在早期可能表现为良性复发性肝内胆汁淤积，但在疾病后期可出现进行性家族性肝内胆汁淤积的症状[8]，具体机制不清，可能与良性复发性肝内胆汁淤积和进行性家族性肝内胆汁淤积都具有突变基因 ATP8B1 相关。

参考文献：

[1]胆汁淤积性肝病诊断和治疗共识（2015）[J].实用肝脏病杂志,2016,19（6）:2-12.

[2]KUMAR P,CHARANIYA R,AHUJA A,et al. Benign recurrent intrahepatic cholestasis in a young adult[J]. J Clin Diagn Res,2016,10（6）:1-2.

[3]徐铭益,陆伦根.良性复发性肝内胆汁淤积诊治进展[J].中国医学前沿杂志(电子版),2015,7（4）:5-9.

[4]李雪松,舒赛男,黄志华.进行性家族性肝内胆汁淤积症诊治进展[J].中国实用儿科杂志,2020,35（4）:319-323.

[5]张凤山,张红,王兆荃.先天性非溶血性黄疸[J].实用肝脏病杂志,2007,（2）:141.

［6］SAICH R,COLLINS P,ALA A,et al.Benign recurrent intrahepatic cholestasis with secondary renal impairment treated with extracorporeal albumin dialysis ［J］. Eur J Gastroenterol Hepatol,2005,17（5）:585-588.

［7］FOLVIK G,HILDE O,HELGE G O. Benign recurrent intrahepatic cholestasis:review and long-term follow-up of five cases［J］.Scand J Gastroenterol, 2012,47（4）:482-488.

［8］STICOVA E,JIRSA M,PAWLOWSKA J.New insights in genetic cholestasis: from molecular mechanisms to clinical implications［J］.Can J Gastroenterol Hepatol,2018 Jul 26 2018:2313675.

（林勇　林春　潘晨）

以肝功能异常为主要表现的 Alagille 综合征

◎患者基本信息

女性，18 岁。

◎主诉

肝功能异常 6 月余。

◎现病史

入院前 6 月余因高考体检发现肝功能异常（具体报告未见），无自觉不适，自行服保肝药物（具体欠详）治疗，未再复查肝功能。入院前 1 月于当地医院查肝功能：ALT 247U/L、AST 170U/L、GGT 610U/L、ALP 270U/L，乙肝两对半均阴性，甲、乙、丙、丁、戊型肝炎病毒标志物均为阴性，甲状腺功能正常，自身免疫性肝病抗体如（抗线粒体抗体（AMA）、抗线粒体抗体 M2（AMA-M2）、抗平滑肌抗体（SMA）、抗肝肾微粒体 1 型（LKM-1）、抗核抗体（ANA）均阴性，肝弹性测定：肝脏硬度 7.4kPa，脂肪衰减 169dB/m。彩超检查提示：肝胆胰脾未见异常。上腹部 MRI 平扫+增强：①肝内片状低信号，异常铁沉积（？）。②右肾囊肿。③ MRCP 肝内外胆管、胆囊、胰管未见明显异常。肝穿刺病理：肝穿刺活检组织示肝小叶结构基本正常，肝组织未见明显病变。诊断"肝功能异常（原因不明）"，予"复方甘草酸苷、双环醇"保肝治疗 3 周，1 周前复查肝功能：ALT 56U/L、AST 218U/L、GGT 795U/L、ALP 398U/L"。为进一步治疗就诊我院，门诊拟"肝功能异常原因待查"收住院。

◎既往史

无特殊。

◎系统回顾

无特殊。

◎个人史

足月顺产，出生体重 2.7 kg。母孕期无特殊病史。

◎入院查体

生命征平稳，发育正常，营养中等，神志清楚，皮肤、巩膜无黄染，未见肝掌、蜘蛛痣。肺部听诊未见异常，心前区无隆起，心尖搏动正常，触诊无震颤，心脏相对浊音界正常，心律齐，肺动脉瓣及主动脉瓣听诊区可闻及收缩期 2~3 级吹风样杂音，余瓣膜听诊区未闻及病理性杂音，无心包摩擦音。腹平软，全腹无压痛及反跳痛，肝脾肋下未触及肿大，肝浊音界正常，腹部移动性浊音阴性，双下肢无浮肿。

◎实验室及辅助检查

血常规：WBC 6.9×10^9/L，Hb 104g/L，Hct 30.2%，PLT 233×10^9/L。**肝功能**：ALB 36g/L，TBIL 26μmol/L，DBIL 14μmol/L，ALT 54U/L，AST 77U/L，GGT 416U/L，ALP 208U/L，TBA 68.1μmol/L。**血脂**：TG 1.75mmol/L，CHOL 5.91mmol/L。**凝血功能**：PT 14s，PTA 139%；血浆氨、血乳酸正常。**特殊蛋白**：α1-酸性糖蛋白 0.450g/L，EBV DNA、CMV DNA 均阴性。**肿瘤指标**：AFP、CEA、异常凝血酶原、CA199、CA125 均正常。**风湿免疫指标**：甲状腺功能、免疫球蛋白（IgG/IgM/IgA）3 项、补体 C3、补体 C4 均正常，自身抗体（ANA、AMA、AMA-M2、SMA、LKM-1、抗 gp210 抗体、抗 sp100 抗体、cANCA、pANCA、抗 SSA 抗体、抗 SSB 抗体、抗 SM 抗体、抗 SCL-70 抗体、抗 JO-1 抗体、抗 U1nRNP 均阴性、抗着丝点抗体、抗双链 DNA 抗体）均阴性。**代谢指标**：总铁结合力 Fe 26.0μmol/L，转铁蛋白饱和度 60%，不饱和铁结合力 17.4μmol/L，总铁结合力 43.40μmo/L，铁蛋白 42ng/ml，转铁蛋白 1.68g/L，铜蓝蛋白 300 mg/L，24 小时尿铜 91.7 μg/24h，血遗传代谢病氨基酸和酰基肉碱谱分析及尿有机酸分析未见明显异常。

肺部 CT 平扫：双肺纹理稍增多、增粗。**上腹部 CT 平扫 + 增强**：①肝脏增强扫描未见明显占位性病变。②脾脏稍增大。③右肾囊肿。**心脏彩超**：①房室大小、结构及室壁运动未见明显异常。②左心室整体收缩功能正常。**眼科检查**：见角膜后胚胎环，K-F 环阴性（见图 8-4）。**肝组织病理检查**：镜下见肝小叶结构尚存，肝细胞轻度水肿，未见肝细胞脂肪变，散在少量点状坏死，汇管区轻微炎症及少量纤维组织增生，所有汇管区小叶间动脉旁均缺少伴行胆管，未见细胆管反应。综上形态符合肝内胆管缺失性疾病，考虑 Alagille 综合征（本例 CD10 染色显示毛细胆管阴性具有提示作用），建议临床全面检查并行基因检测进一步明确诊断。（见图 8-5、图 8-6、图 8-7、图 8-8）

全外显子组测序：患者有骨骼畸形且父女呈特殊面容（图 8-1、图 8-2、图 8-3），征得患者父母知情同意，采集患者及父母外周血进行全外显子组测序（北京金准医学研究所），发现患儿 JAG1 基因外显子区域存在一处杂合突变：c.912delG（缺失突变）。家系验证：其母此位点无突变，其父 chr20：10632873 存在 c.912delG 的杂合突变。（见图 8-9、图 8-10、图 8-11）。

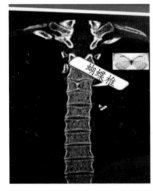

图 8-1 骨骼畸形（蝴蝶椎）

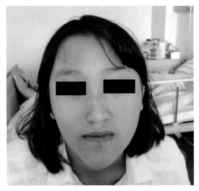

图 8-2 患者呈特殊面容

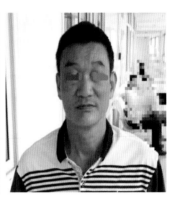

图 8-3 患者父亲呈特殊面容

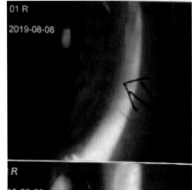

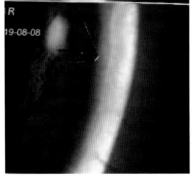

图 8-4 角膜后胚胎环

图 8-5 肝穿刺组织病理（一）

低倍镜显示肝小叶结构尚存，无明显肝小叶炎及汇管区炎（100×）。

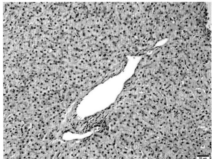

图 8-6 肝穿刺组织病理（二）

汇管区内无小胆管结构（200×）。

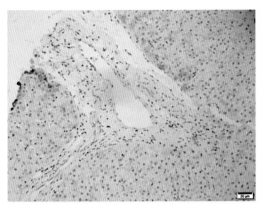

图 8-7　肝穿刺组织病理（三）

CK7 免疫组化染色显示汇管区内小胆管缺失，汇管区周围少量肝细胞表达 CK7（200×）。

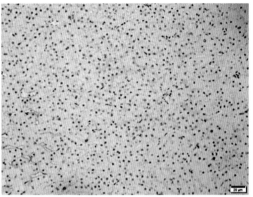

图 8-8　肝穿刺组织病理（四）

CD10 免疫组化染色显示毛细胆管表达缺失（200×）。

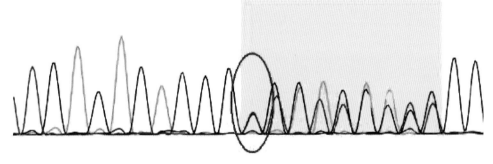

图 8-9　患者 JAG1 c.912delG 缺失突变

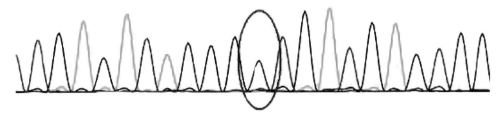

图 8-10　患者之母 JAG1 未发现突变

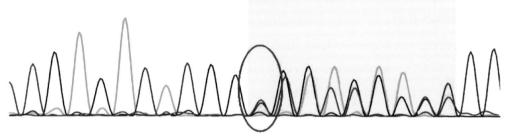

TGAGACACGGTGGAGAATCCC

图 8-11　患者之父 JAG1 c.912delG 缺失突变

临床诊治过程

◎ 入院诊断

　　肝功能异常原因待查：胆汁淤积性肝病（？）。

◎ 治疗经过

　　予"谷胱甘肽、复方甘草酸苷、熊去氧胆酸"降酶利胆，并积极完善包括眼科检查、腹部影像学、彩超引导下肝活检、全外显子组测序相关检查以进一步明确诊断。

◎ 治疗结果及随访

　　出院时患者一般情况稳定，出院后不定期复查肝功能仍异常，主要以 GGT 升高为主，GGT 波动在 100~200U/L，无明显不适。

◎ 出院诊断

　　Alagille 综合征。

临床思维

一、胆汁淤积性肝病的病因分析

　　患者系 18 岁青少年女性，反复肝功能异常 6 月余，肝功能异常主要以 GGT 及 ALP 升高为主（ALP 高于正常上限 1.5 倍、GGT 高于正常上限 3 倍），伴 TBA 增高，ALT、AST 轻度升高。根据 2015 年《胆汁淤积性肝病诊断及治疗共识》[1]，可诊断为"胆汁淤积性肝病"。胆汁瘀积性肝病病因复杂，常见如胆道结构异常、感染、药物、遗传代谢因素等。结合患者病例特点，逐一分析如下：①胆道结构异常。本例患者粪便颜色正常，黄疸无进行性加深，腹部 B 超未提示胆道闭锁、未见肝内外胆道扩张等，无胆道结构异常依据，应考虑非梗阻性胆汁淤积性肝病。②感染。包括嗜肝及非嗜肝病原学感染，外院及我院相关嗜肝病原学甲乙丙丁戊检测均阴性，排除相关嗜肝病原学感染，非嗜肝病原学 CMV-DNA、EB-DNA、HIV 检测均阴性。③药物。无明确损肝药物服用史，可排除。④自身免疫性肝内胆汁淤积症（PBC、PSC、IgG4 相关性胆管炎等）查自身肝病相关抗体均阴性，体液免疫球蛋白（IgG/IgM/IgA）均正常且腹部影像学未见肝内外胆管扩张、畸形等改变，故不考虑。⑤遗传代谢性肝病。患者青年女性，起病突然，无明显诱因及临床症状，应注意遗传代谢性疾病。

在该病例中可注意的遗传代谢疾病有如下几种。

（1）进行性家族性肝内胆汁淤积症（progressive familial intrahepatic cholestasis type，PFIC）：这是一种以慢性胆汁淤积为特征的常染色体隐性遗传疾病，由毛细胆管转运蛋白基因突变所致。临床常见主要分为 3 种类型，PFIC I 型及 II 型表现为低 GGT，可排除；PFIC III 型可出现 GGT 升高，需重点考虑，可完善 ABCB4 基因检查及肝活检明确。

（2）Citrin 蛋白缺乏症：该病是位于线粒体内膜的载体蛋白 Citrin 异常所引起的先天性代谢性疾病，可于新生儿期出现黄疸、肝功能异常、瓜氨酸血症，以及半乳糖血症、低蛋白血症、出血倾向、低血糖等，但该患者无低蛋白血症，凝血功能正常，血遗传代谢病氨基酸和酰基肉碱谱分析及尿有机酸分析未见明显异常，不支持此病。

（3）Alagille 综合征（Alagille syndrome，ALGS）：该病主要发生于儿童及青少年，表现为轻重不等的胆汁淤积。临床上表现为以胆汁淤积伴瘙痒和小叶间胆管减少及心血管系统、眼、骨骼、面部异常为特征的多系统损害，其他少见的临床表现有肾损害、神经血管和胰腺的异常等，病因是 JAG1 或 Notch2 基因缺失。

二、Alagille 综合征确诊过程

ALGS 是于 1975 年由 Alagille 等[5]首次报道的一种累及多脏器的罕见常染色体显性遗传病，发病率为 1 : 30000。其典型临床特征包括胆汁淤积、小叶间胆管减少或缺如（肝活检病理证实）、先天性心脏病、角膜后胚胎环形成、特殊面容以及骨骼畸形（蝴蝶椎）[5-7]。ALGS 的主要致病原因是 Notch 信号通路的 JAG1 和 NOTCH2 基因突变或缺失，94% 的病例由 JAG1 基因突变引起，1%~2% 由 NOTCH2 基因变异所致[7]。截至 2014 年，已有超过 440 多种 JAG1 基因突变以及 10 余种 NOTCH2 基因突变被报道，突变方式多样，具有明显异质性，如

错义突变、无义突变、缺失、插入、剪接突变、移码突变等，但目前尚不能证明基因型－表型之间的关联[8,9]。本例患者JAG1基因发现1个杂合突变：c.912delG（缺失突变），导致氨基酸改变 p.Q304Hfs*108（移码突变 –108 位后终止）。

ALGS器官受累分布情况如下：①肝脏。95%的患者出现胆汁淤积，表现为黄疸、皮肤瘙痒、白陶土样大便及高脂血症，其中约 33% 的患儿出现皮肤瘙痒。病程大于 6 个月的患者肝活检往往提示肝内胆管缺乏。最后发展为肝硬化终末期肝病的比例高达 15%[7, 10-12]，本例肝组织病理见汇管区小叶间动脉旁均缺少伴行胆管，符合肝内胆管缺失性疾病。②心脏。超过 90% 的患者有心脏畸形，以肺动脉狭窄（67%）、法洛四联症（16%）较常见，还包括室间隔缺损、房间隔缺损、主动脉狭窄、主动脉缩窄等[11, 12]，患者入院时心脏瓣膜听诊肺动脉瓣及主动脉瓣听诊区可闻及收缩期 2~3 级吹风样杂音，与之相符合。③肾脏。Kamath 等[13] 在一项关于 ALGS 患者肾脏受累的大型回顾性研究中，对 466 名 JAG1 基因突变阳性个体进行了评估，发现大约 39% 患者存在肾脏受累，其中包括肾发育不良（58.9%）、肾小管酸中毒（9.5%）、膀胱输尿管返流（8.2%）、尿路梗阻（8.2%），还有蛋白尿及高血压（伴中主动脉综合征或肾动脉狭窄）[12, 13]。④骨骼畸形。以蝴蝶椎最多见，占 80%，还可表现为半椎体、颅缝早闭、远端指骨缩短（梭状）[7]，入院查肺部 CT 平扫但未见异常报告，考虑与经验不足相关，通过与影像科会诊沟通明确胸椎存在"蝴蝶锥"样改变（见图 8-1）。⑤眼部有角膜后胚胎环（90%）和阿克森费尔德异常（13%，表现为双眼发育异常及青光眼）[12]。该患者通过眼底检查明确有角膜后胚胎环。⑥特殊面容：患者前额宽阔、眼窝深陷、耳部突出、眼距增宽、鼻梁直、鼻尖呈球状、尖下巴（呈倒三角形）[7, 11]。患者入院时因对该病认识不足，查体未发现异常，但经过文献学习及科室讨论后明确该患者存在面部畸形（前额宽阔、眼距宽，眼窝深陷、鼻梁直、鼻尖呈球状、尖下巴）（见图 8-2）。⑦血管异常。ALGS 的血管异常可见于肺、主动脉、肾脏、颅内、腹腔和肠系膜等部位[10]，目前报道的有动脉瘤、烟雾综合征、脑动脉异常、肾血管异常和中段主动脉综合征等[7]。

经典的 ALGS 诊断标准：慢性胆汁淤积、心脏疾病、骨骼异常、眼部异常和面部特征等五条标准满足三条即可诊断，结合家族史、病理、基因检测，Kamath[3] 和 Guru Murthy[4] 等提出了修订的 AGLS 诊断标准（见表 8-1）。根据该诊断标准，本例诊断 AGLS 明确。

本例诊断依据：①青少年出现不明原因胆汁淤积性肝病。②查体。面部畸形及心脏瓣膜杂音。③胸椎 X 线见"蝴蝶椎"改变。④眼科超声生物显微镜检查见角膜后胚胎环。⑤肝穿刺病理提示肝内胆管缺失性疾病。⑥本例患者 JAG1

基因存在致病性突变。

本例 JAG1 基因家系验证：通过全外显子组检测发现患儿 JAG1 基因外显子区域存在一处杂合突变。c.912delG（缺失突变），导致氨基酸改变 p.Q304Hfs*108（移码突变 -108 位后终止）。其母此位点无突变，其父 chr20：10632873 存在 c.912delG 的杂合突变，故患者 JAG1 基因 c.912delG 位点的杂合突变来自于其父。追问病史，其父长期肝功能异常（主要以 GGT 波动在 100~200U/L，之前因有长期饮酒，误诊为酒精性肝病），其亦存在特殊面容（前额宽阔、眼距宽、眼窝深陷、鼻梁直、鼻尖呈球状、尖下巴，见图 8-3）。JAG1 基因报道为常染色体显性遗传，理论上有一条染色体发生致病性突变即可致病。HGMDpro 数据库报道情况：突变位点 c.912delG 虽目前未见报道，但此基因外显子区域发现该处杂合突变，该突变可导致蛋白翻译提前终止，对蛋白功能的影响可能较大。根据 ACMG 指南突变可评级为 pathogenic（致病性突变），该位点为首次报道致病变异位点。

三、Alagille 综合征预后

ALGS 目前无特效治疗，主要为对症支持治疗和监测可能受累的器官功能。其预后主要取决于肝脏和心脏累及的严重程度，若出现肝硬化失代偿可考虑肝移植。Lee 等[14] 对 9 例 ALGS 儿童进行肝移植手术，活体肝移植后的 5 年期和 20 年总生存率分别为 88.9% 和 77.8%。

因此在临床工作中，婴幼儿及青少年出现慢性胆汁淤积性肝病，如伴胸椎畸形改变、特殊面容等多系统受累应注意鉴别 ALGS。眼底检查、脊柱 X 线摄片及肝穿刺病理检查等有助于早期诊断，同时应积极寻找遗传学病因，以便及时诊治。

表 8-1 修订的 ALGS 诊断标准

家族史	胆管稀疏	JAG1 突变	临床标准数目 *
无	有	无	3 个或更多
无	无	无	4 个或更多
无	无	有	1 个或更多
有	有	无	1 个或更多
有	未知	无	1 个或更多
有	无	有	任何或更多

* 临床标准包括以下几类。①心脏：周围肺动脉狭窄、法洛四联症、室间隔缺损、房间隔缺损、主动脉缩窄。②肾脏：肾发育不良、多囊肾、孤立肾、异位肾、马蹄肾、肾小管性酸中毒、肾脂质沉积、肾动脉狭窄、成人发病的肾衰竭。③眼部：角膜后胚胎环、视网膜色素改变、虹膜发育

不全、棋盘格样眼底、玻璃膜疣。④脊柱：蝴蝶椎。⑤面部：典型的 ALGS 面部特征。

参考文献：

［1］中华医学会肝病学分会 . 胆汁淤积性肝病诊断和治疗共识 （2015）［J］. 中华消化杂志 ,2015,35（12）:39-51.

［2］RICHARDS S,AZIZ N,BALE S,et al.Standards and guidelines for the interpretation of sequence variants:a joint consensus recommendation of the American College of Medical Genetics and Genomics and the Association for Molecular Pathology［J］.Genet Med,2015,17（5）:405-424.

［3］KAMATH B M.Alagille syndrome［M］//SUCHY F J,SOKAL R J,BALISTRERI W F,et al. Liver disease in children. 3rd ed. New York: Cambridge University Press,2007:326-345.

［4］GURU MURTHY G S,RANA B S,DAS A,et al.Alagille syndrome:a rare disease in an adolescent［J］.Dig Dis Sci,2012,57（11）:3035-3037.

［5］ALAGILLE D,ODI È VRE M,GAUTIER M,et al. Hepatic ductular hypoplasia associated with characteristic facies,vertebral malformations,retarded physical,mental,and sexual development,and cardiac murmur［J］.J Pediatr,1975,86（1）:63-71.

［6］KAMATH B M,YIN W,MILLER H,et al.Outcomes of liver transplantation for patients with Alagille syndrome:the studiesof pediatric liver transplantation experience［J］.Liver Transpl,2012,18（8）:940-948.

［7］TURNPENNY P D,ELLARD S. Alagille syndrome:pathogenesis,diagnosis and management［J］.Eur J Hum Genet,2012,20（3）:251-257.

［8］JURKIEWICZ D,GLIWICZ D,CIARA E,et al.Spectrum of JAG1 gene mutations in polish patients with Alagille syndrome［J］.J Appl Genet,2014,55（3）:329-336.

［9］高美玲,钟雪梅,马昕,等.目标基因捕获结合第二代测序技术诊断 Alagille 综合征患儿四例［J］.中华儿科杂志,2016,54（6）:441-445.

［10］高美玲 .Alagille 综合征各系统损害的研究进展［J］.国际儿科学杂志,2016,43（5）:360-364.

［11］马艳立,宋元宗.Alagille综合征诊断治疗进展［J］.中国当代儿科杂志,2014,16（11）:1188-1192.

［12］KAMATH B M,PODKAMENI G,HUTCHINSON A L,et al.Renal anomalies in Alagille syndrome:a disease-defining feature［J］.Am J Med Genet A,2012,158A（1）:85-89.

［13］KAMATH B M,SPINNER N B,ROSENBLUM N D. Renal involvement and the role of Notch signalling in Alagille syndrome［J］. Nat Rev Nephrol,2013,9（7）:409-418.

［14］LEE C N,TIAO M M,CHEN H J,et al. Characteristics and outcome ofliver transplantation in children with Alagilie syndrome:a single-center experience［J］. Pediatr Neonatol,2014,55（2）:135-138.

（吴旭玮　甘巧蓉　王斌　黄祖雄）

以黄疸伴肝内胆管扩张为表现的自身免疫性肝炎重叠 IgG4 相关硬化性胆管炎

病史摘要

◎患者基本信息

女性，71 岁。

◎主诉

乏力、食少、尿黄 2 个月。

◎现病史

入院前 2 个月无明显诱因出现全身疲乏无力，四肢酸软，休息后无法缓解，食欲减退，食量减少至平日的 2/3，并发现尿色加深呈茶水样，余无不适。就诊于当地诊所，予药物治疗（具体不详）。乏力、食少症状持续，尿色继续加深。入院前 8 天就诊当地医院，查肝功能：ALB 29g/L、TBIL 60.28μmol/L、DBIL 46.13μmol/L、ALT 168U/L、AST 323U/L、GGT 611U/L。AFP、血常规、CA125、CA199 均正常，CEA 10.8ng/ml。乙肝两对半：HBsAb、HBeAb、HBcAb 均阳性，余阴性。甲丙戊肝炎病原学均阴性。腹部彩超：考虑左肝胆管结石可能伴远端胆管稍扩张，余未见明显异常。诊断为"肝功能异常待查"，予药物保肝治疗（具体不详）。乏力、食少、尿黄症状持续。为进一步诊治，转诊我院，门诊拟"肝功能异常 原因待查"收入院。

◎既往史

否认"高血压、冠心病、糖尿病、肝炎"病史及家族史。

◎系统回顾

无特殊。

◎个人史

无特殊。

◎ 入院查体

T 36.4℃，P 80 次 / 分，R 19 次 / 分，BP 101/54mmHg，Wt：39.5kg，神志清晰，皮肤、巩膜黄染，未见肝掌、蜘蛛痣。双肺呼吸音清，未闻及干湿性啰音，心脏听诊无异常。腹平软，全腹无压痛及反跳痛，肝脾肋下未触及，墨菲征阴性，腹部移动性浊音阴性。双下肢无水肿，扑翼样震颤阴性。

◎ 实验室及辅助检查

生化、血常规检查：详见表 9-1、9-2。凝血筛查 4 项：INR 1.14，FIB 3.46 g/L，PTA 80.00 %，APTT 41.4s，TT 19.4s，PT 14.6s。血氨 54.1 μmol/L。乙肝两对半检测：HBcAb 阳性，HBeAg 阴性，HBsAg 阴性，HBeAb 阳性，HBsAb 阳性。抗 HCV：阴性。抗 -HIV 1/2、梅毒螺旋体特异抗体：均阴性。风湿免疫相关检查：IgM 1.070 g/L，C4 0.219 g/L，C3 0.79 g/L，IgA 4.79 g/L，抗链球菌溶血素 O 49.20 U/ml，类风湿因子 < 10.10 U/ml，CRP 39.90 mg/L，IgG 36.40 g/L，DCP 22.00 mAU/ml，AFP 3.8 ng/ml，CEA 12.0 ng/ml。甲状腺功能三项：FT_4 19.49 pmol/L，TSH 1.07 μIU/ml，FT_3 2.91 pmol/L。高尔基体蛋白 73：326.5 ng/ml。肝病自身抗体：抗 Sp100 抗体阴性，抗平滑肌抗体阴性，抗 gp210 抗体阴性，抗肝肾微粒体 1 型抗体阴性，抗肝细胞溶质抗原 1 型抗体阴性，抗线粒体抗体阳性，抗丙酮酸脱氢酶复合物抗体阴性，抗核抗体胞浆颗粒型 1 : 1000，抗可溶性肝抗原抗体阴性，抗胰蛋白酶 1.63 g/L，转铁蛋白 1.33 g/L，铜蓝蛋白 0.270 g/L，IgG4 6.34 g/L，α1- 酸性糖蛋白 0.610 g/L。尿本周蛋白：阴性。

心电图：①窦性心律，②部分导联 T 波改变。**腹部彩超**：①胆总管壁增厚伴肝内胆管扩张、胆囊肥大，肝内胆管结石伴扩张、壁增厚，建议进一步检查。②肝实质回声增粗，请结合临床，建议定期复查。③胆囊内胆泥沉积。④脾轻度肿大。⑤肝门区淋巴结肿大。⑥未见腹水。**心脏彩超**：①多瓣膜轻度反流。②左室舒张功能减退，整体收缩功能正常。**甲状腺及颈部淋巴结彩超**：①甲状腺左叶类等偏低不均回声结节（滤泡性肿瘤？）（TI-RADS3-4a 类）。②甲状腺左叶低回声结节（TI-RADS2 类）。③双侧颈部淋巴结肿大。**肺部 CT**：①双肺散在结节影，建议随访。②左冠状动脉钙化。③所见甲状腺左侧叶稍低密度结节。**MR 上腹部平扫 + 增强 +MRCP**：①左右肝内胆管稍扩张伴胆管炎。②胆囊炎。③脾脏增大。④肝门区淋巴结影。MRCP 示：左右肝内胆管走行僵硬，并可见稍扩张，部分呈串珠样改变，胆总管显影良好，未见明显扩张及狭窄，胰管显影良好，未见明显扩张。（见图 9-1）

表 9-1　生化指标

日期	TBIL (μmol/L)	DBIL (μmol/L)	IBIL (μmol/L)	ALT (U/L)	AST (U/L)	GGT (U/L)	ALP (U/L)
5月27日	120	68.3	51.7	27	231	350	278
5月30日	120.3	67.4	52.9	41	252	292	247
6月4日	69.3	35.7	33.6	69	255	192	226
6月9日	54	22.5	31.5	107	348	152	227

日期	ALB (g/L)	GLB (g/L)	PALB (g/L)	钾 (mmol/L)	钠 (mmol/L)	钙 (mmol/L)	CK (U/L)
5月27日	21	52	62	3.6	133	1.86	30
5月30日	26	50	62	3.75	138	2.02	38
6月4日	26	42	36	3.18	140	1.96	27
6月9日	31	44	80	4.29	139	2.3	35

日期	CK-MB (U/L)	LDH (U/L)	TBA (μmol/L)	CHE (U/L)	UA (μmol/L)	UN (mmol/L)	CR (μmol/L)
5月27日	13.4	202	37.8	2299	244	2.1	49
5月30日	19	238	57	2025	238	2.8	47
6月4日	16.8	197	229.3	1506	182	1.5	46
6月9日	25.3	280	112.7	1779	244	3.6	47

日期	eGFR	Cys-C (mg/L)	CHOL (mmol/L)	TG (mmol/L)	GLU (mmol/L)
5月27日	97.4	1.09	2.46	1.08	4.36
5月30日	88.13	1.33	2.69	0.95	4.26
6月4日	90.15	1.31	2.08	0.54	4.61
6月9日	78.14	1.61	2.6	0.85	4.06

表 9-2　血常规指标

日期	CRP (mg/L)	WBC (10⁹/L)	NE (10⁹/L)	RBC (10¹²/L)	HGB (g/L)	PLT (10⁹/L)
5月27日	39.9	6.86	3.99	3.22	99	278
5月30日	32.39	6.61	3.26	3.11	99	289
6月4日	21.47	5.47	2.96	2.79	88	247
6月9日	12.04	5.29	2.22	3.23	103	272

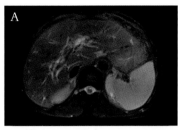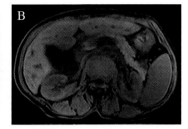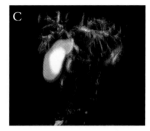

图 9-1　MRI+MRCP

图 A：肝内胆管扩张。图 B：胰腺未见异常。图 C：左右肝内胆管走行僵硬，并可见稍扩张，部分呈串珠样改变，胆总管显影良好，未见明显扩张及狭窄。（IgG4-SC 根据影像学表现可分为 4 型：1 型，病变累及胆总管下段；2 型 a 病变累及肝内胆管，2 型 b 病变累及肝外胆管；3 型，病变同时累及肝门处胆管和胆总管下段；4 型，病变累及肝门处胆管。）

◎ 入院诊断

肝功能异常，原因待查。

◎ 治疗经过

入院后予"金茵退黄颗粒（院内制剂）、舒肝安（院内制剂）、腺苷蛋氨酸、多烯磷脂酰胆碱、复方甘草酸苷等"保肝治疗。2020 年 6 月 8 日行彩超引导下肝穿刺活检，病理结果示：（光镜）本例镜下见中度肝小叶炎伴融合性坏死、桥接坏死及中度淤胆，中度浆细胞为主界面炎，汇管区水肿，大量淋巴、浆细胞浸润，可见血管周围炎及细胆管增生，同时免疫组化 IgG4 阳性浆细胞热点区约 10 个 /HPF，结合临床特定蛋白检测结果，病因考虑自身免疫性肝炎重叠 IgG4 相关硬化性胆管炎，同时伴有肝外胆管梗阻改变。免疫组化结果：HBsAg（－），CK7（胆管上皮 +，祖细胞灶 +），CD138（浆细胞 +++），MUM-1（+++），GS（中央静脉周围 +），IgG（+），IgG4（散在 +）。特殊染色结果：网状纤维染色（肝板结构正常），Masson 染色（汇管区周围纤维组织增生），PAS 染色（未见 α_1-抗胰蛋白酶小体），D-PAS 染色（未见 α_1-抗胰蛋白酶小体），铁染色（未见含铁血黄素沉着），醛品红染色（少量肝细胞内铜颗粒沉着）。原位杂交染色结果：EBER（－）（见图 9-2）。

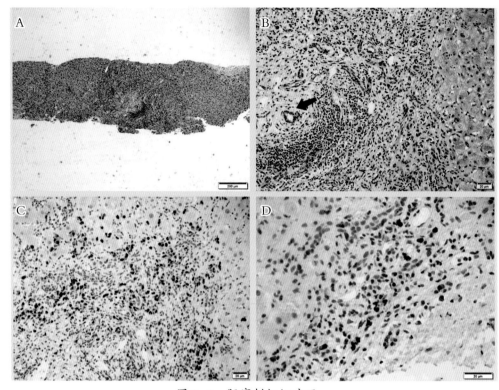

图 9-2　肝穿刺组织病理

图 A：低倍镜显示肝小叶结构轻度紊乱，部分汇管区扩大，伴明显慢性炎症细胞浸润，界板结构不清（40×）。图 B：中度界面炎，可见多量浆细胞浸润，部分胆管上皮萎缩（箭头所示）（200×）。图 C：MUM1 免疫组化染色显示汇管区内多量浆细胞浸润伴浆细胞性界面炎形成（200×）。图 D：免疫组化染色显示 IgG4 阳性浆细胞数量在这个高倍视野内大于 10 个（400×）。

◎治疗结果及随访

　　依据肝活检病理结果，该患者明确诊断 IgG4 相关硬化性胆管炎重叠自身免疫性肝炎。经治疗后，患者肝功能好转，建议患者激素治疗方案，其表示暂不考虑，告知其风险后办理自动出院。

◎出院诊断

　　①自身免疫性肝炎（重叠 IgG4 相关硬化性胆管炎）。②肝内胆汁淤积症。

临床思维

一、黄疸的鉴别诊断

　　黄疸是由于血清中胆红素升高（> 17.1 μmol/L）导致皮肤、黏膜和巩膜发黄的症状和体征。黄疸按病因学分类，可分为溶血性黄疸、阻塞性黄疸（包括肝内胆汁淤积、肝内胆管阻塞和肝外胆管阻塞）、肝细胞性黄疸和先天性非溶血性黄疸；按病变部位分类，可分为肝前性、肝性和肝后性；按胆红素性质分类，可分为非结合胆红素升高为主（包括生成过多、摄取障碍和结合障碍）、结合胆红素升高为主（包括肝内胆汁淤积、肝内外胆管阻塞和先天性黄疸）等。
　　众多疾病均可导致黄疸，其诊断及鉴别诊断是肝病医生临床上需要重视和学习的内容，通过详细的病史询问和查体，并结合生化室检查、免疫学检查和影像学检查，可得出初步诊断（见图9-3），进一步进行肝穿刺组织病理检查，可帮助确诊。

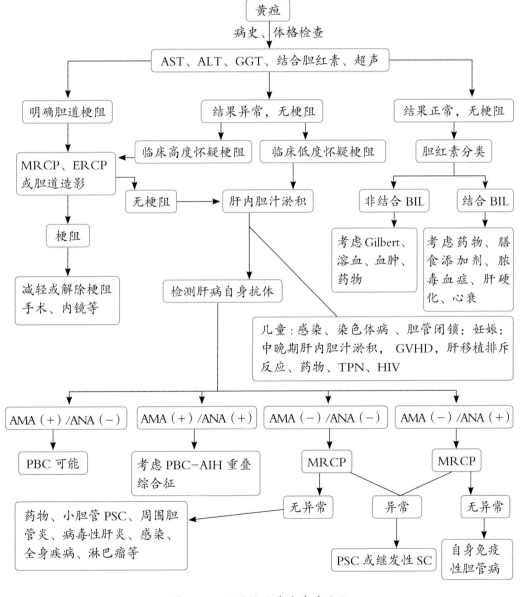

图 9-3　不明原因黄疸诊疗流程

二、硬化性胆管炎的鉴别诊断

本例患者的 MRCP 检查示：左右肝内胆管走行僵硬，并可见稍扩张，部分呈串珠样改变，提示硬化性胆管炎（Sclerosing cholangitis，SC）。SC 是一种原发性胆汁性肝病，病变部位主要累积肝内外胆管，常见于中 / 大胆管。该病包括 IgG4 相关硬化性胆管炎（IgG4-SC）、原发性硬化性胆管炎（PSC）重叠自身免疫性肝炎（AIH）和 PSC，同时需排除继发性 SC。常见的继发性 SC 的病因包括散发性胆管癌、胆总管结石（伴低级别胆管炎）、ABCB4 功能缺乏（伴有肝内结石病）、AIDS 相关胆管病（伴有 CMV 或隐孢子虫感染）、手术胆管创伤、肥大细胞性胆管病变、复发性化脓性胆管炎、肝移植术后缺血性胆管病变、门脉高压性胆管病、缺血性胆管炎、动脉内化疗和嗜酸性胆管炎等[1-2]。

三、IgG4 相关硬化性胆管炎的病因、流行病学、诊治

IgG4 相关性疾病，是一种累积多脏器系统的疾病，主要特异性的组织病理学主要表现为淋巴细胞浸润、闭塞性静脉炎和轮纹状纤维化，受累脏器可见广泛的 IgG4 阳性浆细胞浸润，而 IgG4-SC 即为该病累及胆管的表现。一项基于日本人群的统计显示 IgG4-SC 的发病率为 2.1/100000，其发病中位年龄为 66.2 岁。目前 IgG4-SC 的病因未明，认为与环境因素有关，且好发于"蓝领"工人[3]。从临床表现上看 IgG4-SC 和 PSC 有许多相似之处，但两者的临床结局有着显著区别。目前 IgG4-SC 的诊断标准有《日本胆管协会 2012 诊断标准》（表 9-3）和美国的《HISORt 诊断标准》，而后者的初衷是基于自身免疫性胰腺炎诊断进行设计，故前者更适用于 IgG4-SC 的诊断[4]。

表 9-3　IgG4-SC 诊断标准[4]

明确诊断	怀疑诊断	其他诊断
① + ③	① + ② + 选项 *	① + ② + 选项 **
① + ② + ④ A，B		
④ A，B，C		
④ A，B，D		

注：①胆管成像显示弥漫性或节段性肝内和（或）肝外胆管狭窄、胆管壁增厚。②血液检查显示血清 IgG4 的浓度 ≥ 135mg /dl。③自身免疫性胰腺炎，IgG4 相关泪腺炎，或与 IgG4 相关的腹膜后纤维化。④组织病理学检查显示：A 为显著的淋巴细胞和浆细胞浸润及纤维化；B 为 IgG4+ 浆细胞浸润（IgG4+ 的浆细胞≥ 10/hpf）；C 为轮辐状纤维化；D 为闭塞性静脉炎。

*：激素治疗的有效性。

★★：这不包括 PSC、胆管或胰腺恶性肿瘤等疾病，当其难以鉴别是否为恶性肿瘤的情况下，患者一定不能轻易使用激素治疗，而是应转至更专业的医疗机构进行治疗。

四、IgG4-SC 重叠 AIH 的流行病学、诊治

本例患者基于血浆 IgG4 水平、胆管影像学和肝活检病理结果，诊断并不困难。IgG4-SC 一般不会合并严重的肝组织损伤，且对激素治疗敏感，预后较好，极少进展至肝衰竭或胆管癌。但 2017 年上海仁济医院一项回顾性数据却提示，IgG4-SC 常合并失代偿肝硬化，而在该研究人群中 IgG4-SC 重叠 AIH 的比例为 7%。该研究分析结果提示血浆 IgG4 > 1.5 ULN 和 TBIL > 36.5 μmol/L 可提示患者预后不良[5]。这提示我们，在临床上遇到不明原因黄疸患者，同时存在胆管病变，需排查 IgG4 相关性疾病；IgG4-SC 预后较好，应积极诊治，尤其对于高 IgG4 和高 TBIL 水平患者。

参考文献：

［1］LIAN M,LI B,XIAO X,et al.Comparative clinical characteristics and natural history of three variants of sclerosing cholangitis:IgG4-related SC, PSC/AIH and PSC alone［J］. Autoimmunity Reviews,2017,16（8）:875-882.

［2］PONSIOEN,CYRIEL Y.Diagnosis,differential diagnosis,and epidemiology of primary sclerosing cholangitis［J］.Digestive Diseases,2015,33（2）:134-139.

［3］TANAKA A.IgG4-related sclerosing cholangitis and primary sclerosing cholangitis［J］.Gut and liver,2019,13（3）:300.

［4］朱佳杰，苏晓兰，郭宇，等.IgG4 相关性消化系统疾病［J］.中国中西医结合消化杂志［J］,2016,24（7）:561-564.

［5］LI H,SUN L,BRIGSTOCK D R,et al.IgG4-related sclerosing cholangitis overlapping with autoimmune hepatitis:Report of a case［J］.Pathology-Research and Practice,2017,213（5）:565-569.

（林升龙　高海兵　林明华）

黄疸、光过敏、腹痛一例——卟啉病

病史摘要

◎患者基本信息

男性，29 岁。

◎主诉

乏力、食少 1 月，眼黄、尿黄 7 天，腹痛 3 天。

◎现病史

入院前 1 个月参加军训后出现乏力，食量减半，伴恶心、呕吐非咖啡色胃内容物数次，伴怕热、多汗，无腹胀、腹痛，无发热、皮疹、眼黄、尿黄。于当地医院查肝功能：ALT 220U/L，AST 138U/L，乙肝、丙肝病原学均阴性。予"保肝"治疗 10 余天（具体不详），乏力缓解，食欲、食量改善，无恶心、呕吐，但多汗、怕热持续。入院前 7 天劳累后再次出现乏力、食少，伴尿黄、眼黄，无皮肤瘙痒、陶土样便，就诊当地医院，查肝功能：ALT 230U/L，AST 269U/L，TBIL 74.4 μ mol/L，TBA 66.4 μ mol/L。血常规：HGB 107g/L。甲肝、戊肝病原学阴性。肝病自身抗体阴性。予"保肝、退黄"等治疗 3 天（具体不详），症状无好转，尿黄、眼黄加重。入院前 3 天无明显诱因出现脐周持续性胀痛，程度较剧烈，与进食、排便无关，无缓解体位，无向他处放射，伴恶心、呕吐，呕吐胃内容物，非咖啡样、非喷射性，伴肛门排气减少，于当地医院查肝功：TBIL 234.1 μ mol/L，DBIL 152.2 μ mmol/L，ALT 91U/L，AST 68U/L，GGT 107U/L。全腹 CT：结肠积气较多，予"复方甘草酸苷、还原型谷胱甘肽、乙酰半胱氨酸、丁二磺酸腺苷蛋氨酸、熊去氧胆酸、雷尼替丁、泮托拉唑"等治疗后，尿黄、眼黄无减退，乏力、食少、腹部胀痛、恶心、呕吐等症状无好转。发病以来，精神、睡眠欠佳，食欲食量减退，2 天未排便，尿量正常，尿色如前述，体重下降约 10kg。今为求进一步诊治，转诊我院，门诊拟"黄疸、腹痛待查"收住入院。

◎既往史

自幼起皮肤经阳光照射后即出现灼热感及刺痛，无红肿、脱屑、皮疹等，未规范诊治。

◎系统回顾

无特殊。

◎个人史

母亲患有"甲状腺功能亢进症"。

◎入院查体

T 37.20℃，P 97 次/分，R 20 次/分，BP 139/73mmHg。神志清楚，双手皮肤色素沉着，皮肤未见红肿及皮疹，皮肤、巩膜重度黄染，未见肝掌、蜘蛛痣。双眼无明显凸出。甲状腺可触及 2 度肿大，质地软，表面光滑，无压痛，可随吞咽上下活动，可触及震颤，可闻及血管杂音。双肺呼吸音清，未闻及干湿性啰音。心率 97 次/分，律齐，各瓣膜听诊区未闻及杂音。腹平软，全腹无压痛及反跳痛，肝脾肋下未触及肿大，肝浊音界正常，腹部移动性浊音阴性，肠鸣音 1 次/分。双手平举可见细颤，双下肢无浮肿，扑翼样震颤阴性，病理征未引出。

◎实验室及辅助检查

血常规：WBC 13.26×10^9/L，NE% 82.4%，HGB 106g/L，PLT 146×10^9/L。肝功能：TBIL 262.2μmol/L，DBIL 151.9μmol/L，ALT 95U/L，AST 78U/L，GGT 121U/L，AKP 88U/L。PTA 64%；CRP 52.54mg/L。PCT：1.40ng/ml。甲状腺功能：FT_3 22.13pmol/L，FT_4 80.08pmol/L，TSH < 0.01μIU/L，TmAb 7.87%，TGAb 353.20U/ml。抗 dsDNA：阴性。体液免疫：正常。铜蓝蛋白：正常。肿瘤标志物：CA125、CA199、CA153、CEA 正常，AFP 11.70ng/ml。

常规心电图：①窦性心律。②左心室高电压。③心脏呈逆钟向转位。全腹彩超+腹水：①肝肿大，肝内实质回声增粗。②右肝钙化灶。③胆囊沉积物。④脾肿大。⑤未见腹水。甲状腺彩超：双侧甲状腺实质增粗不均伴血供丰富，甲亢（？）。腹部立位平片：双膈下未见游离气体，肠管未见明显扩张及阶梯状气液平面。肺部 CT 平扫：双肺平扫未见明显实变影，肝脏脂肪浸润（？）。

临床诊治过程

◎入院诊断

①黄疸、腹痛原因待查（？）。②甲状腺功能亢进症。③肝内胆管结石。

◎治疗经过

患者肝功能异常，入院后予"丁二磺酸腺苷蛋氨酸"利胆退黄、"复方甘草酸苷"保肝降酶。又考虑患者有恶心、呕吐、腹胀、腹痛、肛门排气排便减少、肠鸣音减弱，需警惕肠梗阻，但入院后查"腹部立位平片：双膈下未见游离气体，肠管未见明显扩张及阶梯状气液平面"，不支持肠梗阻、肠穿孔。治疗上暂予"屈他维林"解痉止痛，"西咪替丁"抑酸保胃，"生理盐水、甘油"灌肠剂灌肠通便，营养支持、补液等治疗。经上述治疗，患者恶心、呕吐、腹胀、腹痛无缓解，肝功能提示 TBIL、ALT、AST、GGT 进行性升高。

病例讨论　临床诊治疑问

前期的治疗显示，单纯的"保肝、退黄、对症"等治疗，未能有效控制病情，明确病因才能有效治疗。患者有黄疸、转氨酶升高，肝功能明显异常，结合病史及实验室检查，排除常见病毒性肝炎、药物性肝炎、酒精性肝炎；自身抗体阴性、铜蓝蛋白正常，不支持自身免疫学肝病、肝豆状核变性变性；患者有腹痛、恶心、呕吐、黄疸等表现，血白细胞及中性粒细胞百分比、CRP、PCT等炎症指标明显升高，需警惕胆总管结石并胆管炎、急性胆囊炎、肝脓肿、肿瘤等疾病，但彩超未见胆囊炎、胆管扩张、胆总管结石、占位性病变，故可排除上述疾病。那么，患者黄疸、腹痛的原因到底是什么呢？考虑患者自幼起经阳光照射后即出现皮肤灼热感及刺痛，遗留双手皮肤色素沉着，为皮肤光过敏表现。光过敏、腹痛、黄疸，劳累、日照后发病，需警惕系统性红斑狼疮，但患者无典型蝶形红斑、多浆膜腔积液、血小板降低等表现，ANA、dsDNA 阴性，不支持系统性红斑狼疮。排除了常见病，我们想到了罕见的卟啉病。卟啉病是血红素合成途径当中，由于缺乏某种酶或酶活性降低导致卟啉或其前体在体内蓄积引起组织器官损伤的一组疾病。其可为先天性疾病，也可后天出现，主要临床症状包括光敏感、消化系统症状和精神神经症状。治疗上我们予"氯丙嗪"止吐、缓解腹部胀痛，"西咪替丁"抑酸，"10%GS"补充能量等治疗后，恶心、呕吐、腹部胀痛缓解。

同时，患者有甲亢家族史，明显的怕热、多汗，心率加快，结合甲状腺功能检测及甲状腺彩超检查结果，甲状腺功能亢进症（甲亢）诊断明确。甲亢是指由多张病因导致体内甲状腺激素分泌过多，引起神经、循环、消化等系统兴奋性增高和代谢亢进为主要表现的一种临床综合征。可累及全身多个系统和器官，当累及肝脏时，可引起肝损害，包括肝肿大、肝功能异常，甚至发生肝衰竭等。有数据统计，初诊甲亢患者中肝功能异常的发生率为30.1%，肝功能损害最常见的是碱性磷酸酶、丙氨基转移酶增高，且与甲状腺激素水平密切相关，其甲状腺激素水平显著高于无肝功能异常者。国内也有报道以重度黄疸为突出表现的甲亢患者。患者FT_3、FT_4均明显升高，且高代谢症状明显，需高度怀疑甲亢性肝损害。若甲亢不能控制，那么肝损害将继续加重，甚至出现肝衰竭可能性较大。已有证据显示他巴唑有导致甲亢肝损恶化的风险，肝功能减退者服用丙硫氧嘧啶会加重肝脏的损伤。该患者药物治疗甲亢的风险较大。我们和内分泌科共同讨论，并与患者充分沟通后，于7月2日开始"丙硫氧嘧啶100mg bid"试验性抗甲亢，普萘洛尔控制心室率等治疗。

与此同时，我们积极完善检查以明确诊断。卟啉病患者发作期尿液呈红色，日晒、酸化煮沸30min后可转为深红色。嘱患者尿液放在日光下照射（见图10-1），尿液颜色变深。由于目前我们尚无尿卟啉、粪卟啉、尿卟胆原、δ-氨基酮戊酸、血红细胞尿卟啉原Ⅰ合成酶等项目检测方法，这加大了诊断难度。患者黄疸深，但考虑患者凝血功能正常，在与患者充分沟通后，患者同意行肝穿刺活检术、全外显子组测序等检查协助诊断。

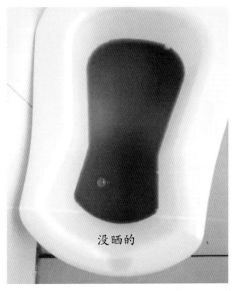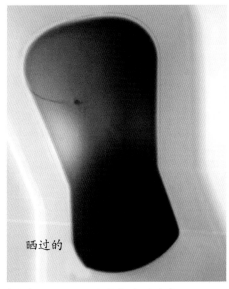

图10-1　日照前尿液颜色（左），日照后尿液颜色（右）

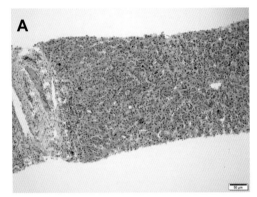

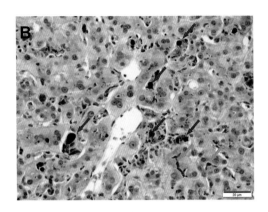

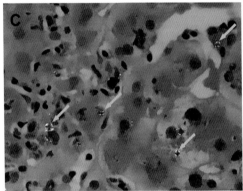

图 10-2　肝穿刺组织病理

图 A：低倍镜显示轻－中度肝小叶炎及重度毛细胆管淤胆（100×）。图 B：高倍镜显示毛细胆管内淤胆（绿色箭头所示）及致密、深褐色的沉积物聚集（红色箭头所示）（400×）。图 C：偏振光显微镜下呈现亮红色双折光，可见"马耳他"十字架样形态（黄色箭头所示）（600×）。

　　肝穿刺病理结果回报：（肝穿刺组织）轻度慢性炎症（G2S2）伴重度淤胆。镜下于毛细胆管、枯否细胞及细胆管内见多量的深棕色色素沉积；偏振光下呈现亮红色双折光，可见"马耳他"十字架样形态，结合临床病史及形态学，符合红细胞生成性原卟啉症。（见图 10-2）

◎治疗结果及随访

　　经上述治疗，患者黄疸减退，消化道症状消失，肠鸣音恢复正常，肝功能好转，甲状腺功能逐渐恢复。（患者肝功能及甲状腺功能变化可见表 10-1。）

表 10-1　治疗过程患者肝功能、甲状腺功能变化

	TBIL	DBIL	ALT	AST	GGT	ALP	FT$_3$	FT$_4$	TSH
6 月 27 日	262.2	151.9	95	78	121	88	22.13	80.08	< 0.01
7 月 1 日	295.6	157.9	138	131	265	79			
7 月 4 日	291.8	156.9	201	176	911	131			
7 月 8 日	199.7	105.2	174	110	963	139	7.13	32.08	< 0.01
7 月 15 日	90.3	40.9	87	71	340	93	4.7	15.49	< 0.01
7 月 22 日	55	25.3	52	53	237	94	3.75	11.87	0.01

　　1个月后，患者全外显子组测序及其家系验证基因检测结果回报（金准基因）见表10-2，表10-3。

表10-2　患者全外显子组测序结果

基因	突变位点	合子型	正常人群携带率	转录版本Exon 编号	变异来源	ACMG 变异评级	疾病信息
FECH	c.286C＞T chr18-55240506[1] p.R96*	杂合 31/39 0.56	0.000004	NM_000140 exon3	–	Pathogenic	常染色体隐性红细胞生成性原卟啉病（AR）
FECH	c.315-48T＞C chr18-55238820	杂合 24/17 0.41	0.1120	NM_000140 intron3	–	VUS	常染色体隐性红细胞生成性原卟啉病（AR）

　　（1）该样本在外显子水平未发现明确和疾病相关的拷贝数变异致病的情况（如检出，详见CNV检测结果解读）。
　　（2）该样本在常染色体隐性红细胞生成性原卟啉病相关基因FECH存在两处杂合突变。请结合家系及临床表型进一步分析。

表10-3　患者家系基因验证结果

基因	突变位点	患者之子	患者之母	患者之弟	患者之妹
FECH	c.286C＞T chr18：55240506 p.R96*	无突变	杂合突变	杂合突变	无突变
FECH	c.315-48T＞C chr18：55238820	杂合突变	无突变	无突变	杂合突变

　　检测结果解读：

　　该患者FECH基因c.286C＞T位点及c.315-48T＞C位点存在杂合突变，其母及其弟c.286C＞T位点均存在杂合突变，其子及其妹c.315-48T＞C位点均存在杂合突变。FECH基因报道为常染色体隐性遗传，理论上必须在两条等位染色体上同时出现致病性突变才有可能致病（纯合或复合杂合突变致病）。若此两突变分别位于两条染色体上，且均为致病性突变，理论上有致病可能。请结合临床进一步分析。

　　患者肝组织病理见典型肝内卟啉沉积的表现，基因检测提示存在FECH基因突变，结合临床表现，目前患者红细胞生成性原卟啉病诊断明确；经抗甲亢治疗，患者甲状腺功能恢复，肝功能同步好转，支持甲亢性肝病诊断。

◎出院诊断

①红细胞生成性原卟啉病。②甲亢性肝病。③甲状腺功能亢进症。④肝内胆管结石。

临床思维

一、卟啉病的定义

卟啉病（Porphyria）又名血紫质病，是血红素合成途径当中，由于缺乏某种酶或酶活性降低导致卟啉或其前体在体内蓄积引起组织器官损伤的一组疾病。可为先天性疾病，也可后天出现。卟啉主要在红骨髓和肝内合成，根据卟啉代谢紊乱出现的部位，卟啉病分为红细胞生成性卟啉病及肝性血卟啉病。主要临床症状包括皮肤光敏感、消化系统症状和精神神经症状三大类。2018年5月11日，国家卫生健康委员会等5部门联合制定了《第一批罕见病目录》，卟啉病被收录其中。

卟啉病的分型、各型卟啉病缺陷酶的基因定位、遗传方式及临床表现见下表[1]：

表 10-4　卟啉病的分型

遗传类型	疾病分类	致病酶及发生情况（n/100万）	基因基因定位	发病人群	表现
AD	迟发性皮肤型卟啉病（PCT）	尿卟啉原脱羧酶缺乏，较多见，遗传性家族少见，多散发性	UROD; Ip34	中年男性	光毒性反应为特征，无腹痛、神经精神症状，获得性（HCV、AIDS、晚期肾病），可发展为肝硬化、肝癌
	红细胞生成型原卟啉病（原卟啉病，EPP）	亚铁螯合酶基因缺陷，较多见，常有家族史	FECH; 18q21.3	儿童	病情轻，光感性皮损为主，溶血性儿童贫血、胆石症，特殊者：胆汁淤积性肝病伴门脉炎症

（续表）

遗传类型	疾病分类	致病酶及发生情况（n/100 万）	基因基因定位	发病人群	表现
AD	急性间歇性卟啉病（AIP）	卟胆原脱氨酶缺陷，较常见	PBGD 11q23.3	20~40 岁 男：女 2~3	腹痛、神经精神症状，无光敏感皮损，尿红色
	遗传性粪卟啉病（HCP）	粪卟啉原氧化酶缺陷，较少见	CPOX; 3q12	20~40 岁	同 AIP
	混合型卟啉病（杂色卟啉病，VP）	原卟啉氧化酶缺陷	PPOX; 1q22	20~40 岁	同 AIP
AR	肝红细胞生成型卟啉病（HEP）	尿卟啉原脱羧酶缺乏，罕见	UROD; 1p34	儿童	临床罕见
	先天性红细胞生成型卟啉病（CEP）	尿卟啉原Ⅲ合成酶缺陷，较少见	UROS; 10q25.2–10q26.3	儿童	严重的光感性皮损，皮肤色素改变、多毛，大部分有溶血、脾大，卟啉沉着于牙齿和骨骼中，骨质疏松
	δ–氨基酮戊酸脱水酶缺陷型卟啉病（ALADP）	δ–氨基酮戊酸脱水酶缺陷，罕见	ALAD; 9q33.1	儿童	临床罕见
	x 染色体促红细胞生成原卟啉病（XLP）	丙氨酸合酶 2 缺陷，罕见	Xp11.21		

　　本病症状复杂，随个体差异而变化多端，又缺少特异性指征，这给该病的临床诊断带来一定困难。有以下表现者有助于减少误诊。

　　（1）腹痛的多发性和特殊性：腹痛几乎是本病的必见症（98%），多数患者常以此就诊和主诉。其特点是突然发作，持续加重，休作无时，久暂不等，性质多为绞痛、胀痛、攻冲痛，较少刀割针刺状。检查时无明显压痛，除略有胀气外很少有阳性体征，不少病例被误诊为神经症。腹痛及机制未完全明确，可能与以下 2 点相关：①胃肠神经病变导致的胃肠神经紊乱。②血红素减少，色氨酸分解减少，5-HT 升高。

（2）多伴有恶心、呕吐，可随腹痛缓解而减轻。

（3）缠绵、顽固的便秘，多反复出现，数日至数周难以自解，常需多次灌肠。有的患者因有腹痛、腹胀、呕吐、低热、白细胞增多等常被误诊为肠梗阻等急腹症。

（4）皮肤光敏感：主要在面部、颈部及手背的暴露部位，是由于卟啉及衍生物吸收光后被激活发出红色荧光破坏皮肤。

（5）精神变异的怪诞性：患者常伴有神经衰弱、神经症、狂躁或抑郁症、癔症样发作等，特征是常为突发，原因不明，多与腹痛或肢体异样感伴发。精神诱导、暗示疗法、针灸及普通镇静剂难以起效，大量冬眠灵可以缓解，但亦不尽然。神经症状机制未完全明确，可能与卟啉前体物质破坏神经阻滞有关。

发作时症状可持续数小时、数天或数周或更长，是由于对神经系统作用，皮肤不受影响。

肝性卟啉病的诊断依据为临床症群（皮肤症群、腹部症群及神经精神症群），实验室检查出现大量尿卟啉及粪卟啉。卟啉病患者的尿液在日光下照射或酸化煮沸 30min 后变得深红。其外周血涂片在紫外灯照射后，荧光显微镜下观察到了红细胞内典型的红色荧光。影像学提示肝脏体积均匀性增大。

肝脏病理检查示肝细胞体积弥漫性增大，胞质粉染颗粒状或泡沫状；在部分肝细胞胞质内、Kuffer 细胞胞质内、肝细胞间的微胆管内及部分扩张的肝窦内均可见棕黄色颗粒状及棕褐色浓缩的块状物质沉积，其大小不等、分布不均；在偏光显微镜下可呈现红色双折光及特征性的中央黑色十字架结构（马耳他十字，Maltese Cross）[1]。

患者青年男性，自幼有皮肤光过敏表现，军训后出现乏力、黄疸、不明原因腹痛及排便异常，尿液在日光下照射后颜色变深，肝炎病原学、自身抗体、铜蓝蛋白等均阴性，无肝损药物使用、长期大量饮酒史，彩超及 CT 提示肝脏、脾脏轻度肿大、未见胆道梗阻表现；肝组织病理偏振光下呈现亮红色双折光，可见"马耳他"十字架样形态，为典型的卟啉病表现，结合患者基因检测结果，红细胞生成性原卟啉病诊断明确。

二、甲亢性肝病诊断标准

甲状腺机能亢进症（简称甲亢），可影响全身各个器官，产生一系列生理病理变化，累及肝脏时可导致肝肿大、肝功能异常、黄疸、甚至肝硬化，临床上称为"甲状腺机能亢进性肝病"（简称"甲亢性肝病"）。

甲亢性肝病的发病率国内外文献报道不一[2]。Lin[3]等报道 39% 的甲亢患者可有肝功能异常。Huang[4]等的前瞻性研究则指出76%（72/95）甲亢患者用药前伴有肝功能异常。甲亢性肝病中最常出现异常的肝功能为碱性磷酸酶（ALP），占所有甲亢患者的64%~70%，其次是ALT与AST，分别占甲亢患者的37%和27%[5]。ALP不具备肝脏特异性，仅以胆红素与谷氨酰转肽酶（GGT）升高为主的甲亢性肝损害较少见，占5%和17%。胆红素明显升高的患者多合并甲亢性心脏病或其他甲亢合并症或肝脏原发病[6]。热娜古丽[7]等的研究示甲亢性肝损害的发生与年龄、病程长短有密切关系。江艳[8]等报道甲亢性肝病患者血清总T3、总T4、游离T3、游离T4水平明显高于甲亢无肝病患者，而血清TSH则明显减低。He等的研究提示血清TRAb的水平增高是甲亢性肝功能异常的危险因素[2]。

甲亢合并肝病除了用于诊断甲亢的典型临床症状外，肝病的临床表现也有不同程度的体现，轻者伴有腹胀、乏力；重者黄疸、皮肤瘙痒、肝脏功能明显异常。符合以下标准可以诊断甲亢性肝病。

（1）明确诊断甲亢。

（2）满足下列一项或以上：①丙氨酸氨基转移酶（ALT）升高（＞40U/L）。②天门冬氨酸氨基转移酶（AST）升高（＞35U/L）。③谷氨酰转肽酶（GGT）升高（＞45U/L）。④碱性磷酸酶（ALP）升高（＞120U/L）。⑤总胆红素（TBIL）升高（＞20.5umol/L）。⑥总蛋白或（和）白蛋白下降。⑦肝肿大。

（3）排除其他原因的肝病，包括病毒性肝炎，自身免疫性肝病及脂肪肝和肝脏肿瘤等所致肝损害。

（4）甲亢在规范治疗，有效控制后，肝脏功能恢复正常，肝肿大有所改善。

临床应注意甲亢性肝损害与抗甲药物所致肝损害的鉴别[9]。

甲亢性肝病组织学无特异性，可为肝小叶的炎性细胞浸润，Kupffer细胞增生的非特异性改变。肝损害严重者可表现为肝小叶中央坏死和小静脉周纤维化的进行性肝损害，部分呈肝内胆汁淤积型改变。

患者甲亢诊断明确，出现转氨酶升高、黄疸、肝脾轻度肿大，肝炎病原学、自身抗体、铜蓝蛋白阴性，无酗酒、肝损药物使用，患者甲状腺激素（FT$_3$、FT$_4$）明显升高，经普萘洛尔、丙硫氧嘧啶等治疗后，甲状腺功能好转，肝功能也明显改善，故考虑卟啉病基础上并发甲亢性肝病。

参考文献：

[1] STOLZEL ULRICH,DOSS MANFRED O,SCHUPPAN DETLEF.Clinical guide and

update on porphyrias [J] .Gastroenterology,2019,157:365-381.

[2] HE K,HU Y,XU X H,MAO X M.Hepatic dysfunction related to thyrotropin receptor antibody in patients with Graves'disease [J] .Experimental and Clinical Endocrinology and Diabetes,2014,122（6）:368-372.

[3] LIN TY,SHEKAR AO,LI N,et al.Incidence of abnormal liver biochemical tests in hyperthyroidism [J] .Clinical Endocrinology,2017,86（5）:755-759.

[4] HUANG M J,L I K L,WEI J S,et al.Sequential liver and bone biochemical changes in hyperthyroidism:prospective controlled follow-up study [J] . American Journal of Gastroenterology,1994,89（7）:1071-1076.

[5] 李青,黄春.甲状腺功能亢进症合并肝损害 45 例临床分析 [J] .黑龙江医学,2013,37（8）:671-672.

[6] ZHANG R,TIAN X,QIN L,et al.Factors predicting abnormal liver function tests induced by Graves' disease alone:a retrospective cohort study [J] . Medicine ,2015,94（19）:1.

[7] 热娜古丽·斯迪克.甲亢性肝损害 141 例临床分析 [J] .中外医学研究,2011,9（5）:5-8.

[8] 江艳,李红,唐丽丽.甲亢导致肝损伤临床相关因素研究 [J] .昆明医学院学报,2008,29（z1）:54-57.

[9] 吴作艳,王炳元.甲亢性肝损害 [J] .中国实用内科杂志,2002,22（5）:311-312.

（林爱芳　黄祖雄）

第四章

肝血管病及胆管病

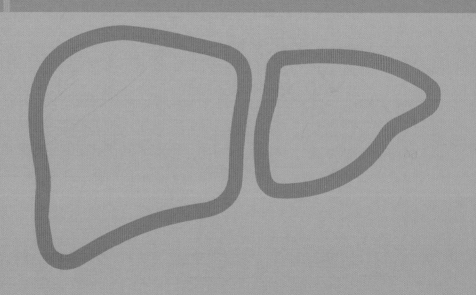

Abernethy 畸形

◎患者基本信息

男性，24 岁。

◎主诉

发现肝硬化 4 年。腹胀 6 天，神志改变 1 天。

◎现病史

入院前 6 天出现全身乏力，持续性腹胀，食后为甚，食欲减退，食量减少约 1/3，伴恶心，无呕吐、腹痛、腹泻，无发热、咳嗽等不适。未予重视及诊治，此后上述症状反复出现，性质及伴随症状大致同前。入院前 1 天突然出现神志不清，无法对答，就诊于某三甲医院，予"导尿及灌肠"等治疗（具体诊治不详），症状稍改善。今为进一步诊治，转诊我院，门诊拟"肝性脑病 2 级"收住院。

◎既往史

入院前 4 年无明显诱因出现腹胀，无恶心、呕吐，无腹痛、腹泻，无目黄、身黄、小便黄等不适。就诊于某三甲医院，查上腹部 CTV：①门静脉主干及左支纤细，门静脉肝内分支未见显影。②脾静脉、食管下段、胃底、脾周、左肾周围静脉曲张。③肝硬化、脾肿大、腹水。④双肾多发囊肿。具体诊治过程不详，此后未定期复查。

◎系统回顾

无特殊。

◎个人史

无特殊。

◎入院查体

T 36.6℃，P 74 次 / 分，R 18 次 / 分，BP 138/83mmHg。神志清楚，反应稍迟钝，对答尚切题，计算力减退，定向力正常。面色晦暗，皮肤、巩膜轻度黄染，未见皮疹及出血点，见肝掌，未见蜘蛛痣。双肺呼吸音低，未闻及干湿性啰音，心脏听诊无异常。腹平软，全腹无压痛及反跳痛，肝脾肋下触诊不满意，墨菲征阴性，腹部移动性浊音可疑阳性，肠鸣音正常，双下肢无水肿，外生殖器处可见一导尿管，导尿管中可见黄色尿液。颈软，扑翼样震颤可疑阳性，踝阵挛阴性。

◎实验室及辅助检查

血常规：CRP 8.14mg/L，WBC $6.87×10^9$/L，N% 76.5%，HGB 114g/L，PLT $83×10^9$/L。PCT：0.30ng/ml。凝血筛查4项：PT 20.5s，PTA 45.00%，INR 1.76，PTT 45.7s，FIB 1.89g/L，DDU3.00mg/L。血浆氨：111.00μmol/L。乳酸：1.30mmol/L。生化全套：ALB 18g/L，TBIL 77.8μmol/L，DBIL 18.0μmol/L，IBIL 59.8μmol/L，ALT 91U/L，AST 164U/L。胆碱酯酶3183U/L。血气分析：pH值7.48，pCO2 26.9mmHg，碱超 –3.00mmol/L，HPO_4 20.2mmol/L。血栓弹力图普通检测：R值（凝血因子活性）2.70min，MA（血小板功能）47.20mm，余正常。血型：O型Rh阳性。乙肝两对半定量：乙肝表面抗体阳性，余阴性。甲型肝炎抗体测定、丙肝抗体检测、戊肝病原学检测、丁肝病原学检测：阴性。HBV DNA：阴性。HIV抗体、梅毒螺旋体特异抗体测定：阴性。肿瘤学指标：AFP及异质体、CEA正常，异常凝血酶原804.65mAU/ml，CA125 75.95U/ml，CA153 27.62U/ml，CA199正常，CA724 2.46KU/L。甲状腺功能：FT_3 1.75pmol/L，FT_4 8.85pmol/L，TSH正常。自身抗体（9项）组合：抗核抗体胞浆纤维型1：100，余阴性。体液免疫：IgM、IgG正常，IgA 4.65g/L，补体C3 0.36g/L，补体C4 0.066g/L。特殊蛋白：α1-酸性糖蛋白0.380g/L，抗胰蛋白酶0.89g/L，转铁蛋白0.83g/L，铜蓝蛋白0.150g/L。

心电图：①窦性心律。②大致正常心电图。男全腹彩超＋腹水：①右肝显示不清、左肝内声像呈弥漫性病变伴侧支循环建立，请结合临床及其他影像学检查。②左肝内偏低回声结节，建议查AFP及必要时进一步检查。③胆囊壁水肿。④脾肿大。⑤双肾多发囊肿、双肾结石。⑥腹水（脾周间隙探及游离无回声区深约1.27cm。平卧下腹部探及无回声区范围约4.89cm×8.34cm）。肺部CT平扫：双肺炎性改变，双侧胸腔少量积液伴双肺下叶部分膨胀不全。颅脑CT平扫：①颅脑平扫未见明显占位性病变。②双侧上颌窦炎性改变。全腹部CTA/CTV：①符合肝硬化，食管下段–胃底静脉、脾静脉、左肾周围静脉曲张，脾大，腹水。②门静脉全腹部CTA/CTV（见图11-1）示部分主干及左右支纤细，请结合临床。③胆囊炎。④双肾囊肿。⑤肝脏CTA示（动脉期）腹腔干起自腹主动脉T12椎体水平，发出脾动脉、胃左动脉、肝总动脉三支大分支；其中肝总动脉两分支

（胃、十二指肠动脉、肝固有动脉及其分支）显示清晰，走形正常；肝固有动脉先后发出肝左动脉、胆囊动脉及肝右动脉，分别供血左半肝、胆囊及右半肝；肝内动脉增粗，迂曲。肝内占位性病灶可见肝内动脉供血。肠系膜上动脉起自腹主动脉于T12~L1椎间盘水平。（实质期）门静脉部分主干及左右分支纤细，食管下段–胃底静脉、脾静脉、左肾周围静脉迂曲、扩张；肝静脉、双侧肾静脉及下腔静脉均未见异常。

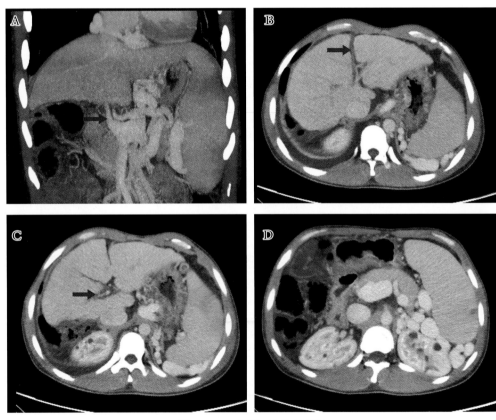

图 11-1　全腹 CTA/CTV

　　图A：门静脉主干纤细。图B：门静脉左支纤细。图C：门静脉右支纤细。图D：脾、肾周围多发迂曲血管。

◎ 入院诊断

①肝硬化失代偿期。②肝性脑病 2 级。

◎ 治疗经过

予"头孢他啶"抗感染，"乙酰谷酰氨，门冬氨酸鸟氨酸"抗肝性脑病，"乳果糖"通便酸化肠道，"复方甘草酸苷、还原性谷胱甘肽"保肝，人血白蛋白支持，"维生素 K$_1$"补充凝血因子，"呋塞米及螺内酯"利尿，"艾司奥美拉唑"制酸保胃等。

4 年前外院检查已提示肝硬化、门静脉主干及左支纤细，门静脉肝内分支未见显影，此次发病出现肝性脑病，入院后彩超提示右肝显示不清、左肝内声像呈弥漫性病变伴侧支循环建立，甲乙丙丁戊肝病原学阴性，同时不支持自身免疫性肝炎、Wilson 病等，考虑患者目前肝硬化病因未明，血管性（？），故进一步完善检查。请介入科会诊，考虑存在异常血流通路，建议行分流封堵术。

于 2019 年 4 月 22 日行"开腹经回肠静脉脾肾分流封堵＋胃冠状静脉封堵术"，术中在肠系膜上静脉造影，可见门静脉仅主干部分显影，两条粗大的侧支形成，一条向上汇入上腔静脉，一条形成脾肾分流汇入下腔静脉。肠系膜上静脉测压为 20cm 水柱。调整导管至门静脉造影示门静脉为离肝血流。

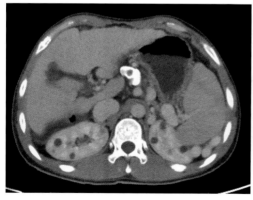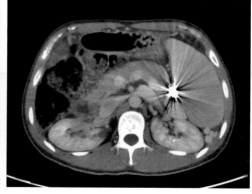

图 11-2　术后 CT 改变

血管内可见不透 X 线的金属封堵物。

2019 年 4 月 28 日复查。上腹部 CT 平扫＋增强：①回肠静脉脾肾分流封堵＋胃冠状静脉封堵术后改变，门静脉起始段侧支循环形成，门静脉主干及左右支纤细，门静脉海绵样变；食管下段 – 胃底静脉、脾静脉曲张；脐静脉开放。②肝硬化，脾大，腹水。③胆囊炎。④双肾囊肿。（见图 11-2）

◎治疗结果及随访

随访至今，历时 17 个月左右，患者未再出现肝性脑病，相关检验指标较为稳定，未出现严重肺部并发症如肺动脉高压、肝肺综合征等，病程中曾出现可疑肝内异常强化灶（2020 年 5 月 18 日，CT 平扫 + 增强 + 三维重建检查结果：肝Ⅶ段强化灶，异常血流灌注？不典型增生结节？脾大，建议 MR 检查），再次复查影像学提示原肝Ⅶ段强化灶显示不清（2020 年 8 月 25 日上腹部 CT 平扫 + 增强 + 三维重建检查结果：原肝Ⅶ段强化灶本次扫描显示不清，脾大，建议 MR 检查），随后仍需复查，警惕恶性结节的出现。

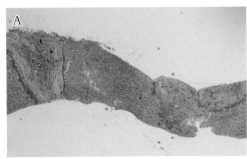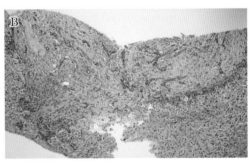

图 11-3　肝穿刺组织病理

图 A：低倍镜显示肝小叶结构紊乱，宽厚的纤维间隔成（40×）。图 B：显示纤维间隔内细、小胆管增生，门脉分支缺失（100×）。

患者既存在"肝硬化"，又同时存在门静脉与体静脉异常吻合，为明确肝硬化与异常吻合的先后关系，同时明确肝内是否存在门静脉分支，于 2019 年 8 月 28 日行肝穿刺活检，肝组织病理见图 11-3。

病理回报：（肝穿刺组织）灰黄、灰白色线样组织 1 条，长 1.5cm，直径 0.1cm，全取。①HE 染色：病变范围 -~++++，25% 为 +。肝小叶结构破坏，肝细胞结节状增生，气球样变（-），毛玻璃变（-），脂肪变性（-），嗜酸性坏死（-），点状坏死（+），碎屑样坏死（偶见），门 - 门 / 门 - 中型桥形坏死（-），枯否细胞增生（+），肝细胞、毛细胆管淤胆（偶见）。汇管区扩大（++++），纤维组织增生（++++），弓形纤维形成（+++），形成假小叶（+/-），淋巴、单核细胞浸润（+），纤维间隔内小胆管明显增生，部分区域胆管板畸形，肝板界面区域细胆管显著增生伴多量中性粒细胞浸润，可见少量小动脉散在分布，未见明显门静脉分支。②慢性肝炎分级 G、分期 S（改良 scheuer 组织学评分系统）。炎症活动度 G（0~4 级）：2 级。纤维化分期 S（0~4）：4 期。

免疫组化结果：HBsAg（-），HBcAg（-），CK7（胆管上皮 +，祖细胞少量 +），CD10（毛细胆管部分缺失），ABCB11（毛细胆管 +），ABCB4（毛细胆管 +）。特殊染色结果：网状纤维染色（肝板结构存在），Masson 染色（肝细胞结节状增生），

PAS 染色（肝糖原＋），D-PAS 染色（未见 α_1- 抗胰蛋白酶小体），铁染色（未见含铁血黄素沉积），醛品红染色（部分肝细胞及 Kuffer 细胞内色素颗粒沉积）。

结论：（肝脏穿刺组织）轻度慢性肝炎伴明显肝纤维化（G2S4）。

本例镜下见纤维间隔内小胆管增生，部分区域胆管板畸形，肝板界面区域细胆管显著增生伴多量中性粒细胞浸润，可见少量小动脉散在分布，未见明显门静脉分支，病因考虑：①先天性肝纤维化。②肝脏血管病变伴继发性肝硬化。③同时建议行基因检测排除其他遗传代谢性肝病（如先天性糖基化病等），请结合临床。

据病理回报，考虑肝内门静脉分支缺失，继发性肝硬化，故此例"Abernethy 畸形 I 型"诊断明确。此次出院诊断为"Abernethy 畸形 I 型"。

◎出院诊断

① Abernethy 畸形。②肝性脑病 2 级。

◎诊断依据

患者 24 岁，男性，以"肝性脑病"为首发症状，影像学提示符合肝硬化表现，门静脉部分主干及左右支纤细，门静脉肝内分支未见显影，肝外门静脉与体静脉之间出现异常吻合，门静脉仅主干部分显影，可见两条粗大的侧支形成，一条向上汇入上腔静脉，一条形成脾肾分流汇入下腔静脉。影像学提示肝内门静脉未见显影，故考虑 Abernethy 畸形 I 型（？）。

临床思维 一、Abernethy 畸形的临床思维图

我们将 Abernethy 畸形的临床思维进行了总结，详情可见图 11-4。

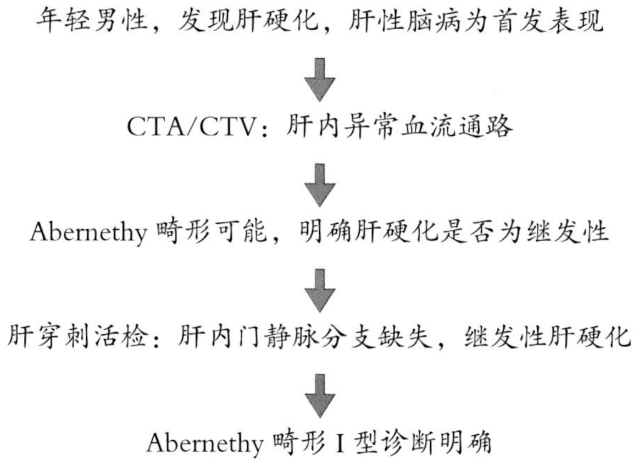

年轻男性，发现肝硬化，肝性脑病为首发表现

CTA/CTV：肝内异常血流通路

Abernethy 畸形可能，明确肝硬化是否为继发性

肝穿刺活检：肝内门静脉分支缺失，继发性肝硬化

Abernethy 畸形 I 型诊断明确

图 11-4　Abernethy 畸形的临床思维图

二、本病例的讨论

正常肝脏结构如图11-5所示。Abernethy畸形即先天性肝外门体分流（ceps），指的是由于胚胎时期的门静脉系统发育异常，内脏静脉血通过先天的异常血管，绕过肝脏直接流入体循环，其与下腔静脉系统有直接交通，导致出生后肝外门静脉与体静脉之间出现异常吻合。这是一种罕见的先天畸形，具体发病机制尚不清楚。1793年Abernethy对1例死因不明的10个月女婴尸体解剖时首次发现并对该病进行了描述[1]。此病可以分为两型，Ⅰ型（端-侧分流型）又称为"先天性门静脉缺如"，此型患者肝内没有门静脉分支，脾静脉和肠系膜上静脉的血液全部分流到体静脉。Ⅱ型（侧-侧分流型）患者肝内存在门静脉分支，脾静脉和肠系膜上静脉的血液部分回流到肝脏，另外一部分血液分流到体静脉。Ⅰ型根据肠系膜上静脉与脾静脉是否汇合而进一步分为2个亚型，Ⅰa型的肠系膜上静脉和脾静脉不汇合，Ⅰb型的肠系膜上静脉和脾静脉汇合形成门静脉干。该病较为罕见，文献报道的ceps病例不到300例。临床变异的范围从完全无症状型到严重肝性脑病[2, 3]、肝肺综合征（hps）和肺动脉高压（paht）[4-6]。结节性肝损害在慢性肝炎患者中较为常见，虽然大多数结节为良性，但已有肝细胞癌和腺瘤等肿瘤性病变的报道[7, 8]。

Abernethy畸形多见于青少年及儿童，Ⅰ型多发生于女性，常伴有其他先天性发育异常如心血管畸形（室间隔缺损、房间隔缺损、卵圆孔或动脉导管未闭、

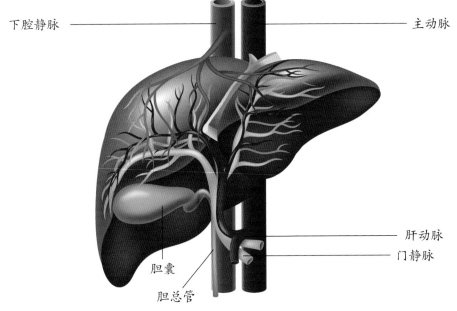

图 11-5 肝脏结构示意图

主动脉缩窄）、多脾、内脏异位、胆管闭锁、胆总管囊肿、多囊肾、Goldenhar综合征和门静脉动脉瘤等，大多未及成年便死亡。而Ⅱ型患者男性多见，合并其他部位畸形较少见，多在成年发病，早期主要表现黄疸，晚期为肝硬化、肝癌可能。肝性脑病为主要并发症，肝结节主要为局灶性结节性增生和再生性结节性增生。肝细胞癌和腺瘤也占有一个较低的比例[6-9]。ceps患者会发生严重的肺部并发症，例如肝肺综合征、肺动脉高压[9, 10]。

该病诊断主要依赖于影像学，目前主要的影像检查方法有以下4种：血管造影、磁共振血管造影、三维CT血管造影和彩色多普勒超声检查。以上4种检查方法均可以获得血管影像，均可显示门静脉主干及其分支闭塞、变细，并清晰地显示门静脉与下腔静脉间的异常分流，但以间接或直接门静脉造影为金标准。

对于Abernethy畸形的治疗目前无统一明确的认识和更成熟的经验，治疗方法根据畸形类型、分流情况及患者具体情况而决定。研究发现，即使是Ⅰ型ceps患者，关闭分流恢复门静脉血流到肝脏也是可能的。所以仅仅依据CT或MRI评估肝内门静脉是否通畅而不进行阻断试验可能会给临床医生产生误导，因为残余的发育不全的静脉可能只能通过球囊阻断静脉造影来识别，目前的研究证实了这一相关发现，因为在所有接受阻断试验的Ⅰ型ceps患者中，都可以发现肝内门静脉分支的残留[11]。

药物如利福昔明、乳果糖等可能改善肝性脑病，但多数患者仍表现为持续或复发性肝性脑病，关闭异常分流可以改善患者认知情况和血氨水平，同时，关闭异常分流可能使得出现path的患者有临床症状的明显改善。

Ⅰ型因存在门静脉缺如，引起肝脏持续供血不足，易导致肝硬化和肝癌，因此，肝移植为主要的根治方法。Ⅱ型由于静脉回流受阻，压力升高，侧支循环的开放可起到缓解门静脉压力的作用，大多数情况下对患者有益，所以一般无症状时选用内科保守治疗；有明显临床症状时，如侧支循环压力过大、曲张静脉出血风险过高，或者导致顽固性肝性脑病时，可考虑关闭部分侧支循环。一些研究人员认为，预防性抗凝也可能有助于预防分流术后血栓形成[9, 10]。另外有研究表明[11]，关闭分流对治疗大多数ceps并发症有巨大的效果，甚至可以防止其出现。因此，对于有症状的患者，必须考虑关闭分流，并且关闭分流在疾病早期阶段也应被视为预防性治疗，以防止出现严重的并发症。但是，不能保证关闭分流使得出现并发症的风险完全消失。

具体可采用结扎门体异常分流血管的方法增加肝脏的血供，可选择开腹、腹腔镜或血管腔内的治疗方式关闭分流；分流无法关闭或合并严重并发症时，肝移植是唯一选择。

参考文献:

[1] ABERNETHY J.Account of two instances of uncommon formation in the viscera of the human body [J] .Med Facts Obs,2011, 1797,7:100-108.

[2] AKAHOSHI T,NISHIZAKI T,WAKASUGI K,et al.Portal-systemic encephalopathy due to a congenital extrahepatic portosystemic shunt:three cases and litera-ture review [J] .Hepatogastroenterology,2000,47:1113-1116.

[3] UCHINO T,MATSUDA I,ENDO F.The long-term prognosis of con-genital portosystemic venous shunt [J] .J Pediatr,1999,135,254-256.

[4] FU L,WANG Q,WU J,et al.Congenital extrahepatic portosystemic shunt: an underdiagnosed but treatable cause of hepatopulmonary syndrome [J] .Eur J Pediatr,2016,175:195-201.

[5] YI J E,JUNG H O,YOUN H J,et al.A case of pulmonary arterial hypertension associated with congen-ital extrahepatic portocaval shunt [J] .J Korean Med Sci,2014,29:604-608.

[6] SOKOLLIK C,BANDSMA R H J,GANA J C,et al.Congenital portosystemic shunt:characterization of a mul-tisystem disease [J] .J Pediatr Gastroenterol Nutr,2013,56:675-681.

[7] SHARMA R,SUDDLE A,QUAGLIA A,et al.Congenital extrahepatic portosystemic shunt complicated by the development of hepatocellular carcinoma [J] .Hepatobiliary Pancreat Dis Int ,2015,14:552-557.

[8] SORKIN T,STRAUTNIEKS S,FOSKETT P,et al.Case report:multiple beta-catenin mutations in hepatocellular lesions arising in Abernethy malformation [J] .Hum Pathol,2016,53:153-158.

[9] FRANCHI-ABELLA S,BRANCHEREAU S,LAMBERT V,et al. Complications of congenital portosystemic shunts in children:therapeutic options and outcomes [J] .J Pediatr Gastroenterol Nutr,2010,51:322-330.

[10] OHNO T,MUNEUCHI J,IHARA K,YUGE T,et al.Pulmonary hypertension in patients with congenital por-tosystemic venous shunt:a previously unrecognized association [J] .Pediatrics,2008,121:892-899.

［11］BAGIGES A,TURON F,SIMON-TALERO M,et al.Congenital extrahepatic portosystemic shunts（abernethy malformation）:an international observational study. Hepatology［J］,2020（2）:658-669.

（郑宇杉　黄祖雄）

揭开"肝硬化"患者长期鼻出血的迷雾

◎ 患者基本信息

　　女性，55岁。

◎ 主诉

　　体检发现"肝硬化"2月余。

◎ 现病史

　　入院前2月余于外院查血细胞分析、生化全套、AFP均未见明显异常。彩超示：①肝内低回声区性质待定（肝右叶59mm×47mm、肝左叶86mm×32mm）。②肝脏回声不均质。③两侧少量胸腔积液。自觉无明显不适，考虑"肝硬化"可能。入院前25天就诊当地医院，查上腹部MR示：①肝硬化。②肝静脉增宽，下腔静脉肝段变窄，考虑"巴德-吉亚利综合征"。现为求进一步诊治就诊我院，门诊拟"肝硬化病因未明"收入院。

◎ 既往史

　　近15年无明显诱因反复出现鼻出血，平均每月1次，量不等。

◎ 系统回顾

　　无特殊。

◎ 个人史

　　父母已故，死因不详。有7个兄弟姐妹，均有鼻出血史，1哥哥几乎每天自发鼻出血，曾行激光治疗，无明显改善。育1子2女，爱人及1子HBsAg阳性，儿子10余岁起亦出现反复鼻出血，平均每月1~2次，2女均体健。

◎ 入院查体

　　生命征平稳，神志清楚，面色晦暗，皮肤、巩膜无黄染，见肝掌，未见蜘蛛痣。舌下见毛细血管扩张（见图12-1）。心肺听诊无异常。腹软，全腹无压痛及反跳痛，肝脾肋下未触及，移动性浊音阴性。

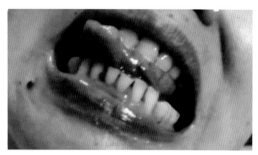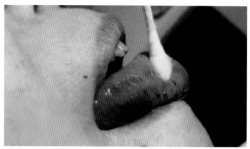

图 12-1　舌下毛细血管扩张

◎实验室及辅助检查

血细胞分析：WBC 4.80×10^9/L，NE 42.8%，HB 126g/L，PLT 215×10^9/L，CRP 9.65mg/L。生化全套：ALB 40g/L，A/G 1.43，TBIL 12.6μmol/L，GGT 54U/L，PAB 196mg/L，余正常。凝血筛查：正常。乙肝两对半：HBsAb、HBeAb、HBcAb 阳性，余项阴性。甲、丙、丁、戊肝肝炎病原学：阴性。高灵敏 HBV DNA 定量：未检测到病毒核酸。自身抗体组合：阴性。特殊蛋白 4 项、类风湿 3 项、体液免疫：均正常。甲状腺功能：正常。肿瘤指标：AFP、CEA、CA199 正常。

心脏彩超：大致正常。肝脏 CTA：（图 12-2）①肝总动脉明显增粗，径约 1.2cm；肝左静脉、肝中静脉、肝右静脉及下腔静脉管径增粗，于动脉期提前显影，并见与肝动脉分支相沟通。②门静脉左支闭塞（？）；肝 Ⅴ 段及肝 Ⅱ 段各见一团块状稍低密度强化影，境界清楚，分别约 7.6cm×4.4cm 及 6.3cm×5.0cm。肺动脉 CTA：未见明显异常。颅脑 MR：右侧大脑前动脉 A1 段缺如，左侧大脑后动脉 P1 段纤细，考虑先天性变异。

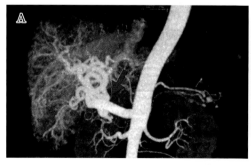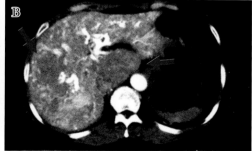

图 12-2　肝脏 CTA

图 A：肝总动脉增宽，直径 11.27mm。图 B：肝 Ⅰ、Ⅴ 段各见一团块状稍低密度强化影（红色箭头处），广泛动静脉瘘（？）。

临床诊治过程

◎入院诊断

肝硬化病因待查：巴德 – 吉亚利综合征（？）。

◎诊断依据

①既往无肝炎病史，发病前无不洁饮食史，无使用损肝药物，无嗜酒史。②查体见面色晦暗慢性肝病体征。③外院 MR 示肝硬化，肝静脉增宽，下腔静脉肝段变窄，考虑巴德 – 吉亚利综合征可能性大。

◎治疗经过

入院后我院查 CTA 并未提示肝硬化、巴德 – 吉亚利综合征，CTA 主要特征性改变为肝动脉、肝静脉、下腔静脉增粗，肝动静脉瘘，门静脉左支闭塞（？），肝内占位，据以上临床特征、辅助检查无法明确肝脏病变病因，无肝组织活检禁忌证，故进一步完善肝穿刺检查协助病因诊断。

2019 年 7 月 19 日肝穿刺病理回报：（肝穿刺组织）轻度慢性肝炎伴肝纤维化 2 期（G1S2）。肝小叶 3 区见肝窦明显扩张，汇管区小叶间动脉数量增多，大部分小叶间静脉闭塞，个别扩张伴疝入周围肝小叶，符合非硬化性门脉高压改变，门静脉硬化不能除外，建议行血管造影等检查进一步明确。（见图 12-3 至图 12-6）

患者的诊断及进一步检查：①患者有反复鼻出血及鼻出血家族史。②肝脏病理不支持肝硬化。③ CTA 提示肝动静脉畸形。需要进一步鉴别非肝硬化门脉高压还是家族遗传性疾病。

于是我们进一步做了全外显子组测序：ACVRL1 存在一处杂合突变（见表

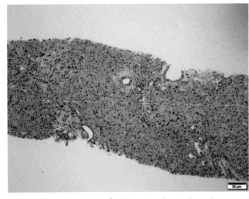

图 12-3　肝穿刺组织病理（一）

低倍镜显示肝小叶结构轻度紊乱，部分汇管区内胆管、小叶间动脉及小叶间静脉形态结构异常（100×）。

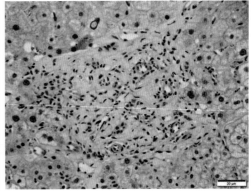

图 12-4　肝穿刺组织病理（二）

汇管区内小叶间静脉结构不清，毛细血管轻度增生（400×）。

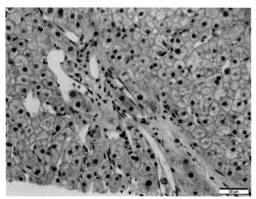

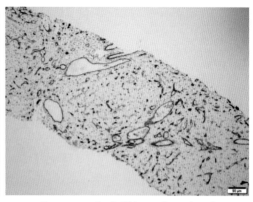

图 12-5　肝穿刺组织病理（三）
部分肝窦轻度扩张、毛细血管化（400×）。

图 12-6　肝穿刺组织病理（四）
CD34 染色显示肝小叶及汇管区内广泛毛细
血管化（100×）。

12-1），家系验证结果显示其儿子及 1 个哥哥均存在相同的杂合突变位点，1 个
女儿此位点无突变。

表 12-1　全外显子组测序结果

基因	突变位点	合子型	正常人群携带率	转录版本 Exon 编号	家系验证	ACMG 变异评级	疾病信息
ACVRL1	c.121T > A chr12-52306942[1][2] p.C415	杂合 29/20 0.41	–	NM_000020 exon3	之子杂合携带 之哥杂合携带 之女未携带	Likely pathogenic	遗传性出血性毛细血管扩张症 2 型（AD）
该样本在外显子水平未发现明确和疾病相关的拷贝数变异致病的情况（如检出，详见 CNV 检测结果解读）							
参考文献	[1] Lenato.Hum Mutat,Human，mutation27，213，2006.PubMed_ID：16429404（该样本突变位点 c121T > A 所在染色体位置与文献中报道的一致，但其核苷酸突变类型不同，文献报道的致病突变为 C.121T > C（胸腺嘧啶＞胞嘧啶），导致氨基酸改变 p.C41R（半胱氨酸＞精氨酸） [2] Alaa EI Din.PLos one，PLos one，10，0132111，2015，PubMed_ID：26176610（该样本突变位点 c.121T > A 所在染色体位置与文献中报道的一致，但其核苷酸突变类型不同，文献报道的致病突变为 C.121T > G（胸腺嘧啶＞鸟嘌呤），导致氨基酸改变 p.C41G（半胱氨酸＞甘氨酸）							

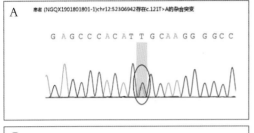

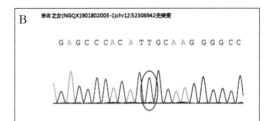

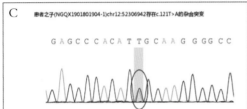

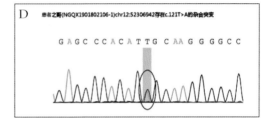

图 12-7　全外显子组测序结果

家系验证结果：患者（图 A）及其儿子（图 C）、哥哥（图 D）的 chr12：5230642 存在 c.121T > A 的杂合突变，女儿（图 B）无突变。（见图 12-7）

◎治疗结果及随访

至此，患者遗传性出血性毛细血管扩张症 2 型诊断明确。目前该患者及其家属除了鼻出血症状外，无明显的心衰、肝衰竭、胆道疾病等表现，仍继续随访观察。

◎出院诊断

遗传性出血性毛细血管扩张症 2 型。

一、患者的诊断及确诊依据

遗传性出血性毛细血管扩张症（Hereditary hemorhagic telangiectasia，HHT）又称"Osier-Rendu-Weber 综合征"，是一种常染色体显性遗传性疾病，估计发病率（1~2）/100000，患病率为（10~20）/100000，临床外显率为 97%[1]。本病以血管发育异常为特征，表现为手指、口腔、鼻腔、唇等部位毛细血管扩张和肺、肝、脑等器官动静脉畸形[2]，具有遗传性、血管畸形和出血素质三联征。患者经常得不到及时诊断，引起儿童和成人患者发生脑卒中和危及生命的出血，有较高的致残率和致死率[3]。目前已明确 3 种基因的突变可导致 HHT：HHT1 型是由 ENG（endoglin）基因突变引起；HHT2 型是位于 12 号染色体 q13

的 ACVRL1 基因（也称为 ALK1）突变引起。此外，有研究发现位于 18 号染色体 q21 的基因 MADH4 突变可引起青少年多发性息肉伴毛细血管扩张综合征（JP-HHT syndrome）。上述基因突变造成其编码蛋白质在血管内皮细胞上表达的单倍剂量不足，缺乏维持正常结构的足够蛋白，血管壁弹力纤维及平滑肌缺乏，管壁变薄，完整性受损，进而导致毛细血管扩张、动静脉畸形和动脉瘤[3]。毛细血管扩张多发生于口、鼻、胃肠道、皮肤及手指等部位，动静脉畸形多发生于胃肠道、肺、脑及肝脏等部位。随着年龄的增长而发展，临床表现具有多样性：可有鼻出血（最早、最常见）、皮肤黏膜毛细血管扩张、胃肠道出血，肺动静脉畸形患者可能出现严重或突发的呼吸困难、发绀、咯血、疲劳，脑脊髓病变可出现头痛、癫痫、脑卒中、颅内出血、脑脓肿和一过性脑缺血发作，肝脏损害可有高输出量心力衰竭、门脉高压、肝脾肿大、窃血综合征、肝脏的假性硬化、胆管疾病和肝性脑病等。其中，肺和脑动静脉畸形在 HHT1 型中更常见，而 HHT2 基因型的肝动静脉畸形的发生率明显高于 HHT1 基因型[4]。2000 年国际 HHT 基金科学顾问委员会规定 HHT 的临床诊断标准[5,6]：①反复发作的自发性鼻出血。②多个特征部位出现毛细血管扩张，如唇、鼻、手指和口腔黏膜等。③内脏受累，如消化道的毛细血管扩张，肺、肝、脑的动静脉畸形。④阳性家族史，直系亲属中有 HHT 患者。符合以上 3 条及以上条件者可确诊为 HHT，符合其中 2 条者为疑似病例，少于 2 条者暂不考虑 HHT。该例患者的病情特点。① 55 岁女性，既往无肝炎病史。②近 15 年反复自发流鼻血；查体可见舌下黏膜毛细血管扩张；影像提示肝动静脉畸形，肝总动脉增粗（直径约 1.2cm）。③一级家属有反复鼻出血家族史；7 个兄弟姐妹及 1 个儿子亦有鼻出血史。④全外显子组测序提示 ACVRL1 存在一处杂合突变，家系验证结果亦支持，故遗传性出血性毛细血管扩张症 2 型诊断明确。其中，肝脏受累是本例患者最典型的特点。

表 12-2　HHT 的临床诊断标准共识（Curacao 标准）

标准	
鼻出血	自发的，复发性出血
毛细血管扩张	多发于特定部位（嘴唇、口腔、手指、鼻子）
内脏病变	肺、肝脏、脑、脊柱的血管畸形，胃肠血管扩张（有出血或没有出血）
家族史	根据这些标准，患有 HHT 的一级亲属
HHT 诊断	
确诊	符合 3 条或 3 条以上
疑似	符合其中 2 条者
不考虑	少于 2 条者

肝脏遗传性出血性毛细血管扩张症（HHT）的发病率约占 HHT 的 8%~31%[7]，包括血管、实质和胆道系统的病变。肝实质异常表现为毛细血管扩张、实质灌注异常和结节样增生。肝内血管病变主要包括肝内血管瘘（动门脉瘘、动静脉瘘和门体静脉瘘）、动脉的扩张和扭曲、动脉瘤。胆管异常主要包括胆管缺血性病变和继发于血管扩张的胆道阻塞性病变[7]。

HHT 早期通常无症状，肝脏受累的明确诊断依赖于影像学研究。彩色多普勒超声已被确定为足够准确和适合一般 HHT 人群的肝脏一线影像学检查。Caselitz 等[8]认为主要的诊断 HHT 的多普勒超声标准是动脉直径 > 0.7cm，并且发现肝内动脉炎（由肝动脉扩张的分支引起）（见表 12-3）。

表 12-3 肝脏 HHT 累及的超声诊断标准

主要标准	扩张的肝总动脉 > 7mm（内径）
	肝内动脉血管形成过度
次要标准	肝固有动脉最大流速 > 110cm/s
	肝固有动脉 RI < 0.6
	门静脉最大流速 > 25cm/s
	肝外动脉扭曲
特殊发现	扩张的门静脉 > 13mm（内径）
	扩张的肝静脉 > 11mm（内径）
	锁骨中线肝脏肿大 > 15cm
	肝脏边缘结节化

多排螺旋 CT 能够对肝脏受累典型的复杂解剖和病理改变进行检测和表征，具有极高的敏感性，是诊断和评价不同肝内分流最常用的无创检测方法。磁共振成像（MRI）和增强磁共振血管成像（CE-MRA）可以对肝脏进行完整的成像，对于评估 HHT 患者的肝脏受累亦很有价值。

DSA 曾被认为是诊断肝动静脉畸形的金标准，目前主要在有症状患者的血流动力学测量及肝脏移植前准备中具有重要意义。

针对 HHT 的治疗多为对症和支持治疗，目前尚无特效的治疗措施。对因肝脏的动静脉畸形而引起心衰或肝衰竭的治疗是目前的难题，复杂的患者通过肝动脉结扎 / 缩扎、肝脏移植等可以达到长期生存的目标。

二、影像学提示的肝硬化是否为真的肝硬化

患者是以发现肝内低回声区而入院，外院上腹部 MR 提示肝硬化，我院增强 CT 亦发现肝 V 段及肝Ⅶ段各见一团块状稍低密度强化影，但为何肝穿刺结果仅是肝纤维化 2 期?

HHT 的肝脏可出现结节和纤维化，表面可见蜘蛛状的微小血管排列；组织学特点表现为血窦、肝静脉、肝动脉均扩张，为局灶性或广泛性扩张。扩张血窦衬覆内皮细胞，其周围可见纤维组织增生。出现与结节性再生性增生相一致的变化，即再生与萎缩区交替。因动静脉分流的出现，可见局灶性结节性增生的表现。当再生结节和纤维化同时存在，可误诊为肝硬化，但它不是真正的肝硬化，其正常的肝小叶结构、中央静脉和汇管区保留，因此被称为假性硬化。需注意的是肝穿刺可能增加患者的出血风险，而且对诊断无帮助，因此《国际遗传性出血性毛细血管扩张症指南》提出对于任何证实或怀疑存在 HHT 的患者，都应避免进行肝活检[6, 9]。

三、该类患者后期可能出现的症状及原因

肝脏受累的症状性 HHT 患者可出现三种临床表现：高输出性心力衰竭、门脉高压症和胆管疾病。

高输出心力衰竭是最常见的表现，其原因是肝动脉或门静脉的血液经肝静脉转入全身静脉系统。这决定了高动力循环状态的发展，这在通过肝内分流的高流量导致心力衰竭的患者中更为严重[1]。

门静脉高压症可能有两种可能的机制：①最常见的是从肝动脉到门静脉的明显血流分流，门静脉床血流量增加引起窦前门脉高压症的发展。② NRH 的发生有关，再生结节通过压迫肝窦和中央小叶小静脉减少肝脏静脉流出。其最常见的临床症状是腹水的发生，随后可发展为食管静脉曲张甚至静脉曲张出血[1]。

HHT 患者的胆管疾病是由胆管树缺血引起的。事实上，胆管树的血液供应完全来自肝动脉，从肝动脉到门静脉或肝静脉的血流动力学显著分流与胆管树的慢性缺血性损伤有关。有症状的患者可能出现严重的胆汁淤积（主要导致 ALP 和 GGT 水平升高），并伴有急性胆管炎发作。影像学检查可显示肝内或肝外主要胆管的扩张或囊肿[1]。

此外，在 HHT 患者中，血液通过门静脉 / 肝静脉分流直接从门静脉系统流向体腔静脉循环可能导致脑病，继发于肠系膜动脉"窃血综合征"导致腹绞痛，均较为罕见。

四、诊断思路图（见图 12-8）

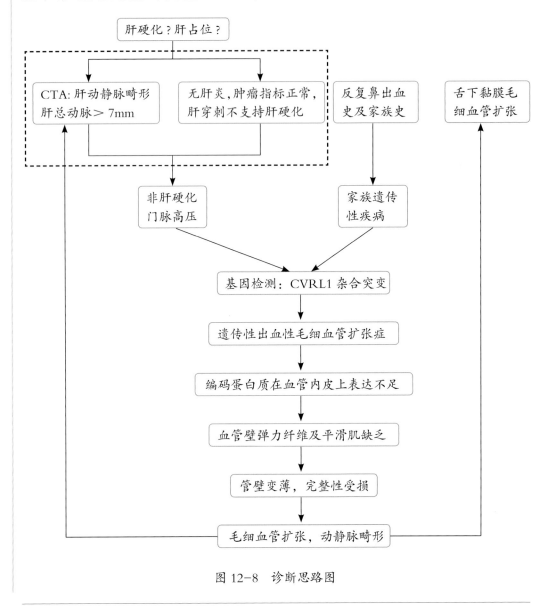

图 12-8　诊断思路图

参考文献：

[1] C.SABBA,M.POMPILI.Review article:the hepatic manifestations of hereditary haemorrhagic telangiectasia [J]. Aliment Pharmacol Ther,2008,28（5）,523-533.

[2] 王闻博,刘宏达,刘兆臣,等.肝脏遗传性出血性毛细血管扩张症的研究进展

［J］.中国现代普通外科进展,2015,18（5）:388-391.

［3］杜意平.遗传性出血性毛细血管扩张症［J］.医学新知杂志,2015,25（2）:75-79.

［4］ELISABETTA BUSCARINI,SILVIVA GANDOLFI,SAVERIO ALIICANTE,et al.Liver involvement in hereditary hemorrhagic telangiectasia［J］.Abdom Radiol,2018,8（8）:438.

［5］SHOVLIN C L,GUTTMACHER A E,BUSCARINI E,et al.Diagnostic criteria for hereditary hemorrhagic telangiectasia（RenduOsler-Weber syndrome）［J］.Am J Med Genet,2000,91（1）:66-67.

［6］FAUGHNAN M E,PALDA V A,GARCIA-TSAO G,et al.International guidelines for the diagnosis and management of hereditary haemorrhagic telangiectasia［J］J Med Genet.2011,48（2）:73-87.

［7］郝传玺,王晓林,赖云耀,等.遗传性出血性毛细血管扩张症的肝脏影像学表现［J］.实用放射学杂志,2014,30（7）:1228-1230.

［8］CASELITZ M,BAHR M J,BLECK J S,et al.Sonographic criteria for the diagnosis of hepatic involvement in hereditary hemorrhagic telangiectasia（HHT）［J］.Hepatology,2003,37（5）:1139-1146.

［9］FAUGHNAN M E,MAGER J J,HETTS S W,et al. Second international guidelines for the diagnosis and management of hereditary hemorrhagic telangiectasia［J］.Ann Intern Med,2020,173(12):989-1001.

（周丽娜　林勇　林春　潘晨）

一点红致肝窦阻塞综合征

◎ **患者基本信息**

男性，60 岁。

◎ **主诉**

乏力、腹胀 2 月，眼黄、尿黄、尿少 3 周。

◎ **现病史**

入院前 2 月无明显诱因出现乏力，伴腹胀，无食欲减退，无恶心、呕吐，无腹痛、腹泻等不适。未予重视及诊治。此后乏力持续存在，腹胀逐渐加重，仍未诊治。入院前 3 周出现眼黄、皮肤黄，尿黄如浓茶水样，无皮肤瘙痒和大便颜色变浅，同时出现尿量减少，每日 800~1000ml，腹围进一步增大。先后就诊多家医院治疗，未明确病因，予以"利尿、退黄、保肝"等治疗（具体欠详）后，效果欠佳，上述症状加重。今为求进一步诊治，就诊我院。

◎ **既往史**

1 年前因"发现颈部肿物"就诊于外院，诊断"鼻咽部非霍奇金 B 细胞淋巴瘤"。病理符合慢性淋巴细胞性白血病 / 小淋巴细胞淋巴瘤，并于 9 月前予以"R-CHOP 方案"化疗 1 次，并长期服用"沙利度胺、乌苯美司、阿司匹林、甲泼尼龙"，1 月前停用"甲泼尼龙、沙利度胺"。否认服用"土三七"等中草药病史。

◎ **系统回顾**

无特殊。

◎ **个人史**

无特殊。

◎ **入院查体**

T 36.5 ℃，P 90 次 / 分，R 20 次 / 分，BP 112/80mmHg。神清，皮肤、巩

膜中度黄染，未见肝掌、蜘蛛痣。双侧颈部、锁骨上窝、腋窝可触及肿大淋巴结。肺部呼吸音低，未闻及干湿性啰音。心律齐、未闻及杂音。腹膨隆、腹肌软，全腹无明显压痛及反跳痛，肝脾肋下触诊不满意。墨菲征阴性，移动性浊音阳性，双下肢无水肿，病理征未引出。

◎实验室及辅助检查

我院治疗期间实验室及辅助检查（2016 年 11 月 25 日至 2016 年 12 月 11 日）

血常规：WBC 6.38×10^9/L，N 60.5%，RBC 4.67×10^{12}/L，Hb 144g/L，PLT 97×10^9/L。**CRP**：16.18mg/L。**凝血功能**：PT 16.7s，PTA 62%，INR 1.36。**生化全套**：ALB 32g/L，GLO 16g/L，TBIL 76.6 μ mol/L，DBIL 35.8 μ mol/L，IBIL 40.8 μ mol/L，ALT 70U/L，AST 85U/L，CHE 5210U/L。**肝炎病原学**：甲、乙、丙、戊肝肝炎病原学均阴性。**肿瘤指标**：AFP 4.5ng/ml，CEA 3.2ng/ml，CA125 815.1U/ml。**免疫指标**：IgA 0.54g/L，IgG 7.98g/L。**自身抗体全套**：阴性。**其他**：转铁蛋白 1.29g/L。**铜蓝蛋白**：0.414g/L。

腹部 MR：①肝内多发异常信号影，炎性改变（？）②肝纤维化改变（？），脾脏稍增大，食管下段静脉、脐静脉曲张，腹水。③肝内多发囊肿，肝脏轻度脂肪浸润。④胆囊壁增厚。⑤双肾囊肿。⑥肝门区及腹膜后多发肿大淋巴结影，详请结合临床。⑦肝静脉显示欠清，详请结合临床。

外院实验室及辅助检查（2016 年 12 月 12 日）

生化全套：ALB 34g/L，GLB 14g/L，TBIL 109.76 μ mol/L，DBIL 46.1 μ mol/L，ALT 43U/L，AST 75U/L，总胆汁酸 135.8 μ mol/L。**凝血功能**：PT 16.9s，PTA 62%。

胃镜：①食管胃底静脉曲张（重度）。②慢性萎缩性胃炎伴糜烂。③十二指肠球部多发溃疡（A1 期）。**PET-CT**：双侧颈部、锁骨上窝、腋窝、纵隔内、腹腔内肠系膜间隙、腹膜后主动脉周边多发肿大淋巴结，部分代谢轻度增高，结合病史，考虑肿瘤复发可能。

此次入院后的实验室及辅助检查

血常规：WBC 7.0×10^9/L，N% 53.4%，HGB 148g/L，PLT 95×10^9/L，CRP：10.29mg/L。PCT 0.09ng/ml。**生化全套**：ALB 36g/L，TBIL 114.7 μ mol/L，IBIL 61.9 μ mol/L，ALT 42U/L，AST 69U/L，GGT 36U/L，CHE 1864U/L，TBA 281.6 μ mol/L，Glu 6.68mmol/L。**凝血功能**：PT 21.3s，PTA 41%，INR 1.85，DDU 2.37mg/L，FDP 12.3 μ g/ml。

肺部 CT：①双肺散在斑条影，考虑炎性病灶，建议治疗后复查。②双侧胸膜稍增厚。③主动脉硬化。④腹水。**血管造影（CTV）**：①肝中、肝左、肝右静脉显示欠清，详情结合临床。②肝硬化，脾脏稍增大，食管下段 — 胃底静脉、脐静脉曲张，胰管稍扩张，腹水，与发病前9个月外院肝脏CT表现明显差异。③下腔静脉肝内段可见显影，汇入右心房区尚通畅，未见明显的扩张或狭窄。

临床诊治过程

◎入院诊断

①肝静脉阻塞综合征（非霍奇金淋巴瘤肝脏浸润？）。②非霍奇金淋巴瘤（鼻咽部）。③食管胃底静脉曲张。④其他部位的静脉曲张（脐静脉曲张）。⑤慢性萎缩性胃炎。⑥十二指肠溃疡（A1期）。⑦血小板减少症。⑧肝囊肿。⑨肾囊肿。

◎治疗经过

入院后先予以"复方甘草酸苷、腺苷蛋氨酸"保肝退黄，"前列地尔"改善循环，"呋塞米、螺内酯"利尿消腹水，"低分子肝素钠"抗凝治疗2周，"去甲肾上腺素"持续泵入改善肾脏循环。因尿量较少，腹胀明显，于12月24日行腹腔穿刺术引流腹水。经治疗后，患者乏力、腹胀仍持续，眼黄、尿黄渐加深，经多次反复追问病史，患者确诊淋巴瘤后，长期服用凉茶长达9个月，其中含有"白花蛇舌草、一点红"成分。结合入院后相关检查（如图13-1），考虑中药一点红所致肝窦阻塞综合征（hepatic sinusoidal obstruction syndrome，HSOS）。予"低分子肝素"5000 IU1次/12 h，同时继续保肝、利尿、腹腔穿刺放腹水，患者拒绝介入治疗。2周后病情继续加重，予"甲泼尼龙"治疗，病情无明显改善，进展为肝衰竭、肾功能恶化、凝血功能持续紊乱。

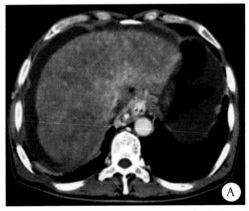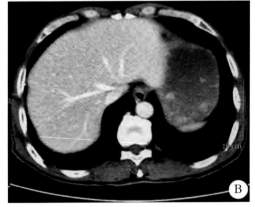

图 13-1　服用中药"一点红"前后影像学检查结果

图A：发病后上腹部CTA平衡期显示肝静脉显示不清，肝脏呈花斑样强化、腹水。图B：发病前9个月上腹部CT，肝静脉显示清晰，肝脏强化均匀。

◎治疗结果及随访

最终患者自动出院，3 天后于家中死亡。

◎出院诊断

①肝静脉阻塞综合征（肝小静脉闭塞症，亚急性肝衰竭，中期）。②肾损伤（急性肾损伤 2 期 - 肝肾综合征 1 型，AKI-HRS1 型）。③非霍奇金淋巴瘤（鼻咽部）。④腹水。⑤肺部感染。⑥口腔真菌感染。⑦电解质紊乱。⑧高乳酸血症。⑨食管胃底静脉曲张。⑩其他部位的静脉曲张（脐静脉曲张）。⑪慢性萎缩性胃炎。⑫ 十二指肠溃疡（A1 期）。⑬ 低 T3 综合征。⑭ 轻度贫血。⑮ 血小板减少症。⑯ 肝囊肿。⑰ 肾囊肿。⑱ 胆囊息肉。

临床思维

一、关于肝窦阻塞综合征（HSOS）国内外标准、鉴别诊断以及目前主要治疗措施

1.HSOS 的定义

一种由各种原因引起的以肝脏血窦、肝小静脉和小叶间静脉内皮细胞水肿、坏死、脱落，进而形成肝窦内微血栓，引起肝内淤血、肝损伤和门静脉高压的一种肝脏血管性疾病[1]。临床表现为肝肿大、疼痛、黄疸、腹水等，半数以上患者可以康复，20% 的患者死于肝衰竭，少数患者发展为肝硬化门静脉高压。

病因：发病机制尚不完全清楚。目前考虑主要病因为造血干细胞移植术后、食用含有吡咯烷生物碱（PA）的食物、恶性肿瘤大剂量化疗以及食用土三七的干、根中含有较高浓度的吡咯烷生物碱成分。

2. 诊断标准

金标准为肝活组织检查。

3.Baltimore 标准

血清 TBIL > 34.2mmol/L（2mg/dl），伴有 3 周内出现下述 3 项中 2 项：①肝肿大伴右上腹痛。②腹水。③比基础体重增加 5%。

4.Seattle 标准

①其他原因无法解释的高胆红素血症，血清 TBIL > 34.2mmol/L（2mg/dl）。②以下条件中符合 2 项，肝脏肿大或右上腹肝区痛；不明原因的体重增加 20% 以上。③肝穿刺活检病理证实（金标准）。

5.南京诊断[2]

前提条件是有明确服用含 PA 植物史，在此基础上满足以下特征。

①临床表现：腹胀和（或）肝区疼痛、肝大和腹水。

②实验室检查：血清 TBIL 升高或其他肝功能异常。

③影像学检查：典型的增强 CT 或 MRI 表现。

如 3 条特征不符合，在服用 PA 基础上行肝脏病理检查，如满足典型病理表现且可排除其他已知病因所致肝损伤亦可确诊。

在缺乏肝活组织检查时，肝脏彩超、肝脏 CT 增强及 MR 对 HSOS 的诊断具有重要意义。HSOS 的典型 CT 或 MR 增强表现有以下几类。

（1）平扫：急性期 CT 或 MR 表现为肝肿胀，伴不同程度腹水，肝实质密度或信号呈斑片状或"地图状"不均匀减低，脾脏大小正常或不同程度的肿大。

（2）动脉期：肝动脉及左右分支代偿性增粗，以肝门区最明显，肝内可见紊乱的网状血管，肝实质内出现一过性不规则异常灌注强化。

（3）门静脉期：表现为特殊性的"地图状"、斑片状强化和低灌注区，以肝右叶为主，而尾状叶、肝左外叶改变较弱，肝静脉显示不清，下腔静脉肝段变扁。

组织病理学：表现为肝Ⅲ区为主的肝窦内皮细胞肿胀坏死、肝窦扩张充血、中央静脉和小叶下静脉的血管内膜增厚典型[3]。

注：据文献[4]报道，造血干细胞移植后患者血清 CA125 及血清 HA 水平升高对 HSOS 有预测和诊断意义。

6.鉴别诊断

本病最重要应注意与 Budd–Chiari 综合征的鉴别。

表 13-1 HSOS 与 Budd-Chiari 综合征的鉴别

	HSOS	Budd–Chiari 综合征（单纯肝静脉阻塞型）
肝脏形态	肝脏体积增大，比例正常，尾状叶体积不大	肝叶比例失调，尾状叶增大
肝静脉状况	阻塞	通畅
侧枝	常见	少见
肝实质强化（静脉期）	"地图状"、斑片状强化和低灌注区	爪征
特征性组织病理学改变	肝腺泡 m 区肝窦内皮细胞肿胀、损伤、脱落，肝窦显著扩张、充血	肝小叶中央区淤血，肝细胞萎缩、坏死和纤维化，PA-HSOS 患者明显不同

7. 治疗措施

（1）首先是立即停止 PA 的摄入，以免持续加重肝脏损伤。

（2）基础治疗：对症支持，进行保肝、利尿、改善微循环等治疗。

（3）急性期／亚急性期患者排除禁忌证后应尽早给予抗凝治疗，可选择单用低分子肝素或酌情联用华法林，亦可序贯口服华法林。

（4）TIPS：慎用，存在争议。

（5）糖皮质激素：慎用，可能引起或加重感染，其使用仍存在争议。

（6）肝移植：终末期肝病的最终归宿。

二、病例讨论

本病例中患者长期服用的中药一点红为菊科植物，主要分布于华中、华南、华东和西南地区，是我国常用中药，以全草入药，具有清热解毒、散瘀消肿的功效，外用，不可内服，目前从该属植物中分离得到 11 种生物碱，均为 PA[5]。

本例中患者有明确的 PA 植物一点红服用史，出现黄疸、腹水，肝功能失代偿；影像学 CT 增强提示在门静脉期及平衡期肝脏花斑样强化、肝静脉显示不清等典型征象，诊断符合 PA 相关 HSOS 诊断标准[2]。结合本病例中患者的用药史、临床表现、典型影像学特征，亦可对该病做出临床诊断。

1. 诊断难点

（1）患者有淋巴瘤病史，应与淋巴瘤复发肝脏浸润引起的 Budd –Chiari 综合征鉴别。

（2）大部分重症患者包括本例患者，因就诊时凝血功能差、大量腹水或并发多脏器功能衰竭，或患者拒绝肝活组织检查等因素，无法进行穿刺，故病理诊断受到限制。

（3）对含有吡咯烷生物碱（PA）植物知识缺乏认识，无法明确是否在发病前使用 PA 类药物。

2. 治疗难点

（1）患者的肝功能随着病程的进展呈进行性增高。有报道称[6]，肝功能指标中血清胆红素升高程度是判断预后的良好指标。故可能提示本例患者预后不良。

（2）因患者及家属缺乏 PA 类植物的知识，导致确诊较迟，且患者有恶性肿瘤病史，住院时间长，住院后期患者出现肺部、口腔等部位感染，加大治疗难度。

（3）患者在开始低分子肝素钠抗凝治疗后，PLT 下降明显，故无法继续抗凝治疗。而对 HSOS 的患者，目前有效的治疗手段仍较少。

三、病例总结

大多数肝内科医生，由于近年来 PA 相关 HSOS 的发病率升高，逐渐对土三七有一定认识。而本病例提示除了土三七以外，一些菊科植物如一点红也可能引起 HSOS。含有 PA 的植物分布广泛，极易获得，而普通群众对此缺乏认识，这可能是 PA 相关的 HSOS 的发病率上升的一个重要原因。应加强宣传教育，让人们合理使用中草药。临床上对于出现肝肿大、腹水、黄疸等，CT 提示"地图状、花斑样"不均匀强化，肝静脉狭窄或显示不清的患者，应考虑到 HSOS 的可能性。应反复确认其中药接触史，做到早期诊断和治疗。在诊断过程中，虽然肝组织活检是诊断的金标准，但由于这类病人往往病情较重，且有多种并发症，肝脏穿刺活检风险较高，很难获取肝组织进行病理检查。故影像学检查是非常重要的。找寻 PA 相关 HSOS 特征性的影像学改变，对 HSOS 的诊断意义重大。临床上一旦临床怀疑 HSOS，应尽早使用低分子肝素进行抗凝。在抗凝治疗过程中，则应严密监测疗效。首次抗凝治疗后 2 周，应尽快对疗效进行评估，包括临床症状如腹胀、腹痛等的缓解情况，肝功能指标及影像学包括腹水，肝脏门静脉血流速度是否改善等。如上述指标有好转，则继续抗凝治疗至 3 个月以上，如无效，则应尽早考虑其他治疗，以免延误病情[2]。

参考文献：

[1] 刘玉兰.肝窦阻塞综合征：临床诊治面临的问题与挑战[J].中华消化杂志,2015,35（2）:73-76.

[2] 中华医学会消化病学分会肝胆疾病协作组.吡咯生物碱相关肝窦阻塞综合征诊断和治疗专家共识意见（2017 年,南京）[J].临床肝胆病杂志,2017,33（9）:1627-1637.

[3] BAY R AKTA R U D,SE R EN S,BAY R AKTA R Y.Hepatic venous outflow obstruction:three similar syndromes[J].World J Gastroenterol,2007,13（13）:1912-1927.

[4] COPPELL J A,BROWN S A,PERRY DJ.Veno-occlusive disease:Cytokines,genetics,and haemostasis[J].Blood Rev,2003,17（2）:63-70.

[5] 胡军.千里光属植物化学成分的研究进展[J].中成药,2007,29(4):567-570.

[6] LITZOW M R ,REPOUSSIS P D,SCH R OEDE R G,et al.Veno -occlusive disease

of the liver after blood and marrow transplantation:analysis of pre-and posttransplant risk factors associated with severity and results of therapy with tissue plasminogen activator[J].Leuk Lymphoma,2002,43（11）:2099-2107.

（陈立　陈阮琴）

表现为肝功能异常、腹水的肝窦阻塞综合征

◎患者基本信息

男性，44 岁。

◎主诉

乏力、食少、腹胀 10 余天。

◎现病史

入院前 10 余天无明显诱因出现乏力，四肢酸软，休息后可缓解，食欲减少，食量减退 1/3，自觉全腹胀，进食后为甚，呈持续性，自觉腹围增大（具体未测），无法自行缓解，未觉尿量减少，无眼黄、尿黄，无恶心、呕吐，无腹痛、腹泻。未予重视及诊治，此后上述症状反复出现。入院前 5 天就诊于外院，查肝功能：ALB 33g/L，TBIL 47.3μmol/L，DBIL 14.3μmol/L，ALT 167U/L，AST 108U/L，GGT 109U/L，电解质、肾功能、血脂、血糖：正常。血沉、血常规、粪常规 +OB：正常。乙肝两对半定量：HBsAb 42.9mIU/ml、HBeAb 0.03S/CO、HBcAb 6.33S/CO 均阳性，余正常。肝炎病原学：甲、丁、戊肝炎病原学均阴性。AFP 24.56ng/ml，CA125 626.4U/L，CA199、CEA、NSE、CA153、CA242、CA724、CA50：正常。特殊蛋白、体液免疫、类风湿因子：基本正常。dsDNA：阴性。自身免疫性肝病抗体谱：LC-1、ANA 弱阳性，余阴性。甲状腺功能、TPSA：正常。凝血功能：DDU 4.796ng/ml，糖化血红蛋白 7.0%，结核抗体阴性。腹部彩超：肝内高回声结节（血管瘤待排），肝实质回声稍细密，胆囊壁增厚，腹腔积液，余未见明显异常。全腹 CT 平扫 + 增强：①腹盆腔积液，腹腔脂肪间隙模糊，考虑巴德 - 吉亚利综合征可能。②肝右叶斑片状异常灌注区，肝癌待排，建议 MRI 增强扫描。③考虑双肺炎症，双侧胸腔积液。④心包增厚。常规心电图：窦性心律，正常心电图。心脏彩超：心脏结构未见异常，左心室收缩功能正常。腹部血管彩超：下腔静脉流速增快，肝右静脉管径变细，管壁增厚、回声增强，门静脉右支与肝右静脉间异常血管形成，建议必要时进一步血管造影检查。考虑"腹水待查"，予"谷胱甘肽"保肝，"螺内酯、氢氯噻嗪"利尿等治疗至

1 天前，症状改善后出院。出院后予"多烯磷脂酰胆碱"保肝治疗至今。现为求进一步诊治，就诊我院，门诊拟"腹水待查：肝窦阻塞综合征（？）"收入院。

◎既往史

3 年前起有服用中草药治疗（药物具体不详）。1 年余前因"腰痛"就诊外院查 HLA-B27 阳性，诊断"强直性脊柱炎"，予中药治疗（具体诊治经过不详）。半年前因"左侧面瘫"在当地医院予针灸及中药治疗（具体不详），目前基本治愈。

◎系统回顾

无特殊。

◎个人史

无特殊。

◎入院查体

T 36.8℃，P 100 次 / 分，R 20 次 / 分，BP 145/86mmHg，Wt 78kg。神志清楚，计算力正常，对答切题。皮肤、巩膜轻度黄染，未见肝掌，未见蜘蛛痣。双肺呼吸音稍低，未闻及干湿性啰音。心律齐，各瓣膜听诊区未闻及病理性杂音。腹部稍膨隆，全腹无压痛及反跳痛，肝脾肋下未触及，墨菲征阴性，腹部移动性浊音可疑阳性。双下肢无凹陷性浮肿，扑翼样震颤阴性，踝阵挛阴性。

◎实验室及辅助检查

血常规：CRP 12.58mg/L，LYM 18.3%，MONO 0.64×10^9/L。凝血功能：PT 14.6s，Fg 4.01g/L，DDU 2.24mg/L，FDP 10.75 μ g/ml。生化：DBIL 8.6 μ mol/L，ALT 107U/L，AST 92U/L，GGT 180U/L，ALP 131U/L，LDH 257U/L，NA 136mmol/L，GLU 10.19mmol/L，LIP 135 μ /L。免疫学指标：自身抗体均阴性。IgG4 正常。HLA-B27 阳性。HCV 抗体检测阴性。GHBV 未检测到病毒核酸。CMV DNA < 400copies/ml。EBV DNA < 400copies/ml。肿瘤标志物：AFP 22.0ng/ml，APT 42.00mU/ml，CA125 > 1000.0U/ml。腹水常规 + 细胞分析：颜色 淡黄色，清晰度 微浑，凝固性 阴性，黏蛋白定性试验 弱阳性，HGB（体液）2×10^9/L，WBC（体液）622.00×10^6/L，N% 14.30%。腹水生化：白蛋白 21g/L，球蛋白 17g/L，乳酸脱氢酶 129U/L，葡萄糖 8.65mmol/L，淀粉酶 31U/L，腺苷脱氢酶 6.9U/L。腹水结核菌涂片检查：未找到抗酸杆菌。

男全腹彩超 + 腹水：①肝肿大、肝实质回声增强、增粗。②餐后胆囊、胆囊壁水肿。③腹水。甲状腺及颈部淋巴结彩超：①甲状腺左侧叶胶质结节（TI-

RADS2 类）。②左侧颈部淋巴结肿大。**肺部 CT 平扫**：右肺中叶及双肺下叶条索影，考虑炎症，双侧胸腔少量积液，建议治疗后复查。2020 年 6 月 2 日肝脏 **CTA/CTV**（见图 14-1）：①增强后肝实质多发低灌注区，考虑肝实质局灶性缺血坏死可能，结合上腹部 CTA/CTV 如上述，不除外肝窦阻塞综合征。②动脉期及门静脉期肝 V 段强化影（异常灌注？血管瘤？），建议随访。③胆囊腺肌症伴胆囊炎。④脾大，少许腹水。2020 年 6 月 9 日行彩超引导下肝穿刺术，**肝穿刺病理回报**（见图 14-2）：（肝穿刺组织）轻度慢性肝炎（G2S2）伴肝静脉流出道狭窄，可见明显窦周纤维化、中央静脉周围纤维化及继发性含铁血黄素沉积，结合临床病史符合肝窦阻塞综合征（SOS）。

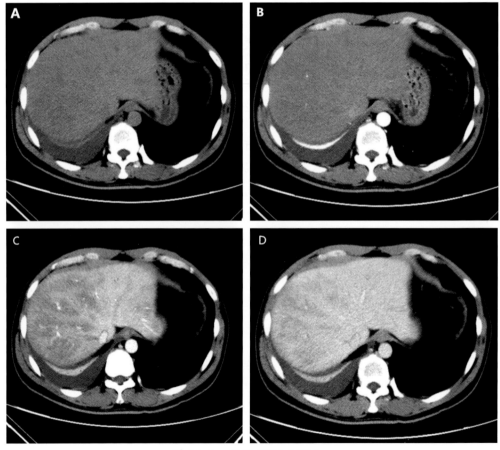

图 14-1　肝脏 CTA/CTV

　　图 A：平扫期肝实质密度欠均匀，第二肝门区肝静脉显示不清。图 B：动脉期肝实质密度欠均匀，第二肝门区肝静脉显示不清。图 C：门脉期肝实质强化不均，可见多发与肝静脉走行一致的低灌注区。图 D：延迟期低灌注区减少，肝实质趋于均匀强化，三支肝静脉隐约可见。

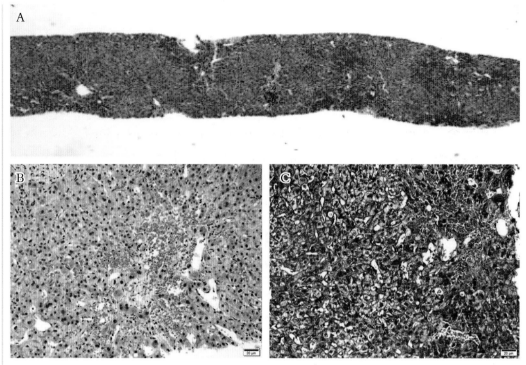

图 14-2　肝穿刺组织病理

图 A：低倍镜显示肝小叶结构存在，部分小叶肝窦扩张伴淤血（40×）。图 B：HE 染色显示中央静脉周围肝窦扩张、淤血，中央静脉内膜下纤维组织增生（200×）。图 C：Masson 染色显示肝小叶淤血区窦周纤维化，中央静脉内膜下纤维组织增生伴静脉闭塞（200×）。

临床诊治过程

◎入院诊断

①腹水待查：肝窦阻塞综合征（？）。②强直性脊柱炎。

◎治疗经过

入院后停用中草药，予"多烯磷脂酰胆碱、丁二磺酸腺苷蛋氨酸、舒肝安、复方金线莲口服液、金茵退黄颗粒等"保肝退黄，"门冬氨酸鸟氨酸"降血氨，"螺内酯、呋塞米"利尿，"头孢唑肟"抗感染等治疗。结合患者有服用中草药史，有乏力、食少、腹胀症状，出现肝功能异常、腹水，排除其他可能肝脏疾病的情况下，结合临床表现、影像学发现及肝组织病理检查结果，患者肝窦阻塞综合征（SOS）诊断明确，予加用"贝前列腺素钠"改善微循环治疗。

◎治疗结果及随访

出院后 1 月余（2020 年 7 月 6 日）无特殊不适，复查肝功能基本正常，上腹部 CTA/CTV（见图 14-3）：①原增强后肝实质多发低灌注区，现已消失，详请结合临床。②肝 V 段异常强化影，较前大致相仿，考虑血管瘤可能性大。③胆囊腺肌症伴胆囊炎，较前大致相仿。④脾大。⑤上腹部 CTA/CTV 未见明显异常。

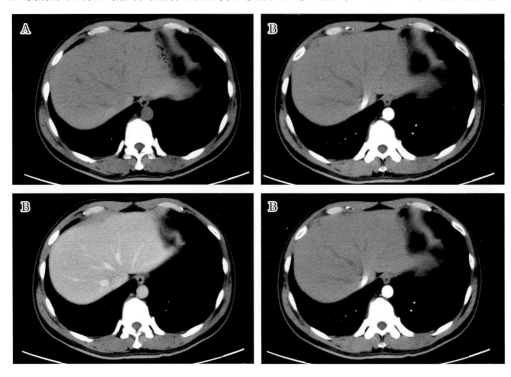

图 14-3 上腹部 CTA/CTV

图 A：平扫肝实质密度均匀，肝静脉显示清晰。图 B：增强后肝实质强化均匀，相对低灌注影消失。

◎出院诊断

①肝窦阻塞综合征（SOS）。②强直性脊柱炎。

临床思维 一、吡咯生物碱相关肝窦阻塞综合征（PA-HSOS）的诊断思路

临床上以"腹胀、肝区疼痛、腹水、黄疸、肝大"等表现就诊的患者，应考虑吡咯生物碱相关肝窦阻塞综合征（PA-HSOS）的可能性，需详尽采集既往用药史，必要时反复询问。有明确服用含 PA 植物史是 PA-HSOS 诊断的基础。疑诊患者需完善超声检查，至少包括肝脏、脾脏、门静脉、腹腔积液等项目。超声检查对 PA-HSOS 的诊断有价值，但过于依赖超声医师的经验和水平。因此，超声仅作为初筛检查，所有患者都应进一步完善腹部增强 CT 和（或）MRI 检查，

典型 CT 表现包括：① 肝脏弥漫性肿大，平扫显示肝实质密度不均匀减低。
② 静脉期和平衡期肝实质呈特征性"地图状""花斑样"不均匀强化，门静脉
周围出现的低密度水肿带称为"晕征"。③ 尾状叶、肝左外叶受累稍轻，肝静
脉周围肝实质强化程度较高，呈现特征性"三叶草征"，肝静脉管腔狭窄或显
示不清，下腔静脉肝段受压变细。④ 通常合并腹水、胸腔积液、胆囊壁水肿和
胃肠壁水肿等肝外征象。急性期患者较少合并脾大、食管胃静脉曲张等征象。
MRI 的典型表现包括：平扫表现为肝脏体积增大和大量腹水，肝脏信号不均，
3 支肝静脉纤细或显示不清；T2 加权成像表现为片状高信号，呈"云絮"状。
MRI 动态增强扫描表现为动静脉期不均匀强化，呈"花斑"状，延迟期强化更
明显。发现典型 CT 或 MRI 征象者，即可确诊为 PA-HSOS。同时，需排除其他
已知病因引起相似肝损伤的疾病，如巴德吉亚利综合征（BCS）、失代偿期肝硬
化、感染、酒精性肝损伤及其他药物性肝损伤等。

对于实验室和影像学检查不典型的疑诊患者，可行肝脏活组织检查获取病
理支持，PA-HSOS 典型病理改变为肝腺泡Ⅲ区肝窦内皮细胞肿胀、损伤、脱落、
肝窦显著扩张、充血。若患者合并大量腹水，经皮肝穿刺活检风险较大。此时，
有条件的单位可采取经颈静脉肝活检术，安全性较高。还可联合测定肝静脉压
力梯度（HVPG）评估门静脉高压情况。对于临床怀疑 PA-HSOS 的患者，如无
法获得明确服用含 PA 植物史，可行血清吡咯蛋白加合物（PPAs）检测，其具
有溯源性诊断价值。PPAs 水平越高，预后越差。

二、PA-HSOS 的病程分期

根据 PA-HSOS 病程和临床表现的不同特点大体上可将其分为急性期 / 亚急
性期、慢性期。

急性期 / 亚急性期：一般指起病 3 天至 4 周以内，患者有腹胀、肝区疼痛、
腹水，肝脏迅速肿大、叩击痛，可伴有纳差、恶心、呕吐等症状，绝大部分患
者有黄疸。

慢性期：病程一般在发病数月以后，以腹水和（或）食管胃静脉曲张破裂
出血等门静脉高压并发症为主要表现，与失代偿期肝硬化的临床表现相似。

三、PA-HSOS 诊断标准

表 14-1　HSOS 诊断标准

标准名称	使用范围	诊断项目			
		1	2	3	4
南京标准	PA-HSOS	有明确服用含PA植物史，且符合以下3项或通过病理确诊，同时排除其他已知病因所致肝损伤	腹胀和（或）肝区疼痛、肝大和腹水	血清总胆红素升高或其他肝功能异常	典型的增强CT 或 MRI 表现

注：HSOS 为肝窦阻塞综合征；PA-HSOS 为吡咯生物碱相关肝窦阻塞综合征；PA 为吡咯生物碱。通过病理确诊需要有典型病理表现：肝腺泡Ⅲ区肝窦内皮细胞肿胀、损伤、脱落，肝窦显著扩张、充血。

四、PA-HSOS 与巴德吉亚利综合征（BCS）的鉴别要点

BCS 是由各种原因的肝静脉和肝后段下腔静脉阻塞，导致肝静脉血流受阻而继发的一类疾病。急性期患者主要表现为肝区疼痛、肝大、黄疸、顽固性腹水和（或）双下肢水肿等。临床上诊断 BCS 主要依赖影像学检查，超声可见下腔静脉近心端和（或）肝静脉有狭窄或闭塞，常伴有尾状叶肿大、肝静脉间交通支形成、第三肝门开放等特征性表现。病理学在光学显微镜下主要表现为梗阻性淤血性改变，缺少内皮细胞损伤、窦周和小叶间静脉纤维化和胶原蛋白沉积。PA-HSOS 时，肝脏肿大压迫下腔静脉造成其狭窄，但肝静脉变细且不具备肝静脉间交通支是其与 BCS 的重要区别。对于一些诊断困难或者疑似病例还可以通过下腔静脉造影或 HVPG 测定来进一步明确诊断。虽然 BCS 和 PA-HSOS 临床表现相似，但两类疾病的发病机制与治疗不尽相同，因此，鉴别诊断显得尤为重要。

五、PA-HSOS 的诊断路径图（见图 14-4）

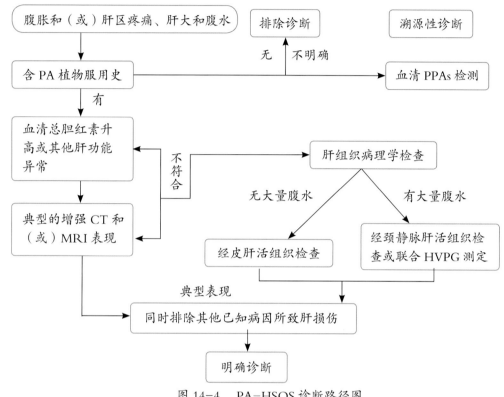

图 14-4　PA-HSOS 诊断路径图

注：PA 为吡咯生物碱；CT 为计算机断层扫描；MRI 为磁共振成像；PPAs 为吡咯蛋白加合物；HVPG 为肝静脉压力梯度；PA HSOS 为吡咯生物碱相关肝窦阻塞综合征。

参考文献：

［1］中华医学会消化病学分会肝胆疾病协作组.吡咯生物碱相关肝窦阻塞综合征诊断和治疗专家共识意见［J］.临床肝胆病杂志,2017,33（9）:1627-1637.

［2］张璐西,吴金平,徐浩,等.肝小静脉闭塞病的诊断与鉴别诊断［J］.介入放射学杂志,2012,21（12）:987-999.

［3］European Association for the Study of the Liver.EASL.clinical pratice guidelines:vascular diseases of the liver［J］.J Hepatol,2016,64（1）:179-202.

（吴雯军　高海兵　林明华）

肝硬化合并肝动脉——门静脉瘘

◎患者基本信息

男性，48 岁。

◎主诉

反复乏力、尿黄、腹胀、肢肿 30 年。

◎现病史

入院前 30 年无明显诱因出现乏力不适，伴腹胀、腹围增大，尿黄如茶水样，双下肢凹陷性浮肿，食欲、食量正常，无恶心、呕吐，无腹痛、腹泻，未注意有无眼黄、皮肤黄，无鼻衄、齿龈出血，无排黑便或血便、大便颜色变浅、皮肤瘙痒等不适。就诊于当地医院，诊断"肝硬化、腹水"，予"药物"治疗（具体不详）1 月余后好转。此后上述症状反复出现，间断性口服"螺内酯"治疗。2 年余前就诊门诊查乙肝两对半：均阴性。丙肝抗体阴性，自身抗体阴性。铜蓝蛋白 140mg/L。腹部彩超示：①肝实质弥漫性病变。②肝硬化可能伴门静脉高压、脾肿大。胃镜示：①食管静脉曲张（中度）。②十二指肠球部溃疡。具体诊疗过程不详，入院前 7 天再次出现尿黄，伴眼黄，性质同前，就诊我院门诊，拟"肝硬化"收入院。

◎既往史

有"糖尿病"病史 2 年。否认外伤、手术史。

◎系统回顾

无特殊。

◎个人史

有"肝癌"家庭史，一兄长死于"肝癌"。

◎实验室检查及辅助检查

血常规：WBC 2.48×10⁹/L，NE 1.39×10⁹/L，HGB 130g/L，PLT 41×10⁹/L，CRP 1.21mg/L。**生化**：ALB 21g/L，TBIL 77.3μmol/L，TBIL 23.8μmol/L，ALT 30U/L，AKP 147U/L，GLU 6.28mmol/L，CHOL 6.83mmol/L。**凝血功能**：PT 17.7s，PTA 57.00%，INR 1.47，APTT 42.0s，FIB 1.39g/L，AT-Ⅲ 31.2%。**乙肝两对半定量**：HBeAb 0.18S/CO，HBcAb 6.13S/CO，余项阴性。**高灵敏 HBV DNA 定量**：<20U/ml。**HIV、梅毒、丙肝抗体**：阴性。**自身抗体（9 项）组合**：阴性。**肿瘤指标**：AFP 及异质体 + 异常凝血酶原检测糖链抗原 199 22.18U/ml，余项阴性。**EB 病毒抗体**：EB 病毒衣壳抗原 IgG 抗体阳性，EB 病毒核抗原 IgG 抗体阳性，余阴性。**大便隐血**：阴性。**尿常规**：尿胆原 1+。**糖化血红蛋白 -NGSP**：6.9%。**糖化血红蛋白 -IFCC**：51.0mmol/L。**特殊蛋白四项**：α1- 酸性糖蛋白 0.150g/L，抗胰蛋白酶 0.81g/L，转铁蛋白 1.06g/L，铜蓝蛋白 0.130g/L。**免疫球蛋白**：免疫球蛋白 G 20.40g/L，补体 C3 0.25g/L，补体 C4 0.034g/L，转铁蛋白 1.05g/L。**尿铜**：141.11μg/24h（参考值：0~100μg/24h）。**K-F 环**：可疑阳性。**微量元素五项**：全血铜 8.0600μmol/L，正常。

男全腹彩超：①肝内声像符合肝硬化表现伴门脉高压、侧支循环建立及巨脾。②胆囊壁水肿。③前列腺增大。④未见腹水。**心脏彩超**：①房室大小结构及室壁运动未见明显异常。②左心室整体收缩功能正常。**肺部 CT 平扫**：双肺纹理稍增多、增粗。**颅脑 CT 平扫**：①颅脑平扫未见明显占位性病变。②双侧筛窦及上颌窦炎症。**上腹部 MR 平扫 + 增强**：①考虑肝硬化改变。②食管下段 - 胃底静脉、脾静脉及脐静脉曲张。③脾脏增大，腹水。④胆囊壁增厚。**肝穿刺病理**：肝硬化（G1S4）伴肝静脉流出道狭窄改变，结合临床病史和实验室检查病因考虑 Wilson 肝病，必要时建议行基因检测，同时建议影像学检查肝静脉流出道情况。**肝穿刺病理补充**：（特殊染色补充结果）罗丹宁染色显示部分肝细胞内常见铜颗粒；维多利亚蓝染色显示个别肝细胞内查见铜结合蛋白。（见图 15-1 至 15-4）

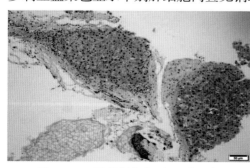

图 15-1　肝穿刺组织病理（一）
经颈静脉穿刺肝组织破碎，局灶区域显示假小叶形成（200×）。

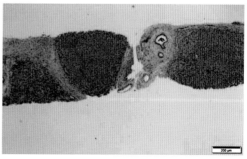

图 15-2　肝穿刺组织病理（二）
二次肝穿刺，显示典型的结节性肝硬化（40×）。

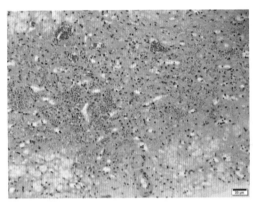

图15-3　肝穿刺组织病理（三）
部分区域肝细胞完全脱失伴间质出血，提示急性肝损伤或缺血（200×）。

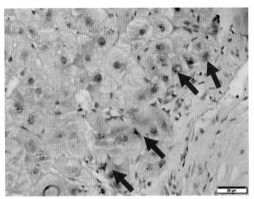

图15-4　肝穿刺病理（四）
罗丹宁染色显示肝硬化结节周边部分肝细胞内铜颗粒沉积（箭头所示）（400×）。

临床诊治过程

◎入院诊断

①肝豆状核变性。②肝硬化失代偿期（G1S4伴肝静脉流出道狭窄改变）。③门静脉高压症（食管胃底静脉曲张、脾静脉及脐静脉曲张）。④脾功能亢进（？）。

◎治疗经过

入院后予"葡萄糖酸锌"口服，"复方金线莲、金茵退黄颗粒、复方甘草酸苷、腺苷蛋氨酸"保肝退黄，"螺内酯"利尿消肿、扶正化瘀、抗纤维化，"重组人粒细胞刺激因子"提升白细胞，"胰岛素"控制血糖等治疗。但全外显子组测序：ATP 7B基因第1-21外显子的编码区序列及外显子邻近10bp的内含子系列未见致病变异。随访半年，肝功能仍无明显改善，生化：ALB 21g/L，TBIL 90.6μmol/L，IBIL 65.5μmol/L，ALP 157U/L，胆碱酯酶2503U/L，TC 7.34mmol/L。凝血：PT 17.7s，PTA 56.00%，INR 1.50，PTT 43.1s，FIB 1.26g/L（参考范围：2~4g/L），ATⅢ 31.0%（参考范围：75%~125%）；铜蓝蛋白0.112~0.15g/L。

2019年4月29日再诊我院，查上腹部CT+肝脏CTA示：①结节性肝硬化。②食管下段-胃底静脉曲张、脾静脉及脐静脉曲张，脾-肾分流。③脾脏增大。④门静脉起始部及脾静脉血栓形成。⑤胆囊炎。肝脏CTA示：①肝动脉未见明显异常。②肝动脉-门静脉瘘。③脐静脉局限性瘤样扩张。2019年5月28日骨髓穿刺髓象提示：①巨核细胞成熟障碍。②增生性贫血。骨髓活检：①（髂后）骨髓增生活跃（50%）。②粒红比例偏低，中幼以下阶段为主。③巨核细胞不少，分化欠成熟。④淋巴细胞、浆细胞、组织细胞散在，MF-0~1级。⑤红系增生，巨核细胞成熟障碍。蛋白C测定：20.8%（参考区间70.0%~140.0%）。蛋白S测定：

28.7%（参考区间 75.0%~130.0%）。（见图 15-5、图 15-6）

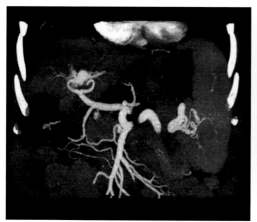

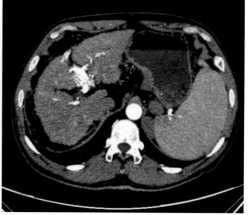

图 15-5　肝脏 CTA
血管三维重建提示肝动脉-门静脉瘘。

图 15-6　肝脏 CTA
薄层扫描提示肝动脉-门静脉瘘。

◎ 治疗结果及随访

　　目前该患者仍继续门诊随诊，尚无肝性脑病、消化道出血等表现，肝功能仍持续异常（低白蛋白血症及中度黄疸），建议肝移植，其表示暂未考虑。

◎ 出院诊断

　　①肝动脉-门静脉瘘。②肝硬化失代偿期（G1S4 伴肝静脉流出道狭窄改变）。③门静脉高压症（食管胃底静脉曲张、脾静脉及脐静脉曲张）。④脾功能亢进（？）。

一、肝硬化病因待查的诊断思路

　　根据患者起病缓慢，反复乏力、尿黄、腹胀、肢肿 30 年，彩超及 CT、MR 及肝穿刺病理均提示肝硬化、脾脏增大，故肝硬化诊断明确。

　　病因考虑：由于患者第一次住院期间查铜蓝蛋白偏低，尿铜升高，K-F 环可疑阳性；病理罗丹宁染色（部分肝细胞内常见铜颗粒）；维多利亚蓝染色（个别肝细胞内查见铜结合蛋白），根据肝豆状核变性的诊断评分系统[1]约 6 分，故首先考虑肝豆状核变性病。然而该患者经葡萄糖酸锌治疗半年后铜蓝蛋白无明显升高，血清铜正常，ATP 7B 基因检测未见致病变异，推翻初次的诊断。

　　查阅文献，铜蓝蛋白特异性不高，其降低亦可出现在各种原因所致的严重肝病，严重营养不良，肠道、肾脏蛋白丢失及其他遗传性疾病如先天性糖基化异常、MEDNIK 综合征（AP1S1 基因突变）、无铜蓝蛋白血症（CP 基因突变）、Huppke-Brendl 综合征（SLC33A1 基因突变）等，该例患者铜蓝蛋白降低考虑与严重肝硬化致长期低白蛋白血症有关。而患者肝硬化阶段可以有少量铜颗粒沉积在肝 1 区周围，可能亦非特异性。根据病理所示肝脏炎症病变轻微，病变分布不均，肝静脉回流障碍，但 CT 未见下腔静脉等血管的异常，排除巴德 - 吉亚利综合征等特发性非肝硬化性门脉高压；否认服用"土三七"药物，不支持肝窦阻塞综合征。其一哥哥死于"肝癌"，HBeAb、HBcAb 阳性，故我们进一步行高灵敏 HBV DNA 定量 < 20U/ml、肝穿刺病理免疫组化 HBsAg、HbeAg 阴性排除隐源性乙型病毒性肝炎肝硬化。自身抗体阴性，不支持自身免疫性肝炎肝硬化；否认长期大量酗酒史及明确的肝损药物使用史，不支持酒精性肝硬化、药物性肝硬化。患者脾功能亢进，但血红蛋白正常，红系与其他系下降不一致，肝组织中铁沉积，间接胆红素升高，合并糖尿病，因此我们还进一步排查了红细胞疾病继发性血色病，但基因检测未见异常，骨髓活检排除骨髓增殖性疾病。目前肝硬化的病因仍未明确。

二、肝硬化和肝动脉 - 门静脉瘘是否相关

患者自诉发现肝硬化 30 年，缺乏既往影像资料，当时是否已存在先天性肝内血管畸形不得而知，入我院后患者行肝脏 CTA 发现肝总动脉增宽、肝动脉 - 门静脉瘘，肝硬化与肝动脉 - 门静脉瘘是否相关呢？

查阅文献发现肝动脉 - 门静脉瘘（HAPFs）是并发于肝脏恶性肿瘤及肝硬化晚期的一种血管畸形疾病[2]，目前已越来越多地被发现。其发病原因及病理学改变尚不十分明确。综合国内外各报道分析，其主要的病因可分为良性疾病和恶性疾病两大类，其中恶性病因中包括肝恶性肿瘤（发生率较高）、胆管源性肿瘤等，良性病因包括有如严重肝硬化、肝脏血管瘤、肝脏损伤、医源性损伤（血管介入、活检、射频消融、脓肿及胆汁引流）、动静脉畸形等[3, 4]。先天性 HAPFs 患者通常在儿童期即有明显症状，该患者 20 余岁起开始发病，既往无肝脏肿瘤病史，又无外伤或医源性损伤因素，故考虑肝硬化继发 HAPFs 可能性大。临床上肝硬化伴 HAPFs 者更为少见，Bolognesi 等通过 814 例肝硬化患者的彩色多普勒超声检查，发现 HAPFs 7 例，发现率仅为 0.86%[2]。

瘘口大的 HAPFs 逐渐扩大，可导致邻近的门静脉血流量增加和门静脉压力增高到一定程度产生门静脉高压症[2]。除此以外，该患者还出现肝功能损伤：中度黄疸，腹胀等消化不良的表现，考虑为肝动脉血异常流入门静脉，导致供应正常肝组织的血流减少，引起正常肝组织缺血坏死，加之肝硬化严重亦影响

肝功能。其次，HAPF 长时间存在可使门静脉动脉化，压力持续升高，目前已导致食管胃底静脉曲张、脾静脉及脐静脉曲张形成、脾功能亢进、反复腹水，若未加以控制后期很可能出现消化道出血。

三、血栓形成的原因

患者抗凝血酶Ⅲ明显减低，是 PC、PS 下降的原因，但基因检测不支持易栓症，那是什么原因导致的门静脉起始部、脾静脉血栓？

门静脉血栓形成的原因可能：①动静脉瘘导致门静脉血流呈涡流状态[2]。②肝硬化门静脉高压时，由于血流动力学改变，门静脉壁的破坏和局限性增厚，为血栓形成创造了条件[5]。③肝硬化肝脏合成功能障碍导致抗凝蛋白普遍减低，容易在感染、免疫炎症等因素的作用下打破止血平衡状态，从而形成血栓[6]。

背景知识

肝动脉–门静脉瘘（hepatic arterioportal fistulas，HAPFs）较为罕见，是肝动脉与门静脉之间形成异常的血流通道，使压力较高的动脉血不经过毛细血管网，直接冲击瘘道后进入门静脉致使其扩张，从而导致瘘口局部血管发生病变或瘘口周围、甚至全身血流动力学发生改变。其为引起窦前性门静脉高压的原因之一[3]。

肝硬化伴 HAPFs 者临床较少见。HAPFs 临床症状的严重性与所累及的范围和分流量的大小明显相关。一般来说，瘘口大的 HAPFs 也随之逐渐扩大，导致邻近的门静脉血流量增加和门静脉压力增高，从而导致门静脉高压。门静脉压力逐渐升高直至接近或达到动脉压水平即门静脉动脉化。而瘘口较小的 HAPFs 则容易并发血栓[5]。临床表现除了门静脉高压外还可出现：①肠道局部缺血的表现。因"窃血现象"而出现坏死性肠炎—腹痛、腹泻、体质量降低。②肝功能损伤。恶心、厌油、消化不良等症状。③胆管出血。④充血性心力衰竭。HAPFs 的血流动力学改变也可导致体循环高动力状态，心脏排血量和回心血量均增加。⑤可在腹部听到连续性血管杂音或触及震颤[3-5]。

HAPFs 的诊断依赖各种影像学检查。超声影像有以下特征：①门静脉主干及分支内反向血流，门静脉频谱为动脉型。②肝动脉增宽，流速增高。③无合并肝脏疾病时，肝实质回声无明显改变。④脾肿大、腹水等门静脉高压表现。CT 影像的主要特征是门静脉系统提前显影[7]。肝动脉造影是诊断 HAPFs 的金标准，能了解动静脉瘘的部位和范围，清晰地显现出小的、独立的瘘口，并可清楚地观察到向肝型门静脉血或离肝型门静脉血[3]。其 DSA 特点：门静脉显影早、可显示瘘的近端肝动脉扩张及门静脉扩张伴有侧支循环[7]。

关于 HAPFs 的最佳治疗仍存在争议，具体治疗方式主要取决于瘘口大小、部位和数量。最常见的治疗方式为介入栓堵治疗、外科治疗以及外科、介入联合治疗，或者行原位肝移植治疗等。治疗方法有以下特点：①药物治疗可使用利尿、输注白蛋白控制腹腔积液，降低心率以减少门静脉血流，从而降低门静脉压力，最终控制消化道出血的风险，但作用有限。②经动脉进行瘘口介入栓堵是目前治疗 HAPFs 最有效及首选的治疗手段。瘘口栓塞的原则是将毛细血管床完全栓塞，以达到彻底夯实栓塞的目的。③手术治疗是 HAPFs 的传统治疗手段，包括肝动脉结扎病变肝段、肝叶切除术等，但术后并发症较多、创伤大、恢复慢，手术禁忌证较多，现已很少单独应用[3]。

参考文献：

[1] 陈淑如,崇雨田,李新华.遗传性铜代谢异常的致病机制及临床诊断 [J].临床肝胆病杂志,2019,35（8）;1667-1672.

[2] 潘升权,殷世武,项廷淼,等.肝动脉门静脉瘘伴门静脉血栓形成 1 例 [J].安徽医学,2016,37（4）;502-503.

[3] 李玲玲,于世平.肝动脉－门静脉瘘的分类及治疗进展 [J].实用医学影像杂志,2014,15（4）;286-288.

[4] 魏波,李肖,唐承薇.动脉门静脉瘘在门静脉高压中的作用及诊治 [J].中华消化杂志,2011,31（7）;500-502.

[5] 袁胜忠,陈凤媛,沈强.肝硬化的罕见并发症——肝动脉门静脉瘘和门静脉血栓形成 [J].罕见疾病杂志,2006,13（6）;9-12.

[6] 张云聪,乔蕊.遗传性易栓症实验室检测报告应个体化解释 [J].临床检验杂志,2020,38（6）;454-457.

[7] 徐琳,吴性江,黄骞,等。肝前性门静脉高压症的罕见病因——肝动脉－门静脉瘘（附 3 例报告和文献复习）[J].外科理论与实践,2009,14（2）;206-211.

（周丽娜　林勇　林春　潘晨）

不明原因肝硬化确诊 Caroli 综合征

◎患者基本信息

男性，24 岁。

◎主诉

反复眼黄、尿黄 3 年余。

◎现病史

入院前 3 年余无明显诱因出现眼黄、尿色黄如茶水样，无乏力不适，食欲、食量正常，无恶心、呕吐，无腹痛、腹泻，无畏冷、发热等。就诊于外院，考虑"胆管扩张"（具体不详），未治疗。之后眼黄、尿黄症状时轻时重，无发热、腹痛不适，未予治疗。入院前 1 个月突然出现晕厥，人事不省，时间持续约 5 分钟，伴胸闷、气促，无口吐白沫、抽搐等，就诊于外院，查血常规：PLT 30×10^9/L，余正常。肝功能：ALB 24g/L，TBIL 61.49 μ mol/L，DBIL 18.3 μ mol/L，ALT 30U/L，AST 36U/L，GGT 63U/L。乙肝两对半：HBsAb、HBeAb、HBcAb 阳性。丙肝抗体：阴性。心脏彩超：①肺动脉增宽，肺动脉高压（重度）。②三尖瓣反流，右心房右心室增大。③左心室舒张功能降低。腹部彩超：①肝弥漫性病变，考虑肝硬化。②门静脉正常声像未探及，考虑闭塞可能。③肝内胆管弥漫性扩张，考虑先天性（？）。④肝内多发低回声。肝 MR 平扫加增强：①肝硬化并再生结节。②脾大，肝内脾内含铁血黄素沉积。③肝内胆管明显扩张。④门脉主干及分支未见明确显示，部分侧支显影，门脉海绵样变。门静脉 CTA：①门静脉主干及肝内分支细小。②肝门区、胃底、食道下段及脾门区多发侧支血管，考虑门静脉发育不良，伴门静脉海绵样变。③肝硬化并再生结节。④脾肿大。⑤肝内胆管不同程度不均与扩张。予"西地那非"及保肝治疗至今，为进一步治疗转诊我院，门诊拟"肝功能异常"收入院。

◎既往史

18年前（患者6岁时）曾出现呕血2次，每次500~600ml，当时就诊于外院，诊断"消化道出血、多囊肝"，予相应治疗（具体不详）。

◎系统回顾

无特殊。

◎个人史

无特殊。

◎入院查体

T 36.3℃，P 68次/分，R 18次/分，BP 118/60mmHg。神志清楚，面色晦暗，皮肤、巩膜轻度黄染，可见肝掌，未见蜘蛛痣。双肺听诊无异常。心率68次/分，节律齐，心脏听诊P2＞A2，肺动脉瓣区可闻及2级收缩期喷射性杂音，其余听诊区未闻及心脏杂音。腹平软，无压痛、反跳痛，肝右肋缘下未触及，脾脏左肋下10cm可触及，界清，质韧，无触痛，移动性浊音阴性，双下肢无浮肿，扑翼样震颤阴性。

◎实验室及辅助检查

血常规：WBC 3.62×10^9/L，HB 128g/L，PLT 68×10^9/L。肝功能：ALB 25g/L，TBIL 41.7μmol/L，DBIL 22.3μmol/L，ALT 45U/L，AST 35U/L，GGT 74U/L，AKP 92U/L，TBA 30.1μmol/L。凝血功能：PT 17.0S，PTA 63.00%，INR 1.36，DDU 0.21mg/L，Fib 2.32g/L。乙肝两对半：HBsAb 827.59mIU/ml（阳性），抗-HBe抗体0.12S/CO（阳性），抗-HBc抗体7.8S/CO（阳性）。甲、丙、丁、戊肝病原学：均阴性。HIV抗体、梅毒抗体：阴性。肝病自身抗体：ANA、AMA、SMA、LC-1、LKM-1、SLA、M2、gp210、sp100均阴性。免疫球蛋白：IgG 10.8g/L，IgA 2.55g/L，IgM 0.958g/L。肿瘤标志物：异常凝血酶原86mAu/ml、AFP及异质体阴性。铜蓝蛋白：正常。心肌酶谱、肾功能、血脂：正常。

腹部彩超：①肝内声像呈弥漫性病变伴侧支循环建立、巨脾（20.42cm×7.81cm），请结合临床。②肝内多发低回声区，建议进一步检查。③门静脉结构正常声像未探及（纤维化？）。④肝内胆管弥漫性扩张（先天性肝内胆管扩张？）。⑤胆囊壁毛糙。⑥双肾体积偏大、实质回声增强，请结合临床。⑦双肾结石。⑧前列腺钙化灶。⑨未见腹水。心脏彩超：①右心稍增大（右心房、右心室横径分别为4.52cm、4.06cm）。②三尖瓣轻度反流伴重度肺动脉高压（肺动脉收缩压至少 71mmHg），肺动脉增宽（主干径为 2.95cm）。③左心增大。④左心室舒张功能减退，整体收缩功能正常。**肺部 CT：**双肺条索影，右肺下叶肺大泡，左右肝内胆管扩张。**上腹部 MR 平扫 + 增强 +MRCP：**（见图 16-1）①结节性肝硬化。②脾脏增大，脾内铁质沉积。③食管下段 - 胃底静脉、脾静脉及脐静脉曲张。④肝脏脂肪浸润。⑤门静脉主干及分支未见明确显示。⑥肝内胆管不同程度扩张，考虑先天性发育异常。⑦胆囊壁增厚。

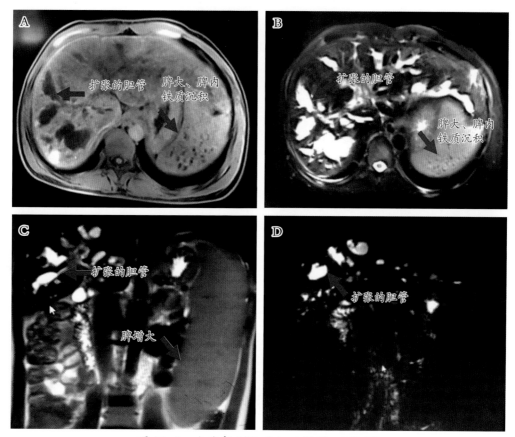

图 16-1　上腹部 MR 平扫 + 增强 +MRCP

图 A、B：可见扩张的胆管，脾大、脾内铁质沉积。图 C：可见扩张的胆管，脾增大。图 D：可见扩张胆管。

上腹部 CTA：（见图 16-2）①结节性肝硬化，不典型增生结节形成（？）。②脾脏增大。③食管下段 - 胃底静脉、脾静脉及脐静脉曲张。④腹水。⑤脾动脉多发动脉瘤（？），门静脉肝内分支未见明确显示。⑥肝内胆管不同程度扩张，考虑先天性发育异常。⑦胆囊壁增厚。

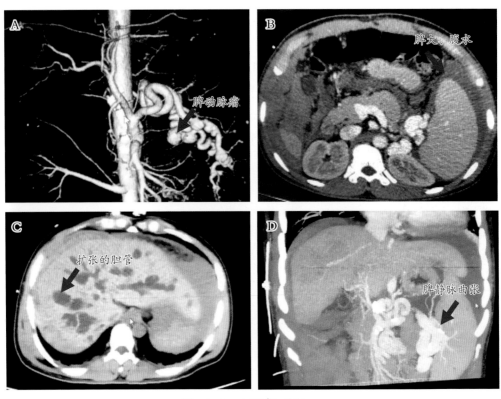

图 16-2　上腹部 CTA

图 A：脾动脉瘤。图 B：脾大，腹水。图 C：可见扩张的胆管。图 D：脾静脉曲张。

临床诊治过程

◎ 入院诊断

①肝硬化失代偿期（病因未明）。②门静脉高压症：食管、胃底、脾静脉曲张。③门静脉发育异常（？）。④脾功能亢进症。⑤血小板减少症。⑥肺动脉高压（重度）。⑦低白蛋白血症。

◎ 治疗经过

入院后予"多烯磷脂酰胆碱、熊去氧胆酸、消炎利胆片"保肝退黄，补充人血白蛋白，继续"西地那非"降低肺动脉压力等治疗。

患者幼年期即发病，有消化道出血病史，依据目前影像学及检查化验结果，考虑肝硬化原因不明，伴门静脉闭塞、肝内胆管扩张，高度疑诊遗传性肝病可能。为进一步明确病因，于 2018 年 5 月 22 日行肝脏穿刺活检，并送检全外显子组测序检查。患者于肝穿术后出现腹痛、血压下降，腹腔穿抽出不凝固血性腹水，考虑肝穿刺术后出血，失血性休克，予积极补液、止血等处理后出血控制。同时病程中患者出现胆道感染，予抗感染后好转。

随后肝组织病理回报：肝小叶结构紊乱，未见明显肝小叶炎，肝细胞内多量含铁血黄素颗粒沉着，汇管区纤维间隔形成，间隔粗细不均，纤维间隔内可见胆管增生，部分胆管板畸形、扩张，部分管腔内可见胆汁淤积，静脉分支显著减少，纤维背景中未见明显炎症细胞浸润，符合先天性肝纤维化伴含铁血黄素沉着（见图16-3）。考虑先天性肝纤维化伴肝内胆管扩张，临床诊断Caroli综合征。然而，由于患者伴有重度肺动脉高压，肝移植风险大，暂时继续予内科保肝退黄、降低肺动脉高压及控制胆道感染治疗。

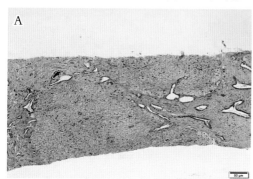
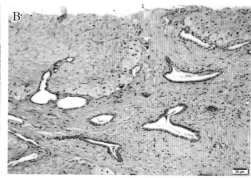
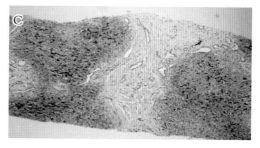

◎治疗结果及随访

经治疗后患者病情好转出院。出院后全外显子组测序检查回报：PKHD1基因存在c.3944T＞G（p.L1315R）、c.3089T＞T（p.A1030V）两个杂合变异（见图16-4），从基因层面再次佐证诊断Caroli综合征（Ⅱ型Caroli病）。出院后患者规律随访，仍反复出现胆管感染，TBIL波动于48.3~110.2μmol/L。

图16-3　肝穿刺组织病理

图A：低倍镜显示小叶结构紊乱，纤维间隔形成（100×）。图B：纤维间隔内炎症轻微，胆管板畸形（200×）。图C：普鲁士蓝染色显示肝细胞内多量含铁血黄色素沉积（100×）。

基因	染色体位置	基因突变信息	合子类型	疾病名称	遗传模式	ExAC Het/Hom	HGMD分类	变异来源
PKHD1	chr6：51890664	NM_138694：exon32：c.3944T＞G（p.L1315R）	Het	Polycystic kidney disease 4, with or without hepatic disease，[MIM：263200）	AR	110	·	NA
PKHD1	chr6：51907665	NM_138694：exon27：c.3089C＞T（p.A1030V）	Het	Polycystic kidney disease 4, with or without hepatic disease，[MIM：263200）	AR	810	DM	NA

图16-4　全外显子组检测

◎出院诊断

Caroli 综合征（Ⅱ型 Caroli 病）。

患者幼年起病，6岁时因"消化道出血、多囊肝"住院，近3年反复出现黄疸，此次伴发肺动脉高压，病情迁延复杂，给临床诊断带来一定难度。在临床诊疗过程中，针对现有的临床线索，对患者的临床表现展开讨论。

一、探究黄疸原因

患者青少年发病，反复出现黄疸，影像学提示肝内胆管弥漫性扩张，无结石、肿瘤等占位表现，首先考虑黄疸是否与先天性胆管扩张有关。胆管扩张症（biliary dialtation B D）又称胆管囊肿，是临床较少见的一种原发性胆管病变，可由婴幼儿时期先天性胆管扩张延续而来，也可在成年期发病，主要表现为肝内、外胆管单发或多发性局部扩张[1]。而继发性胆管扩张多由于胆管结石、狭窄或肿瘤导致胆道梗阻形成，不属于 BD 范畴。BD 病因复杂，目前主要有遗传学因素、胰胆管合流异常（PBM）、胃肠道神经内分泌、胆管上皮异常增殖、其他因素（如病毒感染、妊娠、胆管炎等）。BD 常见并发症有胆管结石、胰腺炎和胆管癌变，其他并发症有复发性胆管炎、门静脉高压症、自发性囊肿破裂等。BD 分型方法较多，目前中际上较为常用的 Todani 分型[2]，见图 16-5。

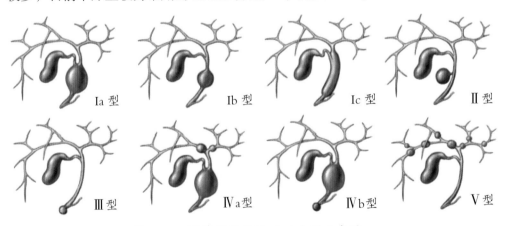

图 16-5　胆管扩张症 Todani 分型示意图

Ia 型：胆总管囊状扩张；Ib 型：胆总管局限性扩张；Ic 型：肝外胆管弥漫性梭状扩张；Ⅱ型：胆总管憩室样扩张；Ⅲ型：胆总管十二指肠壁内段扩张，又称为胆总管末端囊肿；Ⅳa 型：肝内外胆管多发性囊状扩张；Ⅳb 型：仅肝外胆管多发性囊状扩张；Ⅴ型：肝内胆管单发或多发性囊状扩张，即 Caroli 病。

患者影像学提示肝内胆管弥漫性扩张，胆管扩张局限于肝内，呈多发性囊状样扩张，排除了结石、肿瘤因素，胆管扩张呈现非串珠样节段性扩张，查自身抗体、免疫球蛋白及IgG4等均阴性亦排除PSC或IgG4相关胆管炎所致扩张，故考虑先天性胆管扩张。据其Todani分型属于Ⅴ型，应考虑诊断Caroli病。

二、患者门脉高压类型

患者此次腹部CTA、MRI均提示食管下段-胃底静脉、脾静脉及脐静脉曲张，门静脉高压诊断可成立，但结合患者病史，幼年即发生消化道出血，当时外院并未诊断肝硬化，此次肝脏CTA及MRI未见肝硬化典型的结节样病变，门静脉高压是否肝硬化所致有待商榷。相反，从影像学上可诊断Caroli病，而Caroli病可并发门静脉高压。因此，为明确是否肝硬化门静脉高压，予行肝组织活检。之后肝组织病理提示肝内胆管板畸形，符合先天性肝纤维化，排除肝硬化诊断，明确为非硬化性门静脉高压。至此，我们考虑患者可诊断先天性肝纤维化、Caroli病，并发门静脉高压、肺动脉高压。那么，先天性肝纤维化和Caroli病之间存在何种联系，应该进一步探讨。

三、先天性肝纤维化（CHF）与Caroli病的关系

先天性肝纤维化（CHF）是1961年由Kerr等首先命名的一种常染色体隐形遗传性疾病，是一种罕见的、与胆管板畸形相关的肝内胆管遗传发育障碍疾病。在临床上，CHF常伴见其他肝脏畸形改变，如Caroli病。先天性肝纤维化（CHF）病理特征常表现为：①肝内胆管扩张和增生，扩大的胆管上皮覆以正常的柱状上皮细胞，可伴有肝内胆管发育畸形或海绵状扩张。②肝组织内呈现宽大致密且炎症不明显的胶原纤维间隔，或纤维束弥漫穿插于固有的肝小叶内。③肝细胞板排列大致正常，一般无肝细胞结节性再生，不形成典型的假小叶结构。

Caroli病又名先天性节段性肝内胆管囊性扩张症、交通性海绵状胆管扩张症，是Caroli在1985年首先描述的一种常染色体隐性遗传疾病。该病罕见，发病率为百万分之一，它以涉及整个肝、叶或段的多灶性、节段性肝内胆管扩张为特点，易合并肝内胆管石、胆管炎、肝脓肿。Caroli病分为Ⅰ型和Ⅱ型，Ⅰ型为单纯型，表现为肝内胆管呈多发性囊性扩张，常伴肝内胆管结石；Ⅱ型或复杂型，又称Caroli综合征，其特征是在Ⅰ型Caroli病的基础上合并先天性肝纤维化（CHF）和（或）多囊肾病（PKD）。虽然两型存在定义上的区别，但一般认为两者实际上代表了同一种疾病的不同谱系[3,4]。在实验室指标中，Ⅱ型患者比Ⅰ型患

者更容易由全血细胞减少和血小板减少症的表现，从而对其两种类型进行鉴别。CHF、I 型 Caroli 病、Caroli 综合征分别具有各自的特征，可通过肝组织病理予以区别（如表 16-1）。

表 16-1　CHF、Caroli 病、Caroli 综合征的特征

	CHF	Caroli 病	Caroli 综合征
特征	小叶间小胆管发育不良	肝内大胆管的胆管板畸形	肝内大胆管和小叶间小胆管发育不良同时出现

本例患者有较典型的门静脉高压、脾功能亢进、血小板减少等症状，符合 II 型 Caroli 病的临床特征。一般来说肝活检并不是 Caroli 病诊断所必须的，但 Caroli 综合征中肝纤维化的病变需要组织病理学证实，典型的发现是门静脉异常和门静脉周纤维化，但没有炎症，桥接纤维化在晚期先天性肝纤维化中也很常见[5]。本例中肝活检证实肝纤维化及汇管区的胆管畸形、扩张及淤胆，纤维背景中未见明显炎症细胞浸润，符合 II 型 Caroli 病的病理学改变，故本例临床 + 影像 + 肝穿刺病理 II 型 Caroli 病（即 Caroli 综合征）诊断明确。

四、PKHD1 基因与 Caroli 病

肝内胆管由具有双向潜能的肝祖细胞发育而来，并与由胆管板形成的肝静脉间充质相联系，胆管板随后再重塑为成熟的胆管[6]。Caroli 病为胚胎时期胆管重塑异常导致，倾向于一种由基因异常（如 PKD1、PKHD1 基因突变）导致的疾病，可合并先天性肝纤维化，常伴有常染色体隐性遗传多囊肾（recessive polycystic kidney，ARPKD），可能与 ARPKD 是同一致病基因导致的疾病。ARPKD 的主要致病基因 PKHD1 基因位于 6 号染色体上，是人类最长的基因之一，延伸长度超过 469kb，包括 67 个转录外显子，编码 FPC 蛋白，FPC 蛋白表达于再生细胞的初级纤毛，主要分布于肾集合管和袢升粗段以及胆管上皮细胞，缺乏 FPC 蛋白可导致肾集合管异常囊性扩张和胆管板畸形。出院后患者全外显子组测序结果回报示存在 PKHD1c.3944T > G（p.L1315R）及 c.3089T > T（p.A1030V），两个杂合变异（见图 16-4），从基因层面再次佐证了 Caroli 病的诊断，至此本例："案例临床 + 影像 + 肝穿刺病理 + 基因检测"明确诊断 Caroli 综合征（即 II 型 Caroli 病）。

五、肺动脉高压与门静脉高压

尽管患者目前已明确诊断 Caroli 综合征，合并门静脉高压（食管下段 – 胃底静脉、脾静脉及脐静脉曲张），但是此次患者肺动脉高压是否与 Caroli 综合征、门静脉高压相关？为进一步明确两者间的相关性，我们进行文献检索，发现门静脉高压可诱发肺动脉高压，即门静脉性肺动脉高压（portopulmonary hypertension，POPH）。

POPH 是在门静脉高压基础上出现平均肺动脉压力（mPAP）升高（静息状态下 mPAP > 25 mmHg，运动时 mPAP > 30 mmHg）和肺血管阻力（PVR）增加（PVR > $240dynes \cdot s^{-1} \cdot cm^{-5}$）。而肺毛细血管楔压（mPCWP）正常（mPCWP < 15 mmHg）（以上数值以右心导管检查为准），并排除其他原因造成的肺动脉高压。POPH 在临床上常常容易被忽视，患者早期症状不明显，随着病情的发展逐渐出现劳力性呼吸困难、乏力、外周性水肿，重者可出现右心衰竭症状，如颈静脉怒张、第二心音亢进、三尖瓣及肺动脉瓣反流性杂音等。

POPH 的治疗手段仍然有限。磷酸二酯酶 5 抑制剂（西地那非）可通过抑制环鸟甘酸的代谢来调节 NO 的血管活性作用，口服可改善 POPH 患者的肺功能，降低 PVR、mPAP，并增加心输出量。选择性内皮素受体拮抗剂（安立生坦）可使 POPH 患者肺功能好转、心排血量增加，PVR 下降。但中度至重度肝功能不全或转氨酶升高的患者不建议使用任何内皮素受体拮抗剂。对于进展期 POPH 患者（ mPAP ≥ 35~40mmHg），推荐应当最小剂量使用 β 受体阻断剂，需用其他方法治疗静脉曲张（ 如胃镜套扎术）。对 POPH 患者应慎重考虑 TIPS。充血性心衰竭和重度肺动脉高压（ mPAP ≥ 45mm Hg）是 TIPS 的绝对禁忌证；中度 POPH（ 35mmHg ≤ mPAP < 45mm Hg）是相对禁忌证。此外，《2016 年国际肝移植学会实践指南：肝肺综合征与门脉性肺动脉高压的诊断与管理》提出：重度 POPH 对肺血管舒张药无反应，肝移植风险极高。有重度 POPH 患者进行肝移植术后致死的报道。若 mPAP ≥ 35 mmHg，应对 POPH 患者进行肺动脉高压靶向治疗，需告知患者肝移植前 mPAP ≥ 35mmHg 或 PVR 上升与肝移植的并发症发生率和死亡率增加相关；若 mPAP 在 45~50mmHg 或以上则为肝移植的绝对禁忌证。

六、Caroli 病治疗及预后

目前 Caroli 病没有标准化的治疗方案，用熊去氧胆酸进行药物治疗，可降低胆固醇在肝脏的合成，分泌并提高胆固醇的肠吸收，从而增加胆汁的流动性。

Caroli 病的治疗是多学科的，包括内镜、介入放射和手术干预，ERCP 是有用的引流程序，可以缓解黄疸并协助管理胆管炎，但是不能阻止疾病的进展。手术目的应以治疗并发症为主，也有人认为因一部分 Caroli 病可发生癌变[7]，且癌变早期无特征性表现，一旦确诊多已广泛转移，故提倡对 Caroli 病应早发现，早期积极切除病灶，通畅引流，对病变累及左右肝不能彻底切除病灶时，应慎重选择手术。

手术治疗选择包括节段性或肝叶状肝切除或肝移植，取决于疾病的严重程度和肝功能受损情况。节段性肝叶切除术对于局限性囊肿疾病是最佳的，但高达 20% 的患者将需要随后对对侧半肝进行放射或内镜治疗。目前肝移植被认为是治疗该疾病的最佳手术方式。然而，门脉性肺动脉高压（POPH）是晚期等待肝移植术患者中一种常见并发症，重度门脉性肺动脉高压（平均肺动脉压 > 50 mmHg）通常被认为是肝移植术的禁忌证，因此肝移植术前对 II 型 Caroli 病患者进行肺动脉压评估是必要的，若患者评估为中度至重度肺动脉高压，则应在手术前进行"西地那非、安立生坦"等肺动脉高压靶向药物治疗。

参考文献：

[1] HAMADA Y,ANDO H,KAMISAWA T,et al.Diagnostic criteria for congenital biliary dilatation 2015[J].J Hepatobiliary Pancreat Sci,2016,23（6）:342-346.

[2] 中华医学会外科学分会胆道外科学组,胆管扩张症诊断与治疗指南[J].中华消化外科杂志,2017,16（8）:767-774.

[3] FABRIS L,FIOROTTO R,SPIRLI C,et al.Pathobiology of inherited biliary diseaes:a roadmap to understand acquired liver diseases[J].Nat Rev Gastroneterol Hepatol,2019,16（8）:497-511.

[4] 李菲菲,傅兆庆,任万华,等.先天性肝纤维化伴 Caroli 病一例[J].中华肝脏病杂志,2019,27（6）:463-465.

[5] 李跃莹,田素芳,蔡宇翔,等.Caroli 病的临床病理特征及文献复习[J].武汉大学学报（医学版）,2020,41（1）:149-152.

[6] NAKARMA Y,HARADA K,SATO Y,et al.Recent progress in the etiopathogenesis of pediatric biliary disease,particularly Caroli's disease with congenital hepatic fibrosis and biliary atresia[J].Histol Histopathol,2010,25（2）:223-235.

[7] MABRUT JY,KIANMANESH R,NUZZO G,et al.Surgical management of congenital

intrahepatic bile duct dilatation,Caroli's disease and syndrome:long-term results of the French Association of Surgery Multicenter Study [J].Ann Surg,2013,258（5）:713-721.

（林秋香 黄祖雄 王斌）

5年内反复发生脓毒血症的 Caroli 病合并胆管感染

病史摘要

◎患者基本信息

男性，45岁。

◎主诉

发热2天。

◎现病史

入院前2天无明显诱因出现发热，体温最高达40.0℃，伴有畏冷，无寒战，无盗汗，无皮疹、关节痛，无咳嗽、咳痰、胸痛，无心悸、胸闷、气促，无恶心、呕吐、腹胀、腹痛、腹泻，无尿黄、眼黄、皮肤黄，无血尿、酱油样尿，无尿频、尿急、尿痛。未予重视及诊治，自行予"莫西沙星"口服2天，体温可下降至正常水平。后就诊我院门诊，查血常规：CRP 263.50mg/L，WBC 13.25×10⁹/L，N% 93.0%，NE 12.32×10⁹/L，HGB 143g/L，PLT 78×10⁹/L。肝功能：ALB 42g/L，TBIL 62.7μmol/L，DBIL 15.5μmol/L，ALT 159U/L，AST 69U/L。肾功能：尿素8.3mmol/L，血肌酐108μmol/L。腹部彩超：①肝肿大伴多发性囊肿（多囊肝？）。②胆囊切除术后。③左肾囊肿、左肾结石。④未见腹水。现为求进一步诊治，转入我科。

◎既往史

入院前5年余（2012年5月）出现发热，热型呈弛张热，最高达41℃。就诊于外院，查上腹部彩超提示多囊肝，未进一步诊疗。其后该症状平均1年发作2~3次，性质同前，就诊当地卫生院予抗感染等治疗后可缓解（具体药物不详）。2015年7月6日上述症状再发，就诊于我院肝胆外科，7月7日查上腹部CT平扫+增强示：①肝内多发囊样密度影，多囊肝（？），详请结合临床。②脾脏增大。③胆囊壁增厚。④双肾囊肿。⑤左肾结石。诊断"肝囊肿并感染"，予"头孢哌酮舒巴坦"抗感染治疗3天，体温正常，病情好转出院，出院后继续口服"莫西沙星"抗感染。后分别于2015年7月16日、2016年2月25日、

2016年5月25日、2018年10月20日均因发热多次就诊我院肝胆外科，诊断：①肝脓肿。②肝多发囊肿。③胆囊结石。④双肾囊肿。⑤脓毒血症等。多次血培养肺炎克雷伯菌。予抗感染治疗。2015年7月22日行肝脓肿穿刺引流术，2015年7月30日行肝脓肿/肝囊肿穿刺引流术，2017年5月11日在静脉麻醉下行"ERC+EST+十二指肠乳头柱状气囊扩张+取石球囊取石+鼻胆管置入术"，术后一般情况稳定，于2017年5月12日在全麻下行"腹腔镜胆囊切除术"，术后康复可顺利出院。

◎系统回顾

无特殊。

◎个人史

母亲及兄弟姐妹均患多囊肝。

◎入院查体

T 38.5℃，P 126次/分，R 23次/分，BP 96/65mmHg，Wt 80kg。神志清楚，皮肤、巩膜轻度黄染，未见肝掌及蜘蛛痣。全身浅表淋巴结未触及肿大。双肺呼吸音清，未闻及干湿性啰音，心脏听诊无异常。腹平软，腹部可见数个5角硬币大小的腹腔镜手术瘢痕，愈合佳，全腹无压痛反跳痛，腹部无包块，肝脾肋下未触及，胆囊未触及，墨菲征阳性，脾脏未触及，肝区轻度叩击痛，腹部移动性浊音阴性，双下肢无水肿，扑翼样震颤阴性。

◎实验室及辅助检查

血常规： WBC 13.25×10^9/L，N% 93.0%，MO% 3.3%，NE 12.32×10^9/L，HGB 143g/L，PLT 78×10^9/L。CRP 263.50mg/L。PCT 7.85ng/ml。**尿常规：** 正常。**肝功能：** ALB 42g/L，TBIL 62.7μmol/L，DBIL 15.5μmol/L，ALT 159U/L，AST 69U/L。**肾功能：** 尿素 8.3mmol/L，血肌酐 108μmol/L。**凝血功能：** PTA 42.00%，INR 1.91，FIB 6.25g/L，DDU 2.82mg/L。**血培养：** 肺炎克雷伯菌、大肠埃希菌。

腹部彩超： ①肝肿大伴多发性囊肿（多囊肝？）。②胆囊切除术后。③左肾囊肿、左肾结石。④未见腹水。**心脏彩超：** ①主动脉瓣轻度反流。②左心室整体收缩功能正常。**肺部CT平扫：** 双肺斑条影，双侧胸腔少量积液伴双肺下叶膨胀不全，考虑炎症改变。**MR上腹部平扫+增强+MRCP：** ①肝内多发囊样信号影，部分囊肿伴感染（？），详请结合临床。②动脉期肝左叶异常强化灶，异常血流灌注（？），请结合临床，随诊复查。③脾脏增大。④胆囊切除术后改变；考虑肝总管结石伴上段胆管扩张。⑤双肾囊肿。⑥肝门区及腹膜后多发淋巴结影。⑦MRCP示：胆总管内充填长 T1 短 T2 异常信号影，较大者直径约 1.5cm，伴左右肝内胆管及胆总管扩张；胰管显影良好，未见明显扩张。（见图 17-1 至图 17-4）

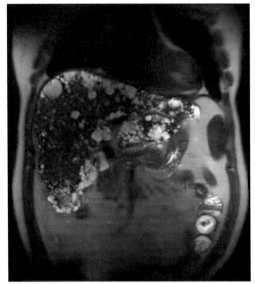 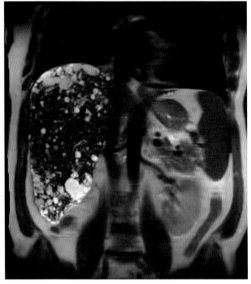

图 17-1　MRI T2WI
肝内多发囊状高信号影。

图 17-2　MRI T2WI
肝内多发囊状高信号影。

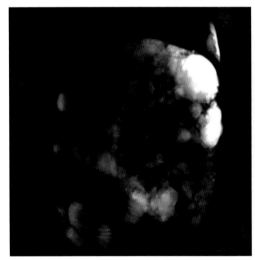 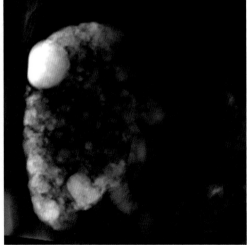

图 17-3　MRCP 三维立体重建
肝内多发囊状高信号影及肝门区扩张胆管。

图 17-4　MRCP 三维立体重建
肝内多发囊状高信号影及肝门区扩张胆管。

◎ 入院诊断

　　① Caroli 病（伴胆管感染）。② 脓毒血症（肺炎克雷伯菌、大肠埃希菌）。③ 感染中毒性肝炎。④ 肺部感染。⑤ 双侧胸腔积液（伴双肺下叶膨胀不全）。⑥ 血小板减少症。⑦ 高血压病。⑧ 双肾囊肿。⑨ 左肾结石。⑩ 胆囊切除术后。

◎ 治疗经过

　　入院后予"多烯磷脂酰胆碱"保肝，先予美罗培南抗感染，后根据药敏试验予"头孢曲松"抗感染治疗，并建议行肝移植，患者因经济原因不能承担移植手术费用，故予药物保守治疗。20 天后，体温恢复正常，多次血培养均阴性。2019 年 6 月 9 日复查血常规：WBC 4.37×10^9/L，N% 56.4%，NE 2.46×10^9/L，HGB 106g/L，PLT 221×10^9/L，CRP 1.46mg/L。PCT： 0.06ng/ml。肝功能：ALB 35g/L，TBIL 10.6μmol/L，DBIL 2.3μmol/L，ALT 30U/L，AST 26U/L。肾功能：AU 5.5mmol/L，CR 59μmol/L。凝血功能：基本正常。

◎ 治疗结果及随访

　　患者 Caroli 病诊断明确，后仍因发热反复入住我院治疗。我院多次建议其进行肝移植治疗。患者拒绝肝移植，感染控制后出院。

◎ 出院诊断

　　① Caroli 病（伴胆管感染）。② 脓毒血症（肺炎克雷伯菌、大肠埃希菌）。③ 感染中毒性肝炎。④ 肺部感染。⑤ 双侧胸腔积液（伴双肺下叶膨胀不全）。⑥ 血小板减少症。⑦ 高血压病。⑧ 双肾囊肿。⑨ 左肾结石。⑩ 胆囊切除术后。

一、反复发生脓毒血症的成年男性病因诊断

　　该患者为 45 岁的中年男性，反复发生脓毒血症，表现为发热、畏冷、寒战，无其他临床表现。患者既往无糖尿病、高血压、心脏病、免疫缺陷等基础疾病，应考虑存在原发感染灶。考虑患者血培养结果均为革兰阴性杆菌，原发感染灶应考虑肺部、泌尿道及胆管等。完善检查后发现肺部 CT 仅见少许条索影，不足以引起脓毒血症，且患者反复发生脓毒血症，可排除肺部原发病灶。腹部彩超未见多囊肾、泌尿系统畸形等，可见左肾结石，但无腹痛，无尿频、尿急、尿痛等表现，查体肾区无叩击痛，尿常规正常，因此可排除泌尿系统原发感染灶。患者生化指标提示肝功异常，凝血机制异常，腹部彩超提示多囊肝可能，胆囊

切除术后，查体肝区叩击痛，结合患者有多囊肝家族史，且既往彩超及 CT 提示多囊肝，曾诊断多囊肝并感染、肝脓肿等，有胆囊切除手术病史，应考虑肝胆系统的原发感染灶。初步诊断为脓毒血症，肝囊肿伴感染等。

二、Caroli 病的确诊

患者既往曾行上腹部 CT 及增强检查，考虑 CT 检查胆管显示差于 MRI，因此完善上腹部 MRI 及 MRCP。图 17-1 及图 17-2 均为 MRI 冠状位 T2WI，图 17-3 为 MRI 冠状位 T2×WI。图中红色箭头标记处可见胆管呈囊状扩张及串珠样改变，肝内囊样信号影与胆管相通，MRCP 三维立体重建后发现囊状影如葡萄样悬挂于胆管树，表现为"悬挂征"。由此诊断 Caroli 病。

Caroli 病是一种以肝内大胆管节段性囊状扩张为特征的罕见先天性遗传性肝病，为常染色体隐性遗传病。由位于染色体 6p21.1-P12 区域的 PKHD1 基因变异所致[1]，患病率为 1/100 万[2]，包括 I 型 Caroli 病和 II 型 Caroli 病两种亚型。I 型主要以肝内胆管囊状扩张为主，合并有胆管炎和胆石症，病理上以肝内胆管扩张伴炎性细胞浸润为主要特征。II 型主要病例表现为肝内胆管囊状扩张，上皮细胞增生，并伴有胆管周围纤维组织增生，组织细胞变性和大量炎性细胞浸润，同时伴发轻微肝硬化及门静脉高压[3]。根据该患者的临床特点，反复胆管感染及脓毒血症，无肝硬化及门脉高压表现，考虑为 I 型。此外该病可合并肾脏发育异常，包括常染色体显性和隐性遗传性多囊性肾脏疾病、髓质海绵肾和髓质囊性病等[4]。Caroli 病的确诊主要还是依靠影像学的检查，尤其是 MRCP，当然基因诊断可以作为重要的补充，遗憾的是该患者未行基因检测。

三、Caroli 病的治疗及预后

Caroli 病的预后与其类型及累及病变范围密切相关，恶变率高，约 7%，是普通人群的 100 倍，因此一旦诊断，应密切随访[5]。内科保守治疗仅用于疾病早期，主要是保肝及对症治疗。对于反复发生胆管感染、脓毒血症的 I 型患者及合并肝硬化、门脉高压症引起上消化道出血等的 II 型患者，甚至发生癌变的患者，肝移植治疗则是最有效方法。

参考文献

[1] YONEM O,BAYMKTAR Y.Clinical characteristics of Caroli's syndrome [J].

World J Gastroenterol,2007,13（13）:1934-1937.

［2］OBUSEZ E C,UDAYASANKARU. Autosomal recessive polycystic kidney disease with Caroli syndrome［J］.J Urol,2015,193（2）:679-680.

［3］吴欣,吴孟晋. Caroli 病Ⅰ、Ⅱ型的临床特征-78例分析[J].胃肠病学,2016,21（7）:424-428.

［4］陈星荣. 消化系统影像学［M］.上海：上海科学技术出版社,2010:697-699.

［5］EDDIE K. ABDALLA. Monolobar Caroli's disease and cholangiocarcinoma［J］. HPB Surgery,1999,11:271-277.

（张冬青　高海兵　林明华）

第五章

发热疑难感染病例

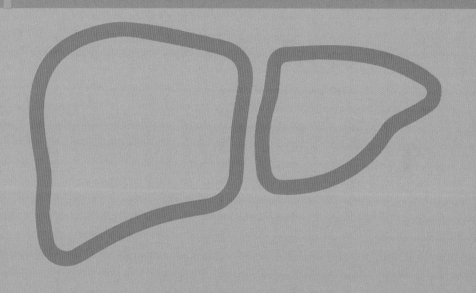

巴贝虫感染

◎患者基本信息

男性，43岁。

第一次住院

◎主诉

发热13天，排酱油样尿11天。

◎现病史

入院前13天无明显诱因出现发热（具体体温未测），伴乏力，无畏冷、寒战，无恶心、呕吐，无腹痛、腹泻等不适。自服"感冒冲剂（具体不详）"3天，期间出汗后体温降至正常，但症状仍有反复，体温最高39.8℃，未予重视及进一步诊治。入院前11天出现排酱油样尿，伴眼黄、皮肤黄，无尿频、尿急、尿痛，无腰背痛等不适，入院前9天先后就诊当地2家医院，完善检查后考虑为"感染性发热、溶血性贫血"，予"头孢噻肟钠、头孢哌酮舒巴坦、替考拉宁"抗感染，保肝、碱化尿液等治疗后，尿色较前有减轻，仍有发热，体温波动在36.0~39.3℃，热型不规则，汗出后体温均可降至正常，眼黄、皮肤黄及乏力未见好转，伴活动后胸闷、气喘，休息后可缓解。入院前1天查血涂片怀疑为"疟原虫"，现为求进一步诊治，转诊我院，门诊拟"发热、黄疸原因待查：疟疾？"收入院。

◎既往史

入院前40天因"高处坠物砸伤致脾破裂"行"脾切除"术，术中共输B型RHD阳性悬浮红细胞6单位。

◎系统回顾

无特殊。

◎个人史

入院前 4 个月在广东、湖南、福建省从事建筑工作。否认国外旅居史。

◎入院查体

T 36.9℃，P 102 次 / 分，R 22 次 / 分，BP 127/93mmHg。神志清楚，全身皮肤、黏膜及巩膜轻度黄染，贫血外观，未见皮疹及出血点。双肺呼吸音清，未闻及明显干、湿性啰音。心率 102 次 / 分，律齐，心音正常，各瓣膜区未闻及杂音。腹平软，腹部正中及左中腹部可见两条陈旧性手术瘢痕，全腹无压痛及反跳痛，肝脾肋缘下未触及，移动性浊音阴性，神经系统查体无异常。

◎实验室及辅助检查

血常规：WBC 22.47×10^9/L，NE% 50.1%，MO% 12.8%，HGB 75g/L，PLT 335×10^9/L，CRP 67.66mg/L。**血液疟原虫检测**：发现红细胞内虫体。**疟原虫 RDT（快速诊断试验）**：阴性。**PCT**：0.64ng/ml。**生化**：TP 30g/L，TBIL 63.2μmol/L，DBIL 21.7μmol/L，ALT 52U/L，AST 112U/L。**凝血功能**：大致正常。**尿常规**：葡萄糖 3+mmol/L，隐血 3+，蛋白弱阳性，抗坏血酸 1+mmol/L，尿血红蛋白定性 阳性。**病毒学标志物**：甲乙丙丁戊肝炎病原均阴性，EBV DNA（EB 病毒核酸）、CMV DNA（巨细胞病毒核酸）均阴性。**免疫学指标**：肝病自身抗体阴性。**铜蓝蛋白**：正常。**甲状腺功能**：正常。**HIV 抗体**：阴性。**梅毒螺旋体抗体**：阴性。**TORCH 定性 8 项**：巨细胞病毒 IgG 阳性，风疹病毒抗体 IgG 阳性，余阴性。**呼吸道抗体九项**：阴性。**真菌（1-3）-β-D 葡聚糖**：77.9pg/ml。**半乳甘露聚糖**：正常。**血浆乳酸**：3.50mmol/L。**葡萄糖 6- 磷酸脱氢酶活性**：1.19g/L。**超敏肌钙蛋白 I**：< 0.01μg/L。**BNP**：938pg/ml。

腹部彩超：①右肝斜厚径增大伴肝内回声粗。②胆囊缩小。③脾切除术后。④左肾小结石。⑤前列腺增大伴钙化。**心脏彩超**：①左心室舒张功能减退，整体收缩功能正常。②升主动脉增宽。③左心室假腱索。（检查时心动过速）。**肺部 CT**：①双肺纹理增多、增粗，双肺少许斑条影。②双侧胸膜稍增厚。

病例讨论 临床关键问题及相应处理

关键问题一：是否存在肝脏系统疾病

患者病程中出现发热及黄疸临床表现，彩超提示肝肿大，是否存在急性病毒性肝炎等肝脏系统疾病？此次发病完善检查后发现以下几个特点：①生化提示 TBIL 升高，以 IBIL 升高为主，ALT 升高不明显，AST 升高较明显。②血常规提示贫血明显。③尿隐血 3+，尿血红蛋白阳性。④肝炎病原学检测阴性，自身抗体阴性，铜蓝蛋白及甲状腺功能均正常。综合以上特点，患者发热伴黄疸表现，考虑与溶血有关，不支持肝脏系统疾病。临床处理：予碱化尿液保护肾脏，并适当加用激素减轻溶血。

关键问题二：是否为疟原虫感染

患者于外院血涂片检出疑似疟原虫，我院血液疟原虫检测发现红细胞内虫体，但疟原虫 RDT 阴性，是否疟原虫感染呢？我们知道，疟原虫 RDT 检测是以免疫法快速检测血液中疟原虫乳酸脱氢酶。疟原虫乳酸脱氢酶具有种、属特异性，同宿主人乳酸脱氢酶在理化、免疫学特性和酶学方面有很大的差异，在疟原虫的整个红内期均表达，因而是检测疟原虫理想的靶抗原。由于乳酸脱氢酶仅由活虫体产生，其血液中的水平与虫体血症呈平行相关。该患者疟原虫 RDT 阴性，且为四川人，4 个月来在广东、湖南、福建省从事建筑工作，无国外旅居史，并未发现疟原虫相关的流行病学资料；因此考虑患者疟原虫感染可能性小。患者红细胞内虫体为何种病原体，需检验科专家进一步明确。

◎ 入院诊断

发热、黄疸原因待查：疟疾？

◎ 治疗经过

经我院检验科专家血涂片发现该虫体与疟原虫不同，原虫形态多为蓝紫色的圆点状、椭圆形、梨形小体或环形体状，但红细胞内无疟色素颗粒，未见裂殖体、配子体，受染红细胞也不胀大，最终鉴定为巴贝虫（见图 18-1）。同时与我院重点实验室合作，开展巴贝虫核酸检测示阳性（见图 18-2）。为进一步确定巴贝虫种类，经福建省疾控中心 PCR 扩增及序列比对示：用田鼠巴贝虫特异性引物扩增，获得约 400 bp 大小的扩增条带（见图 18-3），PCR 产物送克隆测序，测序结果显示长度为 412bp 的序列，经 BLAST 序列比对与田鼠巴贝虫（登录号：KX008036）的同源性为 99%。患者"田鼠巴贝虫感染"诊断明确。治疗上由于缺少抗巴贝虫特效药物，最初给予"克林霉素 + 青蒿琥酯"治疗 2 天，但患者病情未改善，仍发热，血中巴贝虫密度未见明显减少，改予"羟氯喹 + 克林霉素"治疗 3 天，患者病情体温较前好转，病情有所改善。于 12 月 25 日经多方联系，购置来"阿托伐醌"，改予"阿托伐醌 + 阿奇霉素"治疗。（见图 18-4）

◎治疗结果及随访

患者经"阿托伐醌 + 阿奇霉素"治疗后，病情进一步好转。红细胞内巴贝虫密度明显减少（图 18-5），于 2018 年 1 月 23 日因春节出院回当地，出院时患者复查肝功能正常，血常规：WBC 11.2×10^9/L、Hb 131g/L、PLT 389×10^9/L。血涂片找到巴贝西虫（极少量），巴贝虫核酸阳性。出院后医嘱建议：①出院后继续服用阿托伐醌联合阿奇霉素抗巴贝虫治疗。②疗程用至血液找不到巴贝西虫后再巩固 2 周，总疗程不少于 6 周。但患者回当地后，未进一步到医院复查血涂片，继续"阿托伐醌联合阿奇霉素"治疗 13 天，自行停药（用药总疗程 6 周）。

◎出院诊断

①巴贝西虫病。②溶血性贫血（重度）。③感染中毒性肝炎。④脾切除术后。

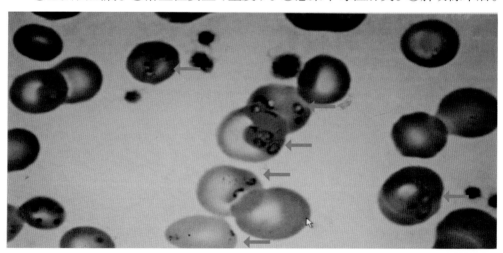

图 18-1　血涂片发现大量巴贝虫环状体（箭头处）

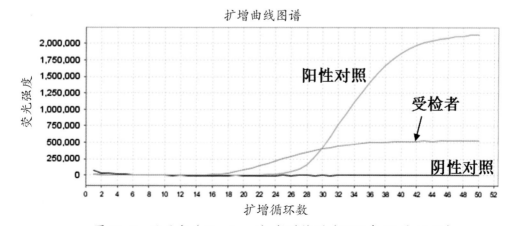

图 18-2　巴贝虫（B. microti）核酸检测（2017 年 12 月 19 日）

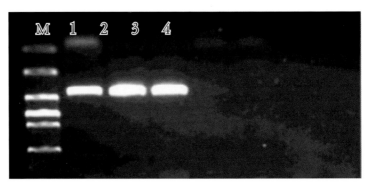

M：DNA 标志物
1：田鼠巴贝虫阳性对照
2，3：患者的血样
4：空白对照

图 18-3　PCR 检测结果

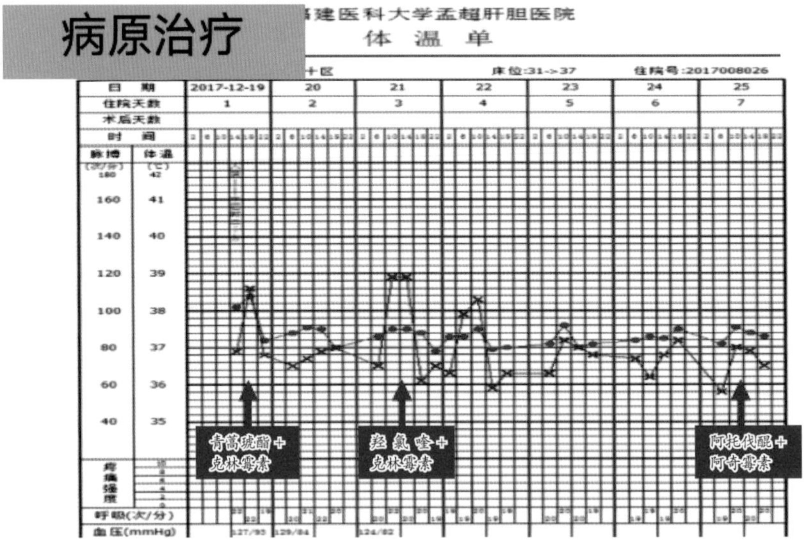

病原治疗

图 18-4　病原治疗过程体温变化

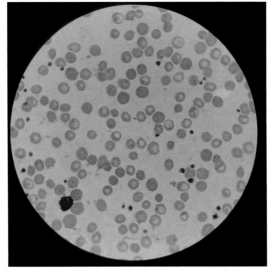

图 18-5　2018 年 1 月 5 日血涂片仍可见少量巴贝虫

第二次住院

◎主诉

排酱油样尿、眼黄、皮肤黄 5 天。

◎现病史

2018 年 3 月 19 日（停药后 1 月余），再次出现排酱油样尿，伴皮肤黄、眼黄，自服"羟氯喹"治疗 3 天，出现尿少（量不详），于 2018 年 3 月 24 日再次入院。

◎入院查体

T 38℃，P 110 次 / 分，R 23 次 / 分，BP 117/89mmHg。神志清楚，无明显贫血外观，全身皮肤、巩膜中度黄染。心率 110 次 / 分，律齐，各瓣膜听诊区未闻及病理性杂音。肺部、腹部体检无特殊，神经系统体检无异常。中腹部及左腰部各见一长约 10cm 陈旧性竖行手术瘢痕。

◎实验室及辅助检查

血常规：WBC14.62×10^9/L，NE# 6.64×10^9/L，Hb 106g/L，PLT 67×10^9/L，CRP 262.62mg/L。**生 化**：TP 30g/L，TBIL 85μmol/L，DBIL 43.4μmol/L，ALT 44U/L，AST 94U/L，CK 580U/L，LDH 3162U/L，K 3.26mmol/L，Na 129mmol/L，Cl93mmol/L，BUN 39.8mmol/L，Cr 680μmol/L，UA 898μmol/L。**血涂片**：找到巴贝西虫。

常规心电图：左心室高电压。**男全腹彩超**：①肝肿大、肝内声像呈弥漫性病变，请结合临床。②胆囊内细弱回声点（胆汁黏稠？）。③脾切除术后。④胰腺、双肾、双侧输尿管、双侧肾上腺区、下腔静脉肝后段、腹主动脉所显示段未见明显异常声像。⑤肝门区及腹腔大血管周围未见明显肿大淋巴结声像。⑥未见腹水。**肺部 CT 平扫**：①双肺纹理增多、增粗，双肺少许斑条影，较前似略有增多。②双侧胸膜稍增厚。

◎入院诊断

①巴贝虫病（重症）。②溶血 – 尿毒症综合征等。

◎治疗经过

此次病情复发考虑与患者疗程不足，巴贝虫未完全清除有关。再次治疗需要延长疗程。暂予"羟氯喹 + 克林霉素"抗巴贝虫，并行 CHDF（血液透析滤过）治疗 5 次，"甲强龙"抑制炎症溶血、"碳酸氢钠"碱化尿液及利尿保肝输血等治疗，期间 Cr 最高 980μmol/L，Hb 降至 57g/L。3 月 31 日开始"阿托伐醌＋克林霉素"治疗，4 月 13 日复查血涂片未找到巴贝西虫，但尿常规提示隐血 2+，4 月 19 日巴贝虫核酸检测仍阳性，延长治疗疗程。5 月 10 日出院。

◎ 治疗结果及随访

出院后继续"阿托伐醌联合阿奇霉素"治疗至 2018 年 6 月 30 日（疗程 3 个月），复查巴贝虫核酸阴性，停药，此后至今未复发（具体巴贝虫核酸检测变化见图 18-6 与图 18-7）。

◎ 出院诊断

①巴贝虫病（重症）。②溶血 - 尿毒症综合征。③重度贫血。④感染中毒性肝炎。

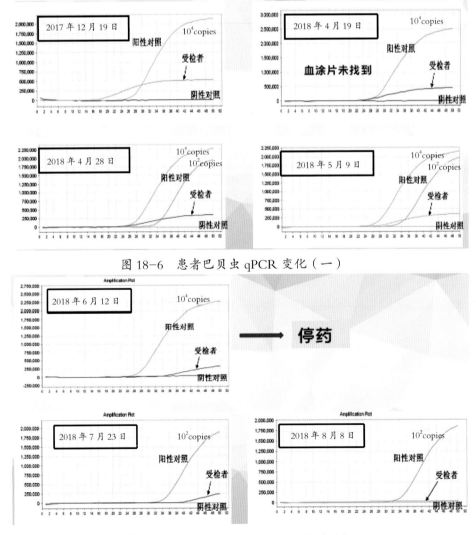

图 18-6　患者巴贝虫 qPCR 变化（一）

图 18-7　患者巴贝虫 qPCR 变化（二）

临床思维

一、发热伴黄疸诊断思路

　　该患者入院时主要表现为发热伴黄疸，引起此种临床表现的可能病因较为复杂，以肝脏、胆管为主要靶器官的感染性疾病是最常见原因，病原学检查成为确诊的金标准。累及肝脏的全身感染性疾病（脓毒症）和非感染性疾病（结缔组织病、非实质脏器肿瘤、急性溶血、毒物等）也可导致患者序贯或同时出现发热、黄疸表现，具体病因诊断流程见图18-8。

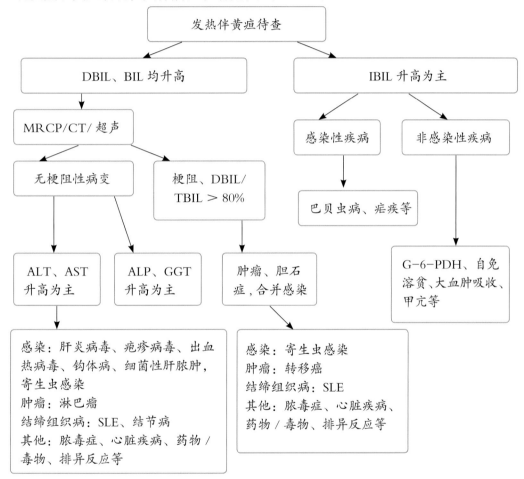

图 18-8　发热伴黄疸的病因诊断流程图

　　IBIL 为间接胆红素；DBIL 为直接胆红素；MRCP 为磁共振胰胆管成像；ALT 为丙氨酸氨基转移酶；AST 为天冬氨酸氨基转移酶；GGT 为谷氨酰转肽酶；SLE 为系统性红斑狼疮。

二、溶血性贫血诊断思路

　　患者入院后结合患者有发热、贫血、排酱油样尿，尿血红蛋白阳性等，确认黄疸为溶血性黄疸。因此我们接下来的临床思维集中在溶血性贫血查因方面。引起此种临床表现的可能病因亦较复杂，总体可分为免疫性溶血性贫血与非免疫性溶血性贫血两种类型疾病，后者根据血涂片情况，又可分为多种不同疾病。具体溶血性贫血的病因诊断流程见图 18-9。

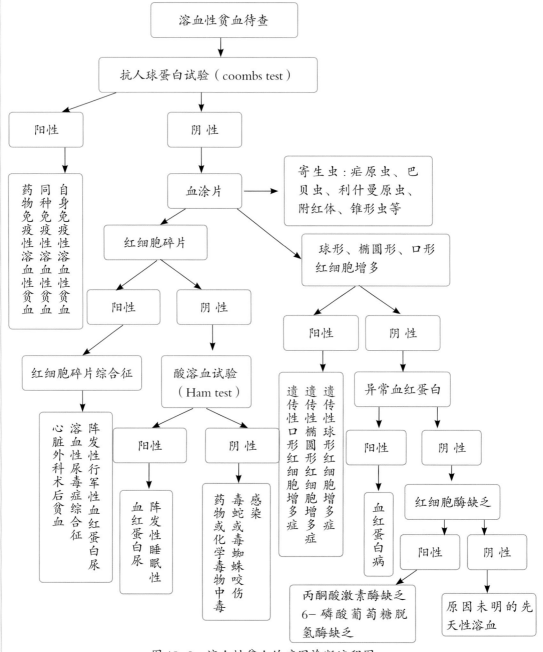

图 18-9　溶血性贫血的病因诊断流程图

该患者血涂片中发现虫体，考虑寄生虫感染。外院血涂片怀疑疟原虫，但我院疟原虫 RDT 阴性，考虑其他寄生虫（非疟原虫）感染可能。结合患者无疟原虫流行区旅居史，自身为脾切除病人，且发病前有输血史，在检验科专家的缜密观察下，迅速确诊为巴贝虫感染，一切真相大白。最终分子生物学诊断技术行巴贝虫核酸检测也确认为田鼠巴贝虫感染。

三、该患者患上巴贝虫病的原因

巴贝虫病作为少见传染病，传染源为患畜、带虫动物以及媒介蜱类、带虫供血者。传播途径包括蜱类叮咬感染、输入带虫者血液、母婴传播。人群普遍易感，脾切除后及免疫缺陷者尤其易感；从事畜牧业者为有职业倾向的感染对象。我们联系了外院，取来了患者的脾脏标本，开展巴贝虫核酸检查，结果提示为阴性，证明患者脾切除前无巴贝虫感染。该患者有外伤行脾切除手术并输血史，否认有蜱虫叮咬史，在其工作及暂时居住地经福建省疾控中心[1]流行病学调查未捕获蜱虫，因此考虑输血感染巴贝虫病的可能性较大，但其受血血源暂时无法追踪检测。所以要注意检测隐性感染人群，发现无症状感染者并对其及时进行治疗，最大限度地降低他们作为供血者导致受血者被感染的概率。作为可以输血传播的疾病，血液中心也需要加强血源管理，对献血者进行巴贝虫等蜱传播疾病的筛查，防止输血传播引起的人巴贝虫病。

四、巴贝虫病概述 [2-4]

巴贝虫病（Babesiosis）是一种由蜱叮咬传播的巴贝虫属原虫寄生于哺乳动物红细胞内的人畜共患病。1957年报道的全世界第一例人巴贝虫病例，是南斯拉夫一个脾切除术后的农民。1969年美国报道第一例免疫功能低下患者罹患巴贝虫感染。全球包括欧洲、亚洲、非洲、南美洲、北美洲及澳洲等地区均有人巴贝虫感染病例报道，美国是报道例数最多的国家。迄今为止，我国文献报道的人巴贝虫病病例或隐性感染者共150余例。

全世界发现约有100多种感染哺乳动物的巴贝西虫。有7种明确的巴贝西虫可致人巴贝西虫病：田鼠巴贝虫（B.microti）、分歧巴贝虫（B.divergens）、牛巴贝虫（B.bovis）、马巴贝虫（B.canis）、邓肯巴贝虫（B.duncani）、猎户巴贝虫（B.venatorum）、新型的巴贝虫KO1。巴贝虫感染机体后，寄生于红细胞内并进行大量的无性芽生繁殖，繁殖时间大约需要10小时，后不断破坏红细胞释放入血，再侵入其他红细胞扩大感染。

潜伏期通常为1~6周，输血感染者可长达9周。轻型表现为轻型流感样症状，低热或体温正常，乏力、不适感、轻微头痛、食欲不振等，多在2周内消失。

中型起病急，高热达 39~40℃，畏冷寒战，大汗不止，头痛剧烈，肌痛、全身关节疼痛，有时精神抑郁或烦躁不安，神志恍惚，可出现恶心、呕吐，但无脑膜刺激征。脾脏轻至中度肿大。重度起病临床表现同中型，溶血性贫血发展迅速，伴发黄疸、蛋白尿、血尿及肾功能障碍等。95% 田鼠巴贝虫感染发生于脾脏正常者，主要为轻中型病例，表现为类似疟疾的非周期自限性发热。可发生原虫血症，发生率 1%~8%。脾切除者，常呈爆发性发病，原虫血症可高达 85%，表现为严重的血管内溶血伴血红蛋白尿、黄疸、持续高热，严重者迅速发展至肾衰竭，重症者可于起病后 5~8 天内死亡，病死率达 42%。常见并发症：急性呼吸衰竭、弥散性血管内凝血、充血性心力衰竭、急性肾衰竭、心肌梗死、肝功能异常等。

巴贝虫病的诊断应该基于流行病学的风险因素、临床证据，以外周血涂片检查或 PCR 为确诊依据。单纯应用显微镜观察外周血涂片不能提供可靠的巴贝西原虫种属证据。对可疑感染和低寄生虫负荷以及血涂片阴性的患者越来越多地依赖 PCR 来检测少见的病原体。但 PCR 很难区分死的和活的生物体核酸，所以，PCR 阴性可能落后于临床对抗生素治疗的反应。PCR 是否能够监测治疗成败尚需要更多的临床证据。

治疗：①一般予对症治疗，有高热剧痛者予解热镇痛；有明显溶血，可予输血；注意休息、饮食。②红细胞交换：用于非田鼠巴贝虫感染以及高密度原虫血症者（> 10%），特别是 < 2 岁或 > 70 岁、免疫缺陷、脾切除者或有感染导致器官衰竭者。③病原治疗，阿托伐醌联合阿奇霉素是巴贝虫病患者治疗首选的抗微生物药物组合，克林霉素联合奎宁是备选方案。在免疫功能正常的患者中，疗程持续 7~10 天，而通常在免疫功能受损的患者中，须延长疗程，疗程用至血液找不到巴贝虫后再巩固 2 周，总疗程不少于 6 周。对于免疫功能正常的患者，推荐在治疗急性巴贝虫血症期间，通过外周血涂片进行监测，一旦症状消失则不推荐进行巴贝虫血症检测。对于免疫功能受损的患者，建议使用外周血涂片监测巴贝虫血症，即使患者症状消失，也应一直监测到血涂片结果呈阴性。如果血涂片结果呈阴性但是症状持续，则应考虑进行 PCR 检测。

参考文献：

[1]欧阳榕,陈朱云,林耀莹,等.福建省 1 例人巴贝虫病的诊断与鉴定 [J].中国人兽共患病学报,2018,34（5）:492-494.

[2]周霞,王慧,薛靖波,等.国内外巴贝虫病流行现状与研究进展 [J].中国血

吸虫病防治杂志,2019,31（1）:63.

［3］预防性化学疗法控制风险人群土源性寄生虫感染，WHO 指南，2017-09-20.

［4］KRAUSE P J,AUWAERTER P G,BANNURU R R,et al. Clinical practice guidelines by the infectious diseases society of America （IDSA）:2020 guideline on diagnosis and management of babesiosis［J］. Clin Infect Dis,2021,72（2）:185-189.

（翁声通　林銮锋　韩荔芬）

肝衰竭合并少见真菌感染——肺部米根菌感染

◎患者基本信息

男性，35 岁。

◎主诉

乏力、食少、尿黄 16 天。

◎现病史

入院前 16 天无明显诱因出现全身疲乏无力，四肢酸软，休息后无法缓解，食欲减退，食量减少至平日的 2/3，伴尿色加深呈茶水样，无眼黄、皮肤黄，无恶心、呕吐、腹痛、腹胀、腹泻，无咳嗽、咳痰，无畏冷、发热，无皮肤瘙痒，无大便颜色变浅，无尿少、肢肿，无关节疼痛，无心悸、胸闷、气促，无尿频、尿急、尿痛，无血尿、酱油样尿。未予重视及诊治，乏力、食少症状持续，尿色继续加深。入院前 13 天出现眼黄、皮肤黄，就诊于外院，查肝功能：TBIL 406μmol/L、DBIL 219μmol/L、ALT 421U/L、AST 1277U/L、GGT 732U/L。甲、丙、戊、肝炎病原学均阴性，HBV DNA 1.25E+5U/ml。血糖、电解质、肾功能正常。凝血功能：PT 27.4s，INR 2.42。血常规正常。肝弹性硬度检测：肝脏硬度 12.6KPA，脂肪衰减 325db/m。彩超：肝回声增粗，胆囊壁增厚毛糙，余未见明显异常。肺部 + 腹部 CT 平扫：①考虑双肺下叶炎症并部分肺组织膨胀不全。②双侧胸腔少量积液。③考虑胆囊炎。④肝脏密度欠规则。⑤双肾周少量渗出。⑥前列腺高密度影 – 钙化或结石。⑦胸腹部皮下脂肪密度增高。诊断为"病毒性肝炎慢性乙型 慢加亚急性肝衰竭"，予"复方甘草酸苷、多烯磷脂酰胆碱、腺苷蛋氨酸、促肝细胞生长素、熊去氧胆酸"保肝，"头孢唑肟"抗感染，白蛋白、血浆支持，"地塞米松（5mg qd）"抑制和减轻机体的各种炎症反应，"恩替卡韦"抗病毒等治疗，并行一次人工肝单纯血浆置换术（2019 年 6 月 3 日），乏力、食少症状持续，尿黄、眼黄无明显减退。入院前 2 天复查肝功：TBIL 317μmol/L、DBIL 158μmol/L、ALT 49U/L、AST 107U/L、GGT 117U/L；凝血功能：PT 19.6s，INR 1.75。入院前 1 天转诊至另一外院，继续予"恩替

卡韦"抗病毒、"头孢哌酮舒巴坦"抗感染及保肝治疗至今。发病以来，无鼻
衄、牙龈出血，精神较差，睡眠一般，大便、小便如前述，食欲、食量如前述，
体重无明显增减。今为进一步诊治，转诊我院，门诊拟"病毒性肝炎慢性乙型，
慢加亚急性肝衰竭中期"收住入院。

◎ 既往史

10余年前体检发现HBsAg阳性，定期检查肝功能正常。无"高血压、冠心病、
糖尿病"等病史，无"肺结核、伤寒"等传染病史，无心、脑、肺、肾等重要
脏器疾病史，无外伤史，无手术史，无输血史，无食物过敏史，无药物过敏史，
预防接种史不详。近期无肝炎患者接触史，无不洁饮食史、生食史，无损肝药
物使用史。

◎ 系统回顾

无特殊。

◎ 个人史

无特殊。

◎ 入院查体

T 37℃，P 64次/分，R 17次/分，BP 131/80mmHg，Wt 94kg。肥胖外观，
神志清晰，全身皮肤、巩膜重度黄染，未见肝掌、蜘蛛痣，全身浅表淋巴结未
触及肿大。双肺呼吸音清，未闻及干湿啰音。心律齐，无杂音。腹平软，全腹
无压痛及反跳痛，肝、脾肋缘下未触及，墨菲征阴性，肝区无叩痛，移动性浊
音可疑阳性，双下肢无水肿，扑翼样震颤阴性。

◎ 实验室及辅助检查

血常规：WBC 24.00×10⁹/L，GR 82.8%，Hb 130g/L，PLT 147×10⁹/L，CRP
3.19mg/L。PCT 0.24ng/ml。血浆氨：52.00μmol/L。血浆乳酸：1.80mmol/L。生化：
ALB 34g/L，TBIL 417.2μmol/L，DBIL 226.4μmol/L，ALT 128U/L，AST 60U/L，
GGT 109U/L，ALP 162U/L，TBA 386.1μmol/L。电解质、肾功能：正常。凝血功能：
PT 22.2s，PTA 39.00%，INR 1.99。乙肝两对半：HBsAg602.16U/ml，HBeAg
5.22COI，HBeAb 52.92Inh%，HBcAb 744.74COI。高灵敏HBV DNA定量：2.25E+03
U/ml。甲、丙、丁、戊肝炎病原学：阴性。AFP：144.00ng/ml。CEA：6.60ng/ml。
DCP：17.00mAU/ml。血细胞流式检测：CD4+（绝对值）603。隐球菌抗原、真
菌（1-3）-β-D葡聚糖、乳甘露聚糖：阴性。

2019年6月14日男全腹彩超+腹水：①肝内声像呈弥漫性病变,请结合临床。②胆囊壁水肿。③未见腹水。**肺CT平扫**：①双肺斑条影、结节影,感染灶（？）,建议治疗后复查。②肝脏密度减低,详请结合临床。**上腹部MR平扫+增强**：①肝脏MR增强未见明显异常占位性病变。②腹水。③皮下软组织渗出性改变。（见图19-1）

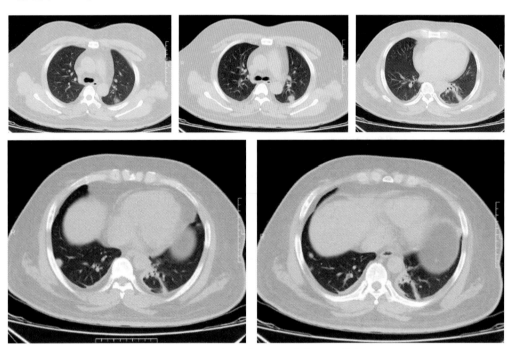

图 19-1　2019 年 6 月 14 日肺部 CT 平扫

双肺斑条影、结节影，感染灶（？），建议治疗后复查。

临床诊治过程

◎ 入院诊断

　　①慢加亚急性肝衰竭（A型,中期）,乙型病毒性肝炎。②肺部感染。

◎ 治疗经过

　　入院后予"白蛋白、血浆"营养支持,"熊去氧胆酸、腺苷蛋氨酸、多烯磷脂酰胆碱、异甘草酸镁、门冬氨酸鸟氨酸"保肝退黄,"双歧三联杆菌"微生态调节,"胸腺法新、乌司他丁、人免疫球蛋白"免疫调节,"恩替卡韦"抗病毒治疗。"美罗培南（1.0g q8h）、卡泊芬净（首次70mg／d,继35mg／d）"抗感染治疗,非生物型人工肝支持治疗（6.15PE、6.18DPMAS、6.21DPMAS）。（见图19-2）

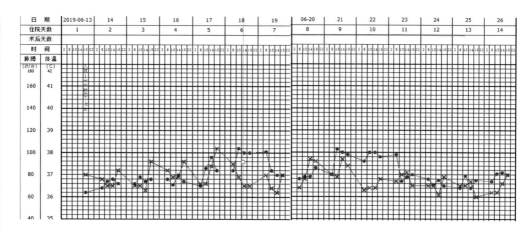

图 19-2　治疗过程中体温的变化

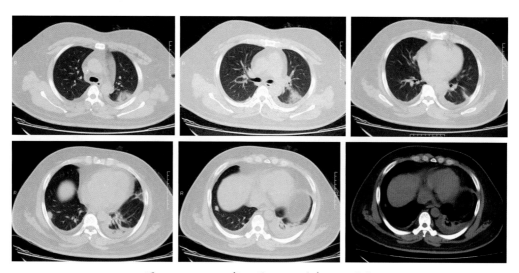

图 19-3　2019 年 6 月 17 日肺部 CT 平扫

双肺感染,较前进展;双侧胸腔少量积液。

2019 年 6 月 17 日,CT 见图 19-3,继续使用"美罗培南(1.0g q8h)、卡泊芬净(35mg qd)"抗感染,加用伏立康唑(200mg q12h),2019 年 6 月 20 日改美罗培南为特治星(4.5g q8h),加利奈唑胺(600mg q12h)。

2019 年 6 月 24 日患者出现咳嗽,咳少许白痰,不易咳出,活动后气促,行纤维支气管镜检查过程中可见鼻腔黏膜出血,未再继续行纤维支气管镜检查后返回病房,鼻腔出血明显,呕鲜血 1 次,量约 150ml,查体:R 18 次 / 分,Bp122/68mmHg,SaO_2 92%。6 月 25 日 CT 见图 19-4。

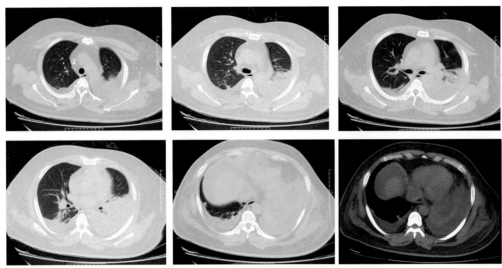

图 19-4　2019 年 6 月 25 日肺部 CT 平扫

双侧胸腔积液较前明显增多，伴双肺膨胀不全较前进展。

2019 年 6 月 26 日在彩超引导下胸腔穿刺缓慢抽出血性胸水约 600ml。胸水常规：颜色 血性，黏蛋白定性试验 阳性，RBC 69×10^9/L，WBC 7486×10^6/L，皱缩 RBC 42%。胸水生化：TP 21g/L，ALB 10g/L，LDH 261U/L，ADA 8.9U/L。病程中多次查：结核分枝杆菌 DNA（痰、胸水）< 500copies/ml。GM、真菌 D-葡聚糖检测、隐球菌抗原：均阴性。血培养：阴性。痰真菌涂片：未找到真菌。痰结核菌涂片：未找到抗酸杆菌。因凝血功能差及我院无肺穿刺活检条件，故无法行病理检测。2019 年 6 月 25 日测伏立康唑血清药物浓度检测 6.89μg/ml，减量伏立康唑（200mg qd）。6 月 30 日测伏立康唑血清药物浓度检测 10.08μg/ml，停伏立康唑。7 月 1 日 CT 见图 19-5。

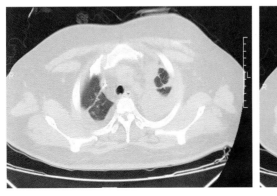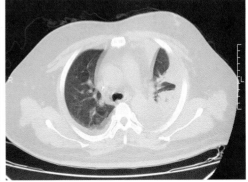

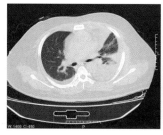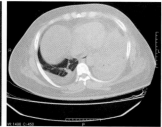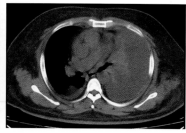

图 19-5　2019 年 7 月 1 日肺部 CT 平扫

①左侧胸腔积液引流术后改变，左侧胸腔积液较前增多伴左肺膨胀不全；右侧胸腔积液较前吸收伴右肺部分膨胀不全。②右肺上叶炎症。

2019 年 7 月 2 日胸水高通量基因检测：米根霉（根霉属）。予停卡泊芬净、利奈唑胺、特治星，改泊沙康唑（400mg bid）（因两性霉素 B 副作用较大，家属不愿意使用）。

2019 年 7 月 15 日加两性霉素 B（外购）雾化（呼吸科会诊意见），继续泊沙康唑（400mg bid）。

日　期	6-27	28	29	30	7- 1	2	3
住院天数	15	16	17	18	19	20	21
术后天数							
时　间	2 6 10 14 18 22	2 6 10 14 18 22	2 6 10 14 18 22	2 6 10 14 18 22	2 6 10 14 18 22	2 6 10 14 18 22	2 6 10 14 18 22

脉搏（次/分）	体温（℃）
180	42
160	41
140	40
120	39
100	38
80	37
60	36

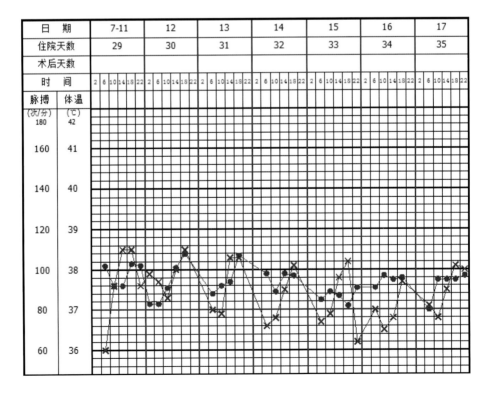

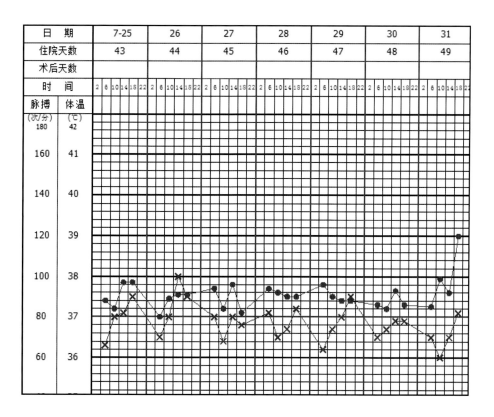

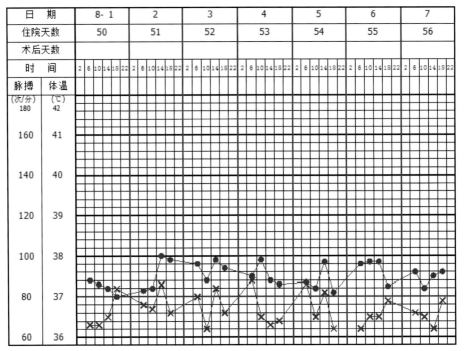

图 19-6　治疗过程中的体温情况

表 19-1　治疗过程中肝功能变化情况

时间	TBIL（μmol/L）	INR	WBC（10⁹/L）
2019 年 6 月 13 日	417.2	1.99	24
2019 年 6 月 15 日	443.9	1.96	20.82
2019 年 6 月 16 日	390.7	1.56	14.03
2019 年 6 月 18 日	431.1	1.9	13.29
2019 年 6 月 19 日	368.7	2.09	12.95
2019 年 6 月 21 日	333.3	2.07	10.19
2019 年 6 月 24 日	288.2	2.45	6.98
2019 年 6 月 28 日	275.9	2.36	4.39
2019 年 7 月 2 日	222.7	2.57	4.2
2019 年 7 月 13 日	152.9	2.62	10.65
2019 年 7 月 17 日	126.9	2.39	9.49
2019 年 7 月 22 日	99.5	2.19	9.54
2019 年 7 月 29 日	84.9	2.15	11.16
2019 年 8 月 5 日	78.4	1.8	13.26
2019 年 8 月 12 日	66.7	1.75	11.82
2019 年 8 月 19 日	49.9	1.54	8.94
2019 年 8 月 26 日	46.8	1.49	9.11

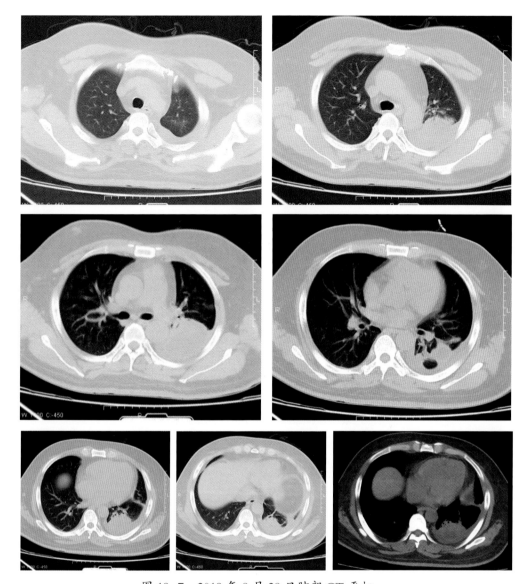

图 19-7　2019 年 8 月 28 日肺部 CT 平扫

①左侧胸腔少量积液伴左肺膨胀不全,较前好转。②双肺炎症较前吸收。

◎治疗结果及随访

2019 年 9 月 2 日,患者病情好转后,予办理出院(见图 19-6、图 19-7)。出院后继续泊沙康唑治疗。

2019 年 12 月 16 日于外院行左下肺穿刺活检(见图 19-8),术后病理示:坏死性肉芽肿性炎伴上皮样组织细胞增生;另见化脓性炎伴炎性坏死,炎性坏死组织内见菌丝及孢子,形态可符合毛霉菌。2020 年 2 月、7 月复查 CT 见图 19-9、图 19-10。

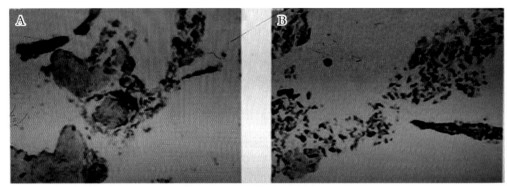

图 19-8　肺穿刺活检病理

图 A：HE 染色（10×）。图 B：过碘酸希夫深色（PAS）。

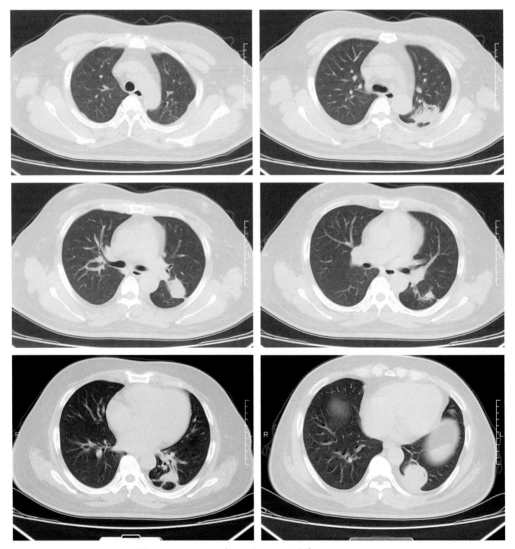

图 19-9　2020 年 2 月 19 日肺部 CT

①左侧胸腔少量积液（部分呈包裹性）伴左肺膨胀不全，较前好转。②双肺炎性改变，较前大致相仿。

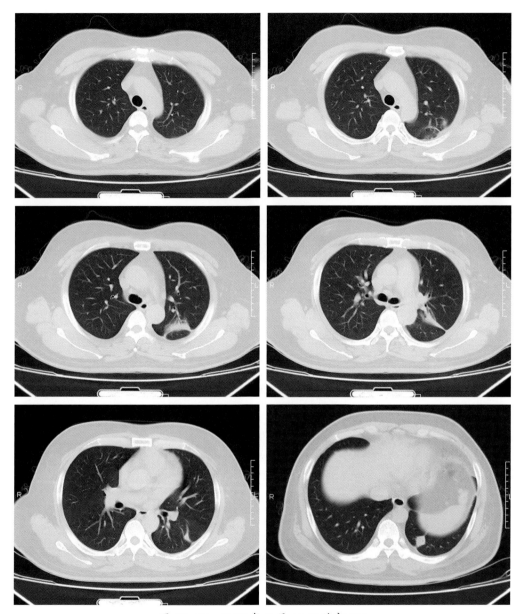

图 19-10　2020 年 7 月 13 日肺部 CT

①左肺及右肺下叶炎性病变，较前有所吸收。

◎出院诊断

①慢加亚急性肝衰竭（A 型，中期），乙型病毒性肝炎。②肺部感染（细菌合并米根霉）。

临床思维

一、肝衰竭患者并发肺部感染的致病菌考虑

自然环境中广泛存在真菌，属于条件致病菌，当机体存在免疫功能缺陷、抑制或下降时，其可侵入人体，在组织、器官或血液中生长、繁殖，并导致炎症反应及组织损伤的疾病，称为侵袭性真菌病（invasive fungal disease，IFD）。临床最常见的 4 种 IFDs 为念珠菌病、曲霉菌病、隐球菌病、肺孢子菌肺炎。肝衰竭患者合并真菌感染的发生率达 2%~15%。肝衰竭继发侵袭性真菌病以肺部感染最多见，其次为消化道、泌尿道、血液及腹腔。

侵袭性肺真菌病（invasive pulmonary fungal infection，IPFI）指真菌直接侵犯（非寄生、过敏或毒素中毒）肺或支气管引起的急、慢性组织病理损害所导致的疾病 [1]。

肝衰竭患者在病程中因存在免疫功能下降、广谱抗生素及激素的应用、各种侵袭性诊疗操作频繁等原因，大大增加了侵袭性肺部真菌感染的概率，使病情进一步恶化，并形成"恶性循环"的病理进程，病死率极高。因此肝衰竭合并侵袭性肺部真菌感染早期诊断及治疗非常重要 [2-4]。

表 19-2　侵袭性真菌病的诊断标准与治疗原则 [1]

IFD 诊断级别	诊断要素				抗真菌治疗
	宿主因素	临床和影像学	GM/G 试验	确诊 IFD 微生物学标准	
粒缺发热	+	−	−	−	经验治疗
未确定 IFD	+	无或非特征性改变	− 或 +	−	诊断驱动治疗
拟诊 IFD	+	特征性改变	−	−	诊断驱动治疗
临床诊断 IFD	+	特征性改变	+	−	目标治疗
确诊 IFD				+	目标治疗

注：IFD 为侵袭性真菌病；粒缺指中性粒细胞缺乏；确诊 IFD 不依赖患者宿主因素，临床和影像学表现评估；G 试验为（1，3）-β-D- 葡聚糖试验；GM 试验为半乳甘露聚糖试验。

肝衰竭继发 IFD 的危险因素（宿主因素）：入住重症监护室、年龄、应用肾上腺糖皮质激素、抗生素应用时间过长、肝性脑病、侵袭性操作、外周血白细胞减少或缺乏、MELD 评分升高、合并糖尿病等。较高的 HBV DNA 载量是 HBV 相关肝衰竭继发 IFD 的独立危险因素 [2]。

该例患者慢加亚急性肝衰竭基础，外院住院 13 天，曾使用三代头孢类抗生素，使用激素，有侵袭性操作（深静脉置管），MELD 评分 26 分，HBV DNA 载量高，有继发 IFD 的高险因素。入院后查肺部 CT 提示：双肺可见斑片状、条索状及结节状密度增高影，边缘模糊。考虑细菌混合真菌感染可能性大，在光谱

抗生素治疗基础上，启动经验性抗真菌治疗。治疗过程中监测肺部情况，并积极寻找病原学证据，最后通过病原微生物DNA高通量基因检测，确认为"米根霉"感染。侵袭性肺毛霉菌病一般G试验和GM试验均为阴性，与该患者检测结果符合。

二、临床诊治流程图（图9-11）

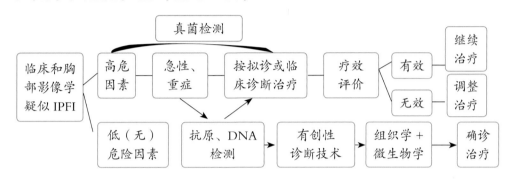

图 19-11　临床和胸部影像学疑似IPFI的临床诊治流程

三、米根菌的诊治及预后

米根霉（少根根霉）：在分类上属于接合菌亚门（Zygomycota）、接合菌纲（Zygomycetes）、毛霉目（Mucorales）、毛霉科（Mucoraceae）、根霉属（Rhizopus）。根霉属包括少根根霉（又名米根霉）、黑根霉和华根霉等多个种。米根霉是根霉属中常见的一个致病菌种。

1. 镜下形态

菌丝不发达，假根也不发达。呈短指状、或无假根。孢囊梗单生或2~4束，一般不分枝。但有时膨大，呈褐色，长300~2000μm，顶端形成球形或近球形的孢子囊。孢子囊孢子球形、近球形或不规则形状，多有棱角，条纹明显，有厚壁孢子。（图9-12）

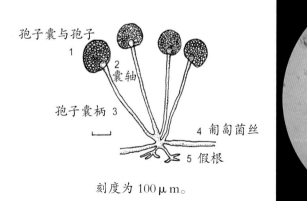

刻度为100μm。

图 19-12　米根霉形态

2. 培养特性

室温下，在 PDA 培养基上生长迅速，33~40℃时生长良好，48℃时不生长。主要由葡匐菌丝向四周蔓延生长，菌落开始为白色，老熟后灰褐色至黑色，绒毛状。

3. 临床表现

侵袭性肺毛霉菌病临床表现无特异性，常见症状有咳嗽、气短、发热、痰中带血，合并气道狭窄可闻及喘鸣音。值得注意的是由于毛霉菌容易侵犯气道软骨及血管，可引起痰中带血，甚至大咯血。实验室检查亦无特异性。侵袭性肺毛霉菌病一般 G 试验和 CM 试验均为阴性。胸部 CT 是侵袭性肺毛霉菌病的一项重要检查，影像学表现有渗出、气道狭窄、空洞、胸腔积液，纵隔淋巴结肿大、晕轮征、反晕征等。此外有研究证实胸腔积液是毛霉菌性肺炎的独立危险因素。米根霉具有嗜血管性，易侵犯血管内皮，且进展迅速，轻者导致小血管的血栓形成，从而出现局都组织的肿胀和坏死，重者可致播散性感染，病死率高。

4. 诊断

根霉菌感染早期缺乏典型的临床症状和体征。故早期诊断较困难，最终诊断依赖于病理发现并经培养证实，但培养的假阴性多，故组织病理学常成为诊断的唯一依据。

5. 米根菌治疗

抗真菌药物的抗菌谱如图 19-13 所示。

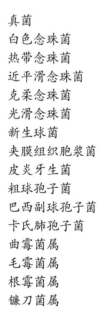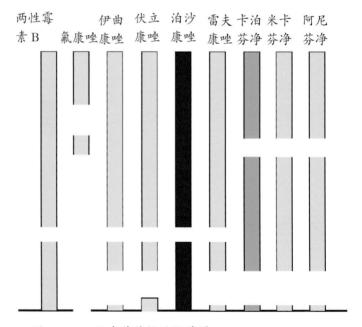

图 19-13　抗真菌药物的抗菌谱

推荐治疗方案如下。

（1）一线药物：两性霉素 B，两性霉素 B 脂质体或两性霉素 B 胶态分散体。

（2）二线药物：新型三唑类药物泊沙康唑。由于毛霉菌引起血管阻塞，肺毛霉菌病治疗药物难以渗入病灶，故单用抗真菌药治疗效果差时，多主张肺叶切除。对于两性霉素 B 雾化吸入的方法治疗肺毛霉菌病的应用剂量、疗程、不良反应、是否联合静脉应用等问题尚需进一步研究。[5,6]

四、预后

研究表明毛霉菌感染患者总体死亡率约为 56%，肺毛霉菌病病死率达 65%，毛霉菌患者的死亡率是非毛霉菌患者的 5 倍[7-10]。而在肺毛霉菌病患者中 70% 的幸存者采用外科手术和抗真菌治疗，单用抗真菌治疗仅有 61% 的存活率，单纯外科手术存活率为 57%，不做任何治疗仅有 3% 的存活率[11,12]。而肝衰竭合并毛霉菌感染死亡率可达 50%~80%。

参考文献：

［1］中国侵袭性真菌感染工作组 . 血液病 / 恶性肿瘤患者侵袭性真菌病的诊断标准与治疗原则（第五次修订版）［J］. 中华内科杂志 ,2017,56（6）:453-459.

［2］SCHMIEDEL,YVONNE,STEPHAN ZIMMERLI.Common invasive fungal diseases: an overview of invasive candidiasis,aspergillosis,cryptococcosis,and Pneumocystis pneumonia［J］.Swiss Medical Weekly ,2016,146:14281.

［3］王宇 , 胡瑾华 . 肝衰竭合并真菌感染发病特点及预后影响因素［J］. 临床肝胆病杂志 ,2019（2）:419-423.

［4］陆晖 , 李孟英 , 谭可平 , 等 . 不同真菌感染对肝衰竭患者病情及预后影响的研究［J］. 肝脏 ,2017（4）:332-334.

［5］杨中原 , 陈韬 . 终末期肝病合并侵袭性真菌感染的治疗［J］. 传染病信息 ,2019（3）:199-202.

［6］姜华 , 李春梅 , 南岩东 , 等 . 侵袭性肺毛霉菌病诊治及预后分析［J］. 中华肺部疾病杂志（电子版）,2018（6）:659-663.

［7］KENNEDY,K J,et al. Mucormycosis in Australia:contemporary epidemiology and outcomes［J］. Clinical Microbiology and Infection:the Official

Publication of the European Society of Clinical Microbiology and Infectious Disease,2016,22:775-781.

[8] LANTERNIER,F,et al. A global analysis of mucormycosis in France: the RetroZygo Study (2005~2007) [J]. Clinical Infectious Diseases:an Official Publication of the Infectious Diseases Society of America,2012,54:S35-43.

[9] SPELLBERG,BRAD,et al.Risk factors for mortality in patients with mucormycosis [J].Medical Mycology,2012,50 (6) :611-618.

[10] ZILBERBERG,MARYA D,et al. Hospital days,hospitalization costs,and inpatient mortality among patients with mucormycosis:a retrospective analysis of US hospital discharge data [J].BMC Infectious Diseases,2014,14:310.

[11] HAMILOS,GEORGIOS,et al.Pulmonary mucormycosis.Seminars in Respiratory and Critical Care Medicine,2011,32:693-702.

[12] VERCILLO,MICHAEL S,et al.Early pneumonectomy for pulmonary mucormycosis [J].The Annals of Thoracic Surgery,2015,99:61.

（王香梅　高海兵　林明华）

发热伴肝功能异常

病史摘要

◎ **患者基本信息**

男性，48岁。

◎ **主诉**

发热、尿黄14天。

◎ **现病史**

入院前14天无明显诱因出现发热，体温最高41℃，伴畏冷、寒战，尿黄如茶水样，无咳嗽、咳痰，无恶心、呕吐，无腹胀、腹痛、腹泻，无尿频、尿急、尿痛。入院前11天就诊当地卫生院，予药物静脉注射（具体欠详）治疗7天，仍发热，体温波动于36.3~40℃。入院前4天就诊外院查血常规：WBC 9.98×10⁹/L，NE 7.07×10⁹/L，Hb 109g/L，PLT 52×10⁹/L，PCT 0.8ng/ml，CRP 109.1mg/L。肝功能：TBIL 108.1μmol/L，DBIL75.9μmol/L，ALT 933U/L，AST 465U/L，ALP 187U/L，GGT 334U/L。凝血功能：PT 19.4s，INR 1.71。HBsAb阳性。肺+全腹CT示：①肝右叶及左肾多发囊肿可能。②脾肿大。③双肺少许纤维化病变。④心包少量积液。全腹彩超示：①脾轻度肿大。②右肝高回声斑（血管瘤？）。诊断"发热、黄疸待查"，先后予"头孢哌酮舒巴坦、左氧氟沙星、多西环素"抗感染及保肝等治疗4天，仍发热，体温波动于36.3~40.5℃。入院前1天复查肝功能：TBIL 151μmol/L，DBIL 121μmol/L，ALB 27.9 g/L，ALT 3135 U/L，AST 1343 U/L，ALP 149 U/L，GGT 216 U/L，TBA 235.88μmol/L。现为求进一步诊治，就诊我院，门诊拟"发热肝损病因待查"收入院。

◎ **既往史**

30年前因外伤导致右眼角膜损害，未就医，目前右眼视力减退。平素晒太阳后皮肤暴露部位可见红色皮疹，高出皮面，伴瘙痒，可自行消退，无服用损肝药物史。

◎系统回顾

无特殊。

◎个人史

无特殊。

◎入院查体

T 36.8℃，P 93次/分，R 20次/分，BP 96/69mmHg。神志清楚，面色晦暗，皮肤、巩膜重度黄染，未见皮疹及出血点，右侧角膜浑浊，未见肝掌、蜘蛛痣。双侧颈前、腋窝、腹股沟均可触及数个边界清楚浅表淋巴结（黄豆大小），活动可，无触痛。心、肺体检未发现异常。腹平软，全腹部无压痛、反跳痛，肝脾未触及，肝区无叩痛，腹部移动性浊音阴性，双下肢无水肿；四肢肌力、肌张力正常，神经系统检查未发现异常。

◎实验室及辅助检查

肝功能：TBIL 251μmol/L，DBIL161μmol/L，ALT 2850 U/L，AST 644 U/L，GGT 186 U/L，TG 4.15 mmol/L。**肿瘤指标**：DCP 53.0mAU/ml，CA125 217.8 U/ml，CA153 34.1U/ml，AFP、CEA、CA199、PSA 均正常。**病原学指标**：甲、乙、丙、丁、戊肝炎病原阴性。EB 病毒衣壳抗体 IgG 阳性，EBV DNA 阴性，巨细胞病毒 IgG 阳性，IgM 阴性，CMV DNA 阴性。**传染病检查**：HIV 抗体、梅毒抗体、流行性出血热 IgG、钩端螺旋体抗体、恙虫病抗体、疟原虫均阴性，登革热病毒阴性；外斐试验及肥达反应均阴性，呼吸道病原体（包括非典型病原体）均阴性，弓形虫、巴贝西虫阴性，结核抗体阴性，单纯疱疹病毒、风疹病毒抗体 IgM 均阴性，G 试验、GM 试验均阴性，血培养（需氧、厌氧、真菌）、痰培养、尿培养、粪便培养均阴性。**免疫指标**：肝病自身抗体均阴性，ANCA 阴性。**异常白细胞形态检查**：异淋 1%。**T 淋巴细胞亚群检测**：CD4+（绝对值）586×10^6/L。**其他**：（特殊蛋白 4 项）铜蓝蛋白正常；心、肾功能、血脂正常。

心脏彩超：①房室大小、结构及室壁运动未见明显异常。②左心室舒张功能减退，整体收缩功能正常。③极少量心包积液。**腹部彩超**：①肝肿大、肝实质回声增粗，请结合临床。②胆囊壁水肿、胆囊小息肉样病变。③左肾囊肿。④前列腺增大。⑤腹水（平卧下腹部见，约 3.4cm×1.9cm）。**浅表组织淋巴结彩超**：双侧颈部探及数个淋巴结回声，大者约 2.0cm×0.6cm（左）、1.5cm×0.7cm（右），双侧腋窝探及数个淋巴结回声，大者约 0.7cm×0.6cm（左）、1.1cm×0.4cm（右），双侧腹股沟探及数个淋巴结回声，大者约 0.8cm×0.5cm（左）、0.4cm×0.5cm

（右），淋巴结边界尚清，淋巴门结构存在，其内可见条状血流信号。双侧滑车上未见明显异常团块及异常血流信号。**肺部 CT**：左肺上叶小斑片影，左肺下叶可疑结节影。**头颅 CT**：①颅脑平扫未见明显占位性病变。②双侧上颌窦炎症。**全腹部 CT 平扫**：①肝脏平扫未见明显异常密度影，建议必要时增强扫描。②左肾稍低密度影，建议增强扫描。③脾脏增大。④少许积液。**上腹部增强 MRI**：①肝Ⅷ段持续性强化灶，建议密切随访。②脂肪肝。③脾脏稍增大，少量腹水。④肝内近膈顶异常信号影，考虑良性病变，建议随访。⑤胆囊炎。⑥双肾囊肿。⑦肝门区淋巴结影。

◎入院诊断

　　①发热肝损病因待查。②低白蛋白血症。③心包积液。④右肝血管瘤。⑤肝多发囊肿（？）。⑥左肾多发囊肿（？）。

◎治疗经过

　　入院后予"比阿培南及哌拉西林他巴唑"抗感染，"地塞米松"联合"布洛芬"退热，"丁二磺酸腺苷蛋氨酸、复方甘草酸苷、金茵退黄颗粒"保肝降酶退黄，"前列地尔"改善肝脏循环，白蛋白营养支持，"呋塞米、螺内酯"利尿治疗，补钾及对症支持治疗。主要药物与体温变化趋势图见图 20-1、图 20-2，主要实验室检查结果变化见图 20-3、表 20-1。

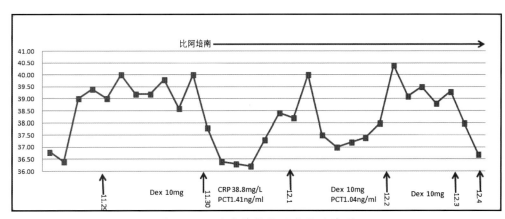

图 20-1　治疗药物体温变化曲线图

日　　期	2019-11-29		30		12- 1		2		3		4		5	
住院天数	1		2		3		4		5		6		7	
术后天数														
时　间	2 6 10 14 18 22		2 6 10 14 18 22		2 6 10 14 18 22		2 6 10 14 18 22		2 6 10 14 18 22		2 6 10 14 18 22		2 6 10 14 18 22	

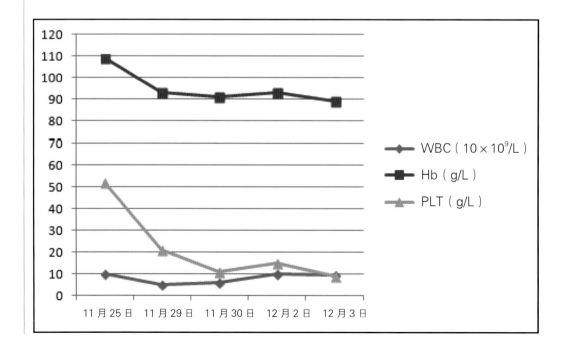

图 20-2　体温单

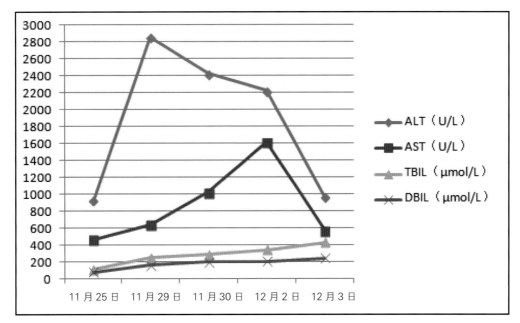

图 20-3　血细胞分析及肝功能变化趋势图

表 20-1　主要实验室检查结果变化表

	WBC	Ne	Hb	PLT	CRP	PCT	ALB	ALT	AST	TBIL	DBIL	GGT	TG	SCR	PTA	FDP	FIB
11月25日	9.9	7	109	52	109	0.8	/	933	465	108	79	334	/	/	/	/	/
11月29日	5.3	46	93	21	38	1.4	30	2850	644	251	161	186	4.15	61	/	/	/
11月3日	6.2	78	91	11	24	1.4	/	2424	1021	285	201	202	4.5	/	50	33	1.7
12月2日	9.9	79	93	15	38	1	22	2223	1615	342	205	131	4.67	67	73	18	1.9
12月3日	9.6	70	89	9	21	0.97	26	961	574	429	243	148	4.8	/	79	22	1.7

　　进一步完善检查。感染（细菌、真菌、分枝杆菌、支原体/衣原体、寄生虫、病毒）高通量基因测序检测结果：人类 r 疱疹病毒 4 型（EBV），检出序列数 1616，余阴性。

　　2019 年 12 月 5 日检查：血清铁 34.7μmol/L（11~30），血清总铁结合力 36.4μmol/L（50~77），不饱和铁结合力 1.7μmol/L（25~52），运铁蛋白饱和度 95.3%（20~55），铁蛋白 > 1500μg/L（23.9~336.2），叶酸、维生素 B$_{12}$ 正常。血培养（需氧、厌氧、真菌）阴性、血小板抗体筛查阴性。

　　2019 年 12 月 16 日骨穿病理结果（髂后）：骨髓增生活跃（55%），粒红比例大致正常，粒系中幼以下阶段为主；红系阶段可见，原早阶段轻度增多；巨核细胞不少，分化欠成熟；淋巴细胞轻度增生，散在及小片状分布，细胞中等大小，形状不规则，核仁隐约；组织细胞增生；浆细胞散在；MF-O 级。免疫组化：CD3+-，CD56+-，CD2-，CD7-，CD8-，GranB+，TIAI+，CD5-，CD20+-，CD30+-ALK-。原位杂交：EBER+。EB病毒感染，巨核细胞成熟障碍；淋巴瘤/白血病诊断依据不足；请结合临床。骨髓涂片病理（图20-4）显示分类不明细胞占1.5%，巨核细胞成熟障碍。

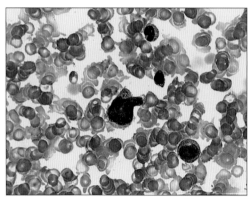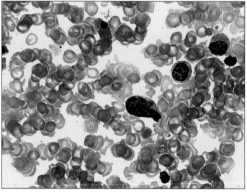

图20-4　骨髓涂片病理

瑞氏染色（100×），未见嗜血现象。

◎治疗结果及随访

EB病毒感染相关性嗜血细胞综合征诊断明确，治疗上予"醋酸地塞米松15mg qd"，"莫西沙星"抗感染，补充血小板，保肝利胆退黄等治疗，发热、黄疸减退好转出院。出院后未规律口服醋酸地塞米松15mg qd、保肝退黄治疗。

2019年12月17日肝功能：ALB 30.9g/L，TBIL 234μmol/L，DBIL 142μmol/L，ALT 9U/L，AST 34U/L，GGT 247U/L，ALP 438U/L。体温波动在38~40℃，黄疸轻度减退。定期当地医院复查。

◎出院诊断

EB病毒感染相关性嗜血细胞综合征。

临床思维

一、嗜血细胞综合征病因、机制及其诊断

嗜血细胞综合征（hemophagocytic syndrome，HPS），又称噬血细胞性淋巴组织细胞增生症（HLH），是一类由免疫介导的引起多器官损害甚至危及生命的高炎症反应综合征。分为原发性和继发性。原发性HPS是常染色体或性染色体隐性遗传病，好发于儿童[1]。根据病因不同将其分为原发性和继发性两大类。原发性HLH与常见染色体和（或）性染色体隐性遗传有关，多见于儿童；继发性HLH多见于成人，可由感染（包括病毒、细菌、结核以及真菌等）、恶性肿

瘤、自身免疫性疾病、药物和器官移植等因素引起[2]，感染是最常见病因，其中 EBV 感染又最为多见，约占感染相关 HLH 70%，成人 HLH 15%[3]。细菌感染、恶性肿瘤及自身免疫性疾病相关 HLH 的临床表现及治疗预后均与原发病密切相关，而 EBV-HLH 给予抗病毒治疗并无显著的临床获益，有其相对独立的临床特征及预后特点。

HPS 起病急，病情进展迅速，治疗难度大，病死率高。对于嗜血细胞综合征认识缺乏可能导致误诊，早期诊断对于提高患者生存率是十分必要的。HPS 的发病机制主要是各种致病因素使巨噬细胞和 T 淋巴细胞活化且清除受阻，产生大量的细胞因子，导致"细胞因子风暴"，引起多器官损伤甚至全身器官衰竭[4]。EBV 感染人体后存在一定的潜伏期，当人体免疫系统功能减弱或低下时，侵袭人体免疫系统，若感染 B 淋巴细胞则多数发展为传染性单核细胞增多症，而感染 T／自然杀伤（NK）细胞，使细胞持续活化，巨噬细胞分泌大量细胞因子，产生细胞因子风暴，导致细胞免疫缺陷、全身高炎性反应，则引起 EBV 相关 HLH[5]。另外，巨噬细胞可吞噬宿主的血细胞，导致两系或三系减低，出现"嗜血现象"。研究表明，各类血细胞减少的主要原因是大量的炎性因子抑制骨髓造血，而巨噬细胞的噬血现象引起的细胞减少只是次要原因[6]。致使患者出现发热、肝脾大、出血、全血细胞减少、肝功能异常、凝血障碍、骨髓和其他组织中可发现噬血细胞等。当出现发热、血细胞减少、铁蛋白＞ 500μg／L 的三联征患者应高度怀疑 HLH[7]。

嗜血细胞综合征的诊断如下（以下两点之一）。

（1）发现有关的基因缺陷即可诊断：如 PRF1 、UNC13D 、STX11 、STXBP2 、Rab27a 、LYST 、SH2D1A 、BIRC4 、ITK 、AP3B1 、MAGT1 、CD27 等。

（2）或符合下列八条中的五条及以上也可诊断：①发热：体温＞ 38.5℃并持续 7 天以上。②肝、脾、淋巴结肿大。③非骨髓造血功能降低所致的血细胞减少（外周血细胞二系或三系减少者）。④高甘油三酯血症和（或）低纤维蛋白原血症（甘油三酯≥ 3mmol/L，纤维蛋白原≤ 1.5g/L）。⑤骨髓、肝脏或淋巴结里找到噬血细胞。⑥ NK 细胞活性降低或缺如。⑦血清铁蛋白＞ 500μg/L 者（敏感性为 0.84）；⑧可溶性 CD25（可溶性白细胞介素 –2 受体）升高（敏感性为 0.93）。

该患者为 48 岁中年男性，此次入院以发热、肝功能异常为主要表现，无大量饮酒史及服用肝损药物史，病原学检查可排除病毒性肝炎、自身免疫性肝炎、肝豆状核变性、酒精性肝硬化、药物性肝损伤等病因，嗜血细胞综合征的诊断目前依然沿用 2004 年的诊断标准[8]，该患者的疾病特点如下：①男，48 岁，发热、肝功能异常。②脾肿大、淋巴结肿大。③血细胞减少（血红蛋白、血小板）。④高甘油三酯血症，低纤维蛋白原血症。⑤铁蛋白：> 1500 μg/L（23.9~336.2）。⑥感染高通量基因测序人类 r 疱疹病毒 4 型（EBV），检出序列数 1616。骨穿病理示：EB 病毒感染，巨核细胞成熟障碍；淋巴瘤/白血病诊断依据不足。⑦抗感染治疗无效。⑧无血液系统疾病及肿瘤疾病依据。⑨无风湿免疫性疾病依据。本例患者符合上述诊断标准中的 5 条，可诊断为嗜血细胞综合征。感染高通量基因测序及骨髓穿刺病理结果示 EBV 感染，进一步证实 EB 病毒感染相关性嗜血细胞综合征的诊断。

二、嗜血细胞综合征的治疗及预后

HLH-94 和 HLH-2004 治疗方案 HLH-94 方案主要为依托泊苷与地塞米松联合治疗，以个体情况判断为依据。HLH-2004 方案是公认的治疗方案，采用地塞米松、免疫球蛋白、依托泊苷等，抑制过度炎症反应和系统衰竭[9]。同时需加强支持、抗感染、治疗潜在的电解质紊乱（对症治疗）、避免 HLH 的触发因素等。HLH-2004 治疗方案分为早期治疗（1~8 周）和维持治疗，治疗药物包括地塞米松、依托泊苷（VP-16）、环孢素 A（CsA）。有研究认为， EBV 主要感染 EBV-HLH 患者的 NK/T 细胞，导致其清除 EB 病毒能力下降，而持续刺激和活化 T 细胞和巨噬细胞，早期应用依托泊苷可明显改善 EBV-HLH 患者预后[10, 11]。如果有神经学症状进展的临床证据，或如果脑脊液检查异常（细胞数和蛋白质）不改善，鞘内注射 MTX 和地塞米松，若化疗效果欠佳，可行造血干细胞移植。

家族性 HPS 病程短，预后差，未经治疗者生存期 2 个月，仅不到 10% 的患者生存期 > 1 年，有的患者经过化疗后可存活 9 年以上，只有异体基因造血干细胞移植才能治愈家族性 HPS；由细菌感染引起者预后较好，EB 病毒所致者预后最差，其他病毒所致者，其病死率一般在 50% 左右；肿瘤相关 HPS 死亡率几乎 100%，主要死亡原因有出血、感染、多脏器功能衰竭和弥散性血管内溶血[12, 13]。

该疾病早期在临床诊断中还存在一定难度且无特效治疗。因此在临床上医生们要加强对该疾病的认识，尤其是肿瘤科和血液科的医生，需密切监测患者血细胞分析及铁蛋白等指标变化，注意肝脾大小，当出现三联征时及时考虑该病，对不明原因发热、肝脾肿大、三系减低等患者要积极排查，早发现，早诊断，争取救治机会，改善预后。

参考文献：

[1] 噬血细胞综合征中国专家联盟，中华医学会儿科学分会血液学组．噬血细胞综合征诊治中国专家共识［J］．中华医学杂志，2018,98（2）:91-95.

[2] CAMPO M,BERLINER N. Hemophagocytic lymphohistiocytosis in adults［J］.J Hematol Oncol Clin North Am,2015,29（5）:915-925.

[3] RAMOS-CASALS M,BRITO-ZERON P,LOPEZ-GUILLERMO A,et al. Adult haemophagocytic syndrome［J］.Lancet,2014,383（9927）:1503-1516.

[4] ZHU LI,MENG HAITAO.Adult hemophagocytic syndrome［J］.China & Foreign Medical Treatment,2015（13）:191-193.

[5] TATLORGS,LONG H M,BROOKS J M,et al.The immunology of epstein-ban virus-induced-disease［J］.Annu Rev Immunol,2015,33:787-821.

[6] 于程，李长钢．儿童噬血细胞综合征发病机制研究进展[J].中国妇幼健康研究，2017,28（3）:357-360.

[7] OTROCK Z K,EBY C S.Clinical characteristics,prognostic factors,and outcomes of adult patients with hemophagocytic lymphohistiocytosis［J］.Am J Hematol,2015,90（3）:220-224.

[8] HENTER J I,HORNE A,ARICóM,et al.HLH-2004:diagnostic and therapeutic guidelines for hemophagocytic lymphohistiocytosis［J］.Pediatr Blood Cancer,2007,48（2）:124-131.

[9] SCHRAM A M,BERLINER N.How I treat hemophagocytic lymphohistiocytosis in the adult patient［J］. Blood,2015,125 （19）:2908-2914.

[10] Lai W,Wang Y,Wang J,et al.Epstein-Barr virus-associated hemophagocytic lymphohistiocytosis in adults and adolescents-a life-threatening disease:analysis of 133 cases from a single center［J］. Hematology,2018,23（10）:810-816.

[11] Xue H,Chen C,Li W,et al. Analysis of prognostic risk factors in children with Epstein-Barr virus-associated hemophagocytic syndrome［J］. Minerva Pediatrica,2015,67（3）:251-261.

［12］ZHOU YULAN,ZHANG R ONGYAN,LI Fei.R esearch progress on malignancy-associated hemophagocytic lymphohistiocytosis［J］.Chinese Journal of Clinical Oncology,2016,43（21）:958-961.

［13］OTROCK Z K,GROSSMAN B J,EBY C S.Transfusion requirements and 30-day mortality predictors for adult hemophagocytic lymphohistiocytosis［J］. Int J Hematol,2018,108（5）:485-490.

（黎环　林勇　林春　潘晨）

一波多折的肝衰竭

◎ 患者基本信息

男性，35 岁。

◎ 主诉

尿黄、眼黄 10 天。

◎ 现病史

入院前 10 天无明显诱因出现尿黄、眼黄，无酱油色尿，无排白陶土样便，无皮肤瘙痒，无乏力，无畏寒、腰痛，无恶心、呕吐，无腹痛、腹胀。未予重视及诊治。此后自觉尿黄、眼黄进行性加深，今为进一步治疗就诊我院。

◎ 既往史

10 年前体检发现 HBsAg 阳性，肝功能正常，未治疗。

◎ 系统回顾

无特殊。

◎ 个人史

无特殊。

◎ 入院查体

生命征正常，神志清晰，对答切题。全身皮肤、巩膜中度黄染，心肺听诊无异常。腹平软，全腹无压痛及反跳痛，肝脾肋下未触及，扑翼样震颤阴性。

◎ 实验室及辅助检查

血常规：WBC 7.2×10^9/ml、HB 143g/L、PLT 80×10^9/L。病毒标志物：甲、丙、丁、戊肝炎病原学阴性。肝功能：TBIL 161.8 μmol/L，DBIL 81.2 μmol/L，ALT 1209U/L，AST 543U/L。凝血功能：PT 26s、PTA 33.8%，INR 2.07。乙肝两对半：HBsAg、HBeAb、HBcAb 阳性。HBV DNA：6.9E+07 copy/ml，HBV 基

因分型 B 型。

腹部彩超：肝内回声粗，胆囊壁毛糙，脾肿大，未见腹水。

◎ 入院诊断

HBeAg 阴性慢性乙型肝炎重度。

◎ 治疗经过

入院后先后予"复方甘草酸苷、丹参川芎嗪、拉米夫定、腺苷蛋氨酸、促肝细胞生长素等"保肝退黄、抗病毒等治疗。病情仍进展，入院后 2 周内渐出现乏力、食欲减退，食量减少 1/2 左右，无恶心、呕吐。黄疸进行性加深，TBIL 由 161.8 μmol/L 升至 341.9 μmol/L、ALT 由 1209μ/L 降到 120 μ/L。3 周后症状逐渐改善、黄疸开始渐渐下降。2020 年 3 月 13 日 TBIL 240.8μmol/L、ALT 83U/L，PT 19.6s PTA 58.6%。2020 年 3 月 14 日无明显诱因出现上腹痛，伴恶心，随后出现呕血、排黑便，查血常规 HB 99g/L，予"奥美拉唑"制酸、"生长抑素"降门脉压力、补液、输红细胞、血浆、血小板、冷沉淀等治疗，病人仍反复排暗红色血便、呕血，总量约 10365ml，出现失血性休克（BP 低至 60/40mmHg、HR 快至 169 次/分）。凝血功能进行性下降，PTA < 12.4%，Hb 低至 37g/L，PLT 低至 11E+09/L。期间共输血浆 4300ml，悬浮红细胞 60 单位。考虑"上消化道大出血"，先后请多家外院肝胆外科及消化内科等会诊，出血原因及部位仍未明确。在"多巴胺"升压药物维持下，BP 90~120/60~70mmHg、HR123 次/分，呈嗜睡状态，双肺呼吸音尚清晰，未闻及干湿性啰音。心音低钝，律齐，未闻及杂音。腹软，无压痛、反跳痛，肠鸣音 8 次/分。

◎ 治疗结果及随访

内科止血治疗效果欠佳，建议转外院外科，继续止血治疗，遂转外院进一步检查治疗。

◎ 出院诊断

①慢加亚急性肝衰竭 A 型晚期，乙型病毒性肝炎。②上消化道大出血。③失血性休克。④重度贫血。

转外院治疗经过

◎ 入院查体

T 35.5℃，P 118 次/分，R 23 次/分，BP 82/48mmHg，SPO$_2$：100%（吸氧

20L/min）嗜睡，可被唤醒，查体欠合作。

◎ 实验室及辅助检查

胃镜：胃部活动性出血，止血无效。**胸片：**双肺感染性病变。

◎ 入院诊断

①十二指肠溃疡伴出血。②失血性休克。③原发性腹膜炎。④肺部感染。⑤慢加亚急性肝衰竭 A 型晚期，乙型病毒性肝炎。

◎ 治疗经过

急诊剖腹探查：术中见清亮腹水 3000ml、腹腔内血管明显曲张、肝脏呈小结节形重度肝硬化，肠腔内见积血、十二指肠球降交界处小弯侧见活动性出血灶，溃疡直径 1.5cm，中央见一血管裸露伴活动性出血，遂行远端胃大部切除术。术后转外院 ICU，予"输血、止血、制酸、气管插管、抗感染、补充胶体液、利尿、保肝、抗肝性脑病"等治疗至 2010 年 3 月 26 日，无再呕血，大便转黄，腹水减少。但有低热，加强抗感染治疗后好转。3 月 27 日起患者体温明显升高，呈稽留热，体温波动于 39~40℃，无畏冷、寒战，结合血常规单核细胞高，加用"连花清瘟胶囊"及"奥司他韦"治疗。2020 年 3 月 29 日血培养报告：白色念珠菌。予以"卡泊芬净"治疗 3 天，体温降至 38℃左右，但黄疸进行性加深。2010 年 4 月 1 日于外院查肝功：TBIL 337.9μmol/L，ALT 213μ/L，AST 185μ/L。建议转诊我院。

◎ 出院诊断

①十二指肠溃疡伴出血。②失血性休克。③白色念珠菌败血症。④原发性腹膜炎。⑤肺部感染。⑥肝性脑病 3 级。⑦胃及十二指肠吻合口出血。⑧慢加亚急性肝衰竭 A 型晚期，乙型病毒性肝炎 。

第二次入院

病史摘要

◎ 主诉

尿黄、眼黄 1 月余。

◎ 现病史

入院前 1 月余无明显诱因出现尿黄、眼黄，无酱油色尿，无排白陶土样便，无皮肤瘙痒，无乏力，无畏寒、腰痛，无恶心、呕吐，无腹痛、腹胀，未治疗，自觉尿黄、眼黄进行性加深，住我院予"保肝、退黄、抗病毒"等治疗（具体见旧病历），黄疸减退。因出血消化道出血，转外院行"胃大部切除术"（具体欠详）。住外院期间出现"白色念珠菌败血症、原发性腹膜炎、肺部感染、肝性脑病3级、胃及十二指肠吻合口出血并发症"，先后予以予"输血、止血、制酸、气管插管、抗感染、补充胶体液、利尿、保肝、抗肝性脑病"等治疗，体温降至38℃左右，但黄疸进行性加深。2010年4月1日于外院查肝功能：TBIL 337.9 μmol/L、ALT 213 μ/L、AST 185 μ/L。建议转诊我院。今为进一步治疗就诊于我院。

◎ 入院查体

　　T 38.2℃，P 104次/分，R 22次/分，Bp 114/68mmHg。神志清晰，对答切题，全身皮肤、巩膜重度黄染。双肺呼吸音粗，可闻及湿性啰音。腹平软，全腹无压痛及反跳痛，移动性浊音阳性，双下肢无浮肿。扑翼样震颤阴性。

◎ 实验室及辅助检查

　　血常规： WBC 11.4×10^9/L，NBC 9.63×10^9/L，HB 91g/L，PLT 115×10^9/L。**肝功能：** TBIL 371.0 μmol/L，ALT 230 μ/L，AST 200 μ/L。凝血功能：PTA 59.8%。

　　腹部彩超： 肝内声像呈弥漫性病变，分布欠均匀，肝内管道分支稍细。

◎ 入院诊断

　　①慢加亚急性肝衰竭A型晚期，乙型病毒性肝炎。②真菌性败血症（白色念珠菌）。③原发性腹膜炎。④肺部感染。⑤远端胃大部切除术后。

◎ 治疗经过

　　予"卡泊芬净、头孢米诺、依诺沙星"抗感染治疗4天，体温仍未下降，考虑感染未控制，遂停用"头孢米诺"，改为"美罗培南"（2010年4月6日至2010年4月27日）、"替考拉宁"（2010年4月6日至2010年4月20日）抗感染，"伏立康唑"抗真菌及保肝降酶抗病毒及控制并发症治疗，病情逐渐好转。患者体温正常，腹水消退，肺部感染，败血症控制，黄疸减退。2010年4月9日血培养回报无细菌生长（2010年4月2日留取），2010年4月16日血培养回报无真菌生长（2010年4月2日留取），2010年6月13日肝功能TBIL 46.6 μmol/L、ALT 50U/L、AST 44U/L，凝血功能：PTA73.8%。2010年6月13日患者再出现低热，右第四肋部胸骨外缘胸壁皮下出现一约1.5cm×2.5cm的梭形无痛性包块，质中，可移动，无红肿触痛。CT示：右侧季肋皮下组织脓肿（？）。外科会诊后予"头孢哌酮/他唑巴坦"抗感染，肿块无改变，左胸壁亦出现肿块。

臨床診治過程

2010 年 6 月 29 日行右侧肿块部分切除活检。组织脓液培养：其他念珠菌。病理：化脓性肉芽组织伴血管瘤样增生。治疗上予"伏立康唑"（2010 年 6 月 30 日至 2010 年 7 月 18 日）抗真菌，左胸壁肿块减小，伏立康唑减量后（2010 年 7 月 18 日至 2010 年 7 月 26 日），左胸壁肿块再次增大，右侧切口肉芽较多，行清创缝合。因患者经济原因改用"氟康唑"抗真菌（2010 年 7 月 18 日至 2010 年 9 月 27 日），右侧切口愈合好，左侧肿块消失。

2010 年 8 月 17 日，患者出现中上腹及左下腹痛，以左下腹为主。2 天未排便。腹部立位平片示：中腹部气液平面。考虑"肠梗阻"，予"解痉、通便、灌肠、抗感染、制酸"等处理后，症状无改善，进展至全腹痛。

◎ 治疗结果及随访情况

外科会诊后，转外院急诊外科治疗。出院时肝功能：TBIL 13.2 μ mol/L，ALT 38U/L，AST 47U/L，凝血正常。外科治疗：行"肠粘连松解术及部分小肠切除术"（具体欠详）。2010 年 10 月 15 日左胸壁肿块增大，后转上海知名医院行手术切除后未再出现皮下肿块。组织病理：化脓性肉芽组织伴血管瘤样增生。2012 年 12 月 HBV DNA 3.4E+3U/ml。彩超示：肝内声像呈弥漫性病变（斑块、小结节）、脾肿大。予"阿德福韦酯"联合"拉米夫定"抗病毒治疗。

2014 年 3 月 7 日肝脏 MRI 平扫 + 增强：①考虑符合肝硬化诊断，脾脏增大，肝门区淋巴结影，建议 AFP 及 MR 随访。②胆囊壁增厚，胆泥沉积。③左右肝内胆管稍扩张。此后定期我院复诊：肝功能正常，HBVDNA 阴性。彩超示肝硬化、脾大。

◎ 出院诊断

①慢加亚急性肝衰竭 C 型晚期，乙型病毒性肝炎。②白色念珠菌败血症。③皮肤真菌感染。④急性肠梗阻。⑤原发性腹膜炎。⑥肺部感染。⑦远端胃大部切除术后。

临床思维

一、患者病毒性肝炎慢加亚急性肝衰竭晚期诊断明确

黄疸深，PTA 低于 20%，肝性脑病，腹水等诊断明确。经保肝、抗病毒、抗感染、祛氨基及外科等综合治疗后，黄疸消退，凝血功能改善，病情好转。

二、上消化道出血的常见原因

（1）消化性溃疡、十二指肠疾病、急性胃扩张、肿瘤。

（2）门静脉高压、门静脉高压性胃病。

（3）上消化道的邻近器官疾病，如胆道出血。

（4）食管疾病。

三、合并症原因分析

1. 上消化道出血的原因考虑

（1）患者虽否认胃及十二指肠溃疡病史，但既往未行胃镜等检查，隐匿性胃病不能排除，此次胃镜示十二指肠球降交界处见小弯侧出血灶。

（2）肝衰竭可导致胃黏膜糜烂和急性胃炎引起出血。

（3）结合我院肝脏彩超结果，该患者无肝硬化基础，但短时间内肝细胞大量坏死，肝组织正常结构遭到破坏，纤维组织增生，引起急性门脉压力升高加剧出血程度。况且，术中已见小结节性肝硬化。

2. 真菌性败血症的原因考虑

该患者肝衰竭基础上合并肺部感染、上消化道出血。免疫力较差，在此基础上行胃大部切除术，术后使用广谱抗生素治疗，极易合并真菌感染。

3. 肠梗阻的原因考虑

患者行胃大部切除术后，因合并肝衰竭、肝性脑病，病情重，长时间卧床，活动不够，导致肠粘连。

四、经验体会

对于上消化道出血的患者，应尽早行内镜检查以明确出血部位及原因，及时采取有效措施。目前治疗措施主要为药物止血、内镜下止血（注射、喷洒、止血夹止血，APC 及热探头，纤维蛋白胶）、介入治疗、外科手术治疗等。

肝衰竭患者合并细菌感染时，在应用抗生素的过程中，应警惕真菌感染，及时发现，并进行抗真菌治疗，甚至进行预防性用药。

对真菌性败血症，首先去除诱因，积极治疗原发病，加强营养。应尽可能全身应用抗真菌药物，如两性霉素 B、氟胞嘧啶、咪康唑、氟康唑等注射剂静脉给药。用药时应注意副反应和肾、肝等损害。使用免疫调节剂，如转移因子、胸腺肽等。此外还需加强全身支持疗法，增加营养等，以增强机体的免疫力。

真菌性败血症的发生[1]，其中念珠菌是主要病原菌，占 84.4%。感染的危险因素有免疫功能低下或受抑制，严重基础疾病，长时间应用广谱抗菌药物，介入诊治，导管留置，气管插管、切开及呼吸机的应用等；病死率高达 64.3%，出现感染性休克和多器官功能障碍综合征（MODS）。真菌性败血症已成为医院感染棘手的问题，严重威胁患者的生命。及时去除易患因素，加强病原学监测，及时作出早期诊断，提倡早期经验性治疗等措施，是降低病死率的关键[2-4]。

回顾我院近年来收治的 78 例肝衰竭患者合并感染情况，并依患者预后不同比较好转和死亡或未愈组的感染部位、感染类型、感染发生率的差异。结果：各型肝衰竭患者发生感染率为87.2%，慢性肝衰竭感染的发生率为91%；腹腔感染率为42.39%，肺部感染为18.48%，真菌感染16例（20.5%）；好转患者感染率为78.7%，低于死亡患者及未愈患者感染率（100.0%）。结论：肝衰竭患者感染率在近年来还在上升，主要感染病原体为条件致病菌，发生多部位感染会导致肝衰竭患者病死率增加。延迟治疗导致死亡率显著增高。念珠菌血症病死率与开始治疗的时间有关。

五、总结

该患者为慢加亚急性肝衰竭晚期，病程中先后出现的急性上消化道出血、失血性休克、肺炎、胸腔积液、肝性脑病、原发性腹膜炎、真菌性败血症、局部软组织感染及肠梗阻等合并症均增加了该病的治疗难度，该病例的抢救成功充分体现了内科、外科、ICU 等多学科协同治疗的重要性。

参考文献：

［1］李兰娟.传染病学(第9版)人卫版[M].北京：人民卫生出版社,2018,8:232-236.

［2］ANGUS,D C, VAN DER Poll, T. Severe sepsis and septic shock.N.Engl［J］.J Med,2013,369:840-851.

［3］COLOMBO A L,GUIMARAES T,SUKIENIK T,PASQUALOTTO A C,et al.Prognostic factors and historical trends in the epidemiology of candidemia in critically ill patients:analysis of five multicenter studies sequentially conducted over a 9-yearperiod［J］. Intensive Care Med,2014,40:1489-1498.

［4］DELALOYE J,CALANDRA T. Invasive candidiasis as a cause of sepsisin the critically ill patient［J］.Virulence,2014,5:161-169.

（卓海燕　姚履枫）

第六章

少见遗传代谢性疾病

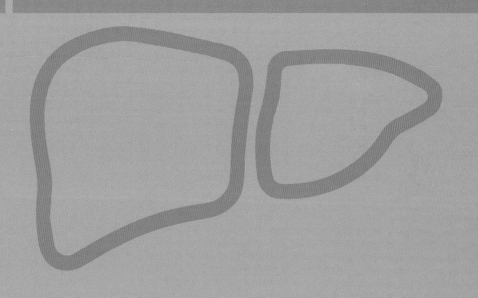

PKLR c.1403C > G p.A468G 突变致重型丙酮酸激酶缺乏症

病史摘要

◎患者基本信息

男性，9岁。

◎主诉

反复尿黄、眼黄9年。

◎现病史

入院前9年（即出生时）家人发现其尿黄如茶水样、眼黄，未注意有无皮肤黄，无恶心、呕吐，无腹痛、腹胀，无排陶土样大便，无发热、畏冷、寒战，无血尿、酱油样尿。就诊于外院查肝功能：ALB 39g/L，TBIL 139.7μmol/L，IBIL 122.0μmol/L，ALT 46U/L、AST 65U/L、GGT 25U/L。血常规：Hb 58g/L。乙、丙肝炎病原学均阴性。尿常规：尿胆红素1+，尿胆原阳性。Coomb试验阴性。血红蛋白电泳无异常。G-6-PD筛查正常。地中海贫血基因检测未见异常。肝脏彩超：左肝钙化灶。诊断"新生儿黄疸"，予"复方甘草酸苷"保肝，输"洗涤红细胞"治疗后好转出院。此后仍反复尿黄、眼黄，家属自行予药物治疗（具体不详）。入院前1个月尿黄、眼黄较前加深伴发热，体温最高约39.0℃，排酱油样尿，无畏冷、寒战，无咳嗽、咳痰，无腹痛、腹泻等。就诊当地医院，予药物治疗（具体不详）。体温降至正常后家属自行予中药治疗（具体不详），尿黄、眼黄进行性加深。今为进一步治疗就诊我院，门诊拟"贫血、黄疸待查"收入院。

◎既往史

无特殊。

◎系统回顾

无特殊。

◎个人史

无特殊。

◎入院查体

T 36.6℃，P 82 次 / 分，R 21 次 / 分，BP 92/45mmHg，SpO_2 50%，Wt 20kg。神志清，贫血外观，对答切题，定向力、计算力正常。皮肤、巩膜重度黄染，未见肝掌、蜘蛛痣，未见皮疹及出血点。双肺呼吸音清，未闻及干湿性啰音。腹平软，全腹无压痛、反跳痛。肝脏肋下未触及，脾脏肋下 8cm 可触及、边缘光滑，质硬，无触痛，墨菲征阴性。肝浊音界存在，肝区无叩痛，腹部移动性浊音阴性。双下肢无浮肿，双侧膝腱反射正常，巴彬斯基征等病理征未引出，扑翼样震颤阴性。

◎实验室及辅助检查

血常规： WBC 7.56×10^9/L，N% 56.1%，HGB 19g/L，PLT 145×10^9/L。**网织红细胞：** 网织血红细胞计数 168.50×10^9/L，网织红细胞百分比 45.53%，网织红细胞血红蛋白含量 31.4pg，低荧光强度网织红细胞比率 78.5%，中荧光强度网织红细胞比率 18.10%，高荧光强度网织红细胞比率 3.4%。**异常红细胞形态检查：** 球形红细胞 6%，红细胞大小不一，可见球形红细胞 6%，盔形红细胞 3%，椭圆形红细胞 3%，泪滴形、嗜多色性、皱缩红细胞 1%，偶见嗜碱性点彩红细胞。**CRP：** 5.39mg/L。**PCT：** 1.620ng/ml。**生化全套：** ALB 22g/L，TBIL 967.8μmol/L，DBIL 526.1μmol/L，IBIL 441.7μmol/L，ALT 57U/L，AST 110U/L，GGT 52U/L，ALP 77U/L，CHE1370U/L，TBA 78.8μmol/L，CK 510U/L，K^+3.14mmol/L，$HCO3^-$ 11mmol/L，BUN 11.5mmol/L，Cr 83mmol/L，Glu 3.78mmol/L，CHO 0.69mmol/L；**凝血功能：** PT 50.7s，PTA 14%，INR 5.33，APTT > 180s，TT 21.9s，FIB 1.44g/L；**血气分析：** pH 值 7.27，$PaCO_2$ 24.7mmHg，PaO_2 31.00mmHg，BE –16.00mmol/L，HCO_3 11.2mmol/L，CO_2 12mmHg，SaO_2 53.00%，Na 113mmol/L，K 2.80mmol/L，Ca 0.72mmol/L，红细胞压积 3.4%，Hb 含量 15.0g/L。**病毒标志物：** 甲、乙、丙、丁、戊肝炎病原学均阴性，巨细胞病毒 DNA 检测、EB 病毒核酸检测阴性。**TORCH 定性 8 项：** 巨细胞病毒 IgG 阳性，弓形体抗体 IgG 阳性，风疹病毒抗体 IgG 阳性，余阴性。**呼吸道抗体九项：** 均阴性。**免疫指标：** IgG 22.80g/L，IgM 0.916g/L，IgA 1.64g/L。**贫血相关项目：** 血清铁 34.0μmol/L，转铁蛋白饱和度 80%，不饱和铁结合力 8.3μmol/L，总铁结合力 42.30μmo/L，血清铁蛋白 > 1650.00ng/ml，叶酸 5.49ng/l，维生素 B_{12} 1052pg/ml。**溶血相关项目：** 间接抗人球蛋白阴性（–）、

直接抗人球蛋白阴性，葡萄糖 –6– 磷酸脱氢酶活性阴性，红细胞脆性试验阴性，地中海贫血基因检测阴性。**尿常规**：尿胆红素 1+，尿胆原阳性。**肿瘤指标**：异常凝血酶原 161mAU/ml、CA199 549U/ml、CA153 61.46U/ml。AFP、CA125 均阴性。**其他**：铜蓝蛋白 0.325g/L，尿铜 199.09μg/24 小时。

腹部彩超：①肝肿大、脂肪肝。②胆囊结石、胆泥沉积。③脾肿大、脾内声像呈弥漫性病变。④双肾多发小结晶，余未见明显异常。**心脏彩超**：①左心增大，左心室整体收缩功能正常。②肺动脉主干壁上隔膜样回声伴轻微狭窄。**肺部 CT**：双肺斑片影，考虑感染灶，建议治疗后复查。

◎入院诊断

①贫血、黄疸待查。溶血性贫血：溶血危象（？）自身免疫性溶血性贫血（？）地中海贫血（？）。②肝衰竭。③代谢性酸中毒。④低氧血症。⑤肺炎。

◎治疗经过

入院后予"多烯磷脂酰胆碱、腺苷蛋氨酸、金茵退黄颗粒、复方金线莲口服液"保肝、退黄等治疗，入院后查 TBIL 高至 967.8μmol/L，DBIL 526.1μmol/L，IBIL 441.7μmol/L，凝血 PTA 仅 14.00%，HGB 仅 19g/L。提示极重度贫血，极度虚弱，结合既往溶血病史，考虑此次溶血严重，血红蛋白极低，血液携氧能力差，氧分压低，导致全身组织缺氧，代谢性酸中毒明显，予输注"滤白洗涤红细胞"改善贫血，"新鲜冰冻血浆"补充凝血因子，"碳酸氢钠"纠酸等处理。同时考虑合并有肺部感染，故予"头孢曲松"（2018 年 6 月 1 日至 2018 年 6 月 7 日）抗感染治疗。经治疗肺部 CT 却提示炎症病灶进展，G 试验、GM 试验呈阳性，伴有口腔黏膜白斑（培养出白色假丝酵母菌），考虑合并有肺部真菌感染，先后予"美罗培南"（2018 年 6 月 7 日至 2018 年 6 月 21 日）、"米卡芬净"（2018 年 6 月 7 日至 2018 年 6 月 21 日）、"哌拉西林钠他唑巴坦"（2018 年 6 月 21 日至 2018 年 6 月 26 日）抗细菌及真菌治疗。

期间多次联合请儿科、血液科会诊，考虑"溶血性贫血"，溶血危象，自身免疫性溶血性贫血（？），地中海贫血（？）。予"甲泼尼龙"（静脉注射 40mg 2018 年 6 月 1 日至 2018 年 6 月 12 日，静脉注射 20mg 6 月 13 日至 6 月 19 日，口服 12mg 6 月 20 日至 6 月 24 日，口服 6mg 6 月 24 至 6 月 26 日）抗炎，减轻免疫反应，人免疫球蛋白支持，并先后输注"滤白洗涤红细胞"12U，"新鲜冰冻血浆"800ml。

治疗期间患儿黄疸一度最高升至 1276μmol/l，于 2018 年 6 月 10 日出现烦

临床诊治过程

躁不安，便秘。查体时对答不切题，定向力差，计算力下降，球结膜无水肿，考虑肝性脑病2级，予加用"门冬氨酸鸟氨酸"抗肝性脑病，"乳果糖"通便酸化肠道等治疗。住院期间考虑患儿自幼反复黄疸发作，考虑先天代谢性疾病。经多次建议后患儿家属同意行全外显子组测序检查。

经上述治疗25天，患儿黄疸较前减退，贫血较前改善复测TBIL退至325.9μmol/L，Hb升至67g/L，患儿家属要求出院转外院进一步诊治，予办理出院。

住院期间实验室指标变化如下（图22-1为血常规及炎症指标变化，图22-2为肝功能变化，图22-3为凝血功能变化）。

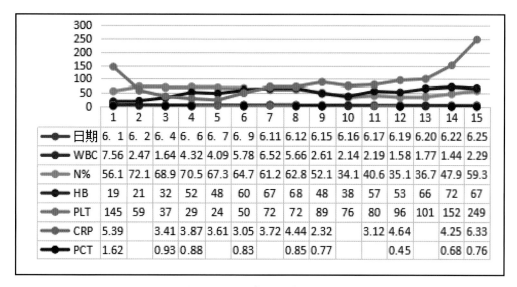

图 22-1　血常规及炎症指标

日期	6.1	6.2	6.4	6.6	6.7	6.9	6.11	6.12	6.15	6.16	6.17	6.19	6.20	6.22	6.25
WBC	7.56	2.47	1.64	4.32	4.09	5.78	6.52	5.66	2.61	2.14	2.19	1.58	1.77	1.44	2.29
N%	56.1	72.1	68.9	70.5	67.3	64.7	61.2	62.8	52.1	34.1	40.6	35.1	36.7	47.9	59.3
HB	19	21	32	52	48	60	67	68	48	38	57	53	66	72	67
PLT	145	59	37	29	24	50	72	72	89	76	80	96	101	152	249
CRP	5.39		3.41	3.87	3.61	3.05	3.72	4.44	2.32		3.12	4.64		4.25	6.33
PCT	1.62		0.93	0.88		0.83		0.85	0.77			0.45		0.68	0.76

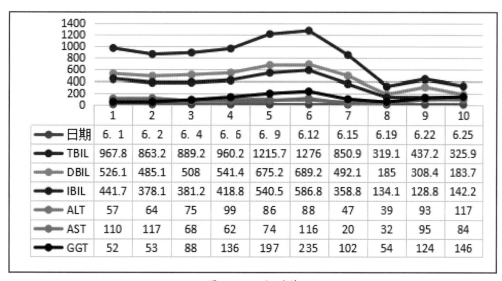

图 22-2　肝功能

日期	6.1	6.2	6.4	6.6	6.9	6.12	6.15	6.19	6.22	6.25
TBIL	967.8	863.2	889.2	960.2	1215.7	1276	850.9	319.1	437.2	325.9
DBIL	526.1	485.1	508	541.4	675.2	689.2	492.1	185	308.4	183.7
IBIL	441.7	378.1	381.2	418.8	540.5	586.8	358.8	134.1	128.8	142.2
ALT	57	64	75	99	86	88	47	39	93	117
AST	110	117	68	62	74	116	20	32	95	84
GGT	52	53	88	136	197	235	102	54	124	146

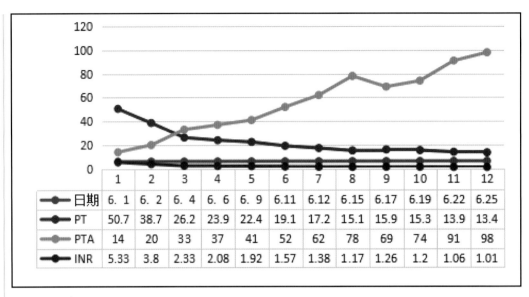

图 22-3　凝血功能

日期	6.1	6.2	6.4	6.6	6.9	6.11	6.12	6.15	6.17	6.19	6.22	6.25
PT	50.7	38.7	26.2	23.9	22.4	19.1	17.2	15.1	15.9	15.3	13.9	13.4
PTA	14	20	33	37	41	52	62	78	69	74	91	98
INR	5.33	3.8	2.33	2.08	1.92	1.57	1.38	1.17	1.26	1.2	1.06	1.01

◎治疗结果及随访

　　出院后转至外院进一步治疗。于 2018 年 7 月 16 日外送北京金准基因检验所全外显子组测序检查结果回报检测到 PKLR 基因 c.1403C ＞ G chr1-155253001 p.A468G 位点半合子突变（见图 22-4），确诊为丙酮酸激酶缺乏症。

01 受检者及家系遗传检测结果					
基因	遗传方式	突变信息	患者	患者之父	患者之母
PKLR	AR/AD	c.1403C>G chrl-155263001[1] p.A468G	半合子突变	无突变	杂合突变
02 基因详细检测结果					
基因	转录版本 Exon 编号	突变比例 参照 / 突变	纯合 / 杂合 / 半合子 Hom/Het/Hem	gnomAD 携带频率	ACMG 变异评级
PKLR	NM-000298.5 exon9	0/34（100）	Hem	0.00001624	Pathongenic

Pathogenic	Likely Pathogenic	VUS	Likely benign	Benign
致病突变	疑似致病突变	临床意义未明突变	疑似良性病变	良性突变

03 外显子（Exon）CNV 检测结果（若检出，详见报告后页：附录 02 CNV 图片信息）

该样本在 PKLR 基因 3-9 号外显子区域存在杂合缺失突变

图 22-4　全外显子组测序

◎出院诊断

　　丙酮酸激酶缺乏症。

一、黄疸诊断思路与鉴别诊断

患儿反复全身黄染为主诉。在胆红素生成过多，或肝细胞对胆红素摄取、结合或排泄过程发生障碍时，血中胆红素浓度增高，均可出现高胆红素血症。黄疸鉴别诊断在临床日常诊疗工作中极其重要。血中胆红素升高以直接胆红素和间接胆红素升高比例不同，区分不同黄疸原因（见图 22-5）。

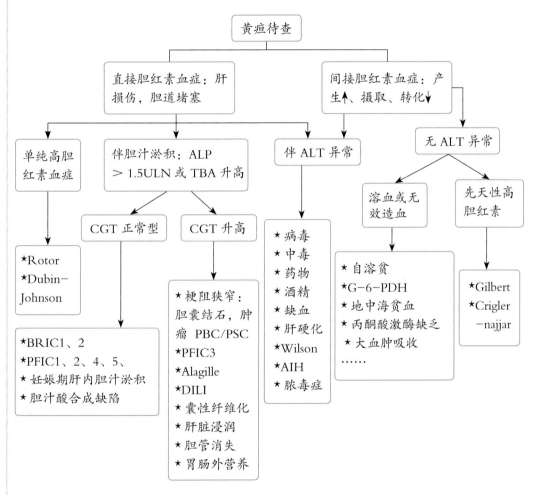

图 22-5　黄疸待查流程图

患儿高黄疸，总胆素最高达 1276μmol/L，直接胆红素及间接胆红素均明显升高，直接胆红素与总胆素比值约 54%，接近直接胆红素升高类型 55% 的比例。但入院后完善肝脏影像学检查未见梗阻灶，可排除梗阻性黄疸；其入院后总胆汁酸有升高，也基本不支持直胆升高型的单纯高胆红素血症；GGT 和 AKP 基本正常，结合其自幼反复出现黄疸，BRIC、PFIC 需是黄疸考虑范畴，但结合患儿极重度贫血外观，入院后查间接胆红素也明显升高，血红蛋白低至 19g/L，更提示我们把黄疸鉴别诊断锁定在溶血性黄疸。

二、溶血性黄疸诊断思路与鉴别诊断

凡能够使红细胞大量被破坏而导致溶血的疾病均可引起溶血性黄疸。溶血的病因繁多，不同病因具有不同的发病机制，临床表现复杂多样，TBIL 多轻度升高，一般不超过 85.5μmol/L，以 IBIL 升高为主，少数 TBIL 也可明显升高达 340μmol/L 或以上，可分为急性溶血和慢性溶血。考虑为溶血性黄疸的患者除常规查血红蛋白、肝功能胆红素指标外，需进一步查网织红细胞、尿常规及尿血红蛋白、红细胞渗透性脆性试验、酸化血清溶血试验（Ham）、Coombs 试验、血红蛋白电泳、SDS 聚丙烯酰胺凝胶电泳红细胞膜蛋白分析、高铁血红蛋白还原实验、荧光斑点试验、海因小体、酶活性定量测定、珠蛋白 DNA 分析等来确定溶血的性质及病因[1]。该患儿贫血、黄疸待查入院，同时我们也相应检查了常见贫血项目，该患儿血常规 MCV 值正常，血清铁、血清铁蛋白、转铁饱和度升高，总铁结合力下降，排除缺铁性贫血；其叶酸、维生素 B_{12} 升高也排除巨幼细胞性贫血。其网织红细胞计数明显升高，乳酸脱氢酶亦明显升高（溶血时红细胞内酶 LDH1、LDH2、LDH3 大量释放入血，血 LDH 水平升高）、尿胆原阳性，支持溶血诊断。

按照是否存在遗传因素，溶血性贫血分为先天性溶血性疾病和后天获得性溶血性疾病。前者包括红细胞膜病、红细胞酶病及血红蛋白病；后天获得性溶血性疾病又分为免疫性和非免疫性溶血性贫血[2]。依据患儿家属提供资料该患儿出生时即存在黄疸并伴有血色素低，考虑先天性溶血性疾病可能，但该患儿此次入院高黄疸、血红蛋白极低，存在溶血危象，不排除是否合并有其他溶血情况。患儿出生黄疸当时在外院查葡萄糖 –6– 磷酸脱氢酶阴性、地中海贫血基因检测未检测到，结合此次住院期间我们再次复检了葡萄糖 –6– 磷酸脱氢酶阴性，排除先天性溶血性黄疸中最常见的葡萄糖 –6– 磷酸脱氢酶缺乏症和地中海贫血。患儿病情危重，我们多次请儿科、血液科会诊，考虑溶血性贫血、溶血危象：自身免疫性溶血性贫血不能排除。我们予甲泼尼龙（按 2mg/kg·d）联合免疫球蛋白静脉治疗，但遗憾的是用了该方案治疗患儿溶血情况并未达到有效改善，胆红素仍在进行性升高，出现了肺部感染加重及 GM、G 试验阳性，考虑肺部合并真菌感染。同时也出现了肝性脑病，病情进一步加重，及时予激素减量，加强了抗细菌、真菌，抗肝性脑病，输注滤白洗涤红细胞等治疗。经上述治疗后溶血慢慢得到改善，黄疸退至约 320μmol/L 水平，Hb 升至约 70g/L 水平，出院转上级医院进一步诊治。住院期间完善全外显子组测序检查，出院后测序检查结果回报 2018 月 7 月 16 日检测到 PKLR 基因 c.1403C＞G chr1–155253001 p.A468G 位点半合子突变，家系验证结果显示此半合子突变来自于母亲；同时该样本在此基因 3~9 号外显子区域存在杂合缺失突变（见图 22-6），证实了其黄疸为溶血性黄疸且为先天性溶血，确证了为丙酮酸激酶缺乏症。

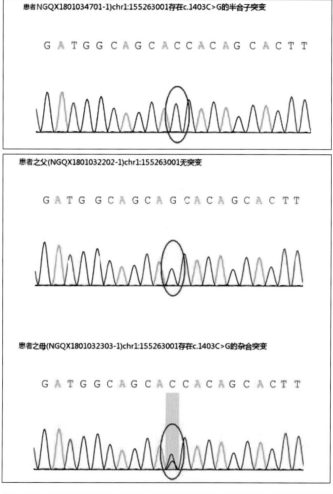

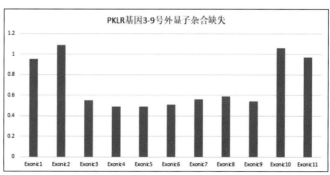

图 22-6　全外显子组测序：PKLR 基因突变

三、丙酮酸激酶缺乏症

丙酮酸激酶缺乏症（pyruvate kinase deficiency，PKD）是一种常见的遗传性红细胞酶病，为常染色体隐性遗传，偶有呈常染色体显性遗传家系的报道。这是一种先天性非球形细胞溶血性贫血异质性疾病，由于丙酮酸激酶（pyruvate kinase，PK）基因缺陷，导致 PK 活性降低或性质改变，使糖酵解途径三磷酸腺苷（adenosine triphosphate，ATP）生成减少，从而发生溶血性贫血[3,4]。不同的 PK 基因突变对 PK 的变构转换机制的影响不同，故由此引起 PKD 患者的临床表现差异较大，典型临床表现是终身慢性的溶血，严重程度不等，从轻度或完全代偿的溶血到危及生命的溶血性贫血均可见，存在铁过载、重症感染、血栓、胆囊结石、肺动脉高压等风险。

PKD 在全球均见报道，但多数分布在北欧地区，目前已经报道的 PKLR 基因约有 300 种，包括错义突变、无义突变、碱基插入缺失等类型，且存在热点突变[5]。美国、欧洲地区 1529A 和 1456T 突变常见，而亚洲地区 1468T 热点。Zanella 等根据血红蛋白水平将 PKD 分为轻型（Hb ≥ 100 g/L），中型（80 g/L ≤ Hb < 100 g/L）和重型（Hb < 80 g/L），并提出重型表现通常与破坏性突变（终止密码子，移码，剪切和大缺失）有关，错义突变者则不同程度地涉及活性位点或蛋白质稳定性[6]。本例患儿样本在 PKLR 此基因外显子区域发现一处半合子突变：c.1403C > G（胞嘧啶 > 鸟嘌呤），导致氨基酸改变 p.A268G（丙氨酸 > 甘氨酸）。HGMDpro 数据库报道情况：突变位点 c.1403C > G 报道为致病突变（DM，报道疾病：Pyruvate kinase deficiency，10087985）。该样本在此基因外显子区域发现一处半合子突变，已报道为致病突变且有较低的人群携带率。此半合子突变来自于其母，同时该样本在此基因 3~9 号外显子区域存在杂合缺失突变，此缺失突变对蛋白功能的影响可能较大。据 HGMDpro 数据库：此基因 4~10 号外显子缺失已报道为致病突变（DM，报道疾病：Haemolytic anaemia，15642665）。

PKD 的常规治疗主要是红细胞输注、脾切除术（5~10 岁以后切除脾脏）、异基因骨髓移植（Allo-BMT）或异基因外周血干细胞移植（Allo-PBSCT）或脐血移植，对于 PK 缺乏症所致严重溶血性贫血患者，需反复输血才能维持生命。目前尚无针对 PKD 的特异性疗法，造血干细胞移植是目前唯一的根治手段[7]。对于红细胞的酶缺陷性疾病，基因治疗是治愈的希望。Tani 等首先证明了基因疗法在 PK 缺乏症中的可行性，Kung[8] 等提出 AG-348 是野生型红细胞 PK 以及与溶血性贫血相关的突变酶的小分子变构活化剂，小鼠和体外实验表明它可能可以解决PK缺乏症患者的潜在病理缺陷。本例患者出生即有溶血性贫血表现，此次发病前有出现发热肺部感染，其家属未规律诊治，自行予药物治疗，在感染、服药等情况下，贫血症状加重，导致溶血危象发生，经积极处理并发症及输红细胞等治疗后病情改善。

参考文献：

［1］HALEY K.Congenital hemolytic anemia［J］.Med Clin North Am,2017,101（2）:361-374.

［2］PHILLIPS J,HENDERSON AC.Hemolytic anemia:evaluation and differential diagnosis［J］.Am Fam Physician,2018,98（6）:354-361.

［3］GRACE R F,BIANCHI P,VAN BEERS E J,et al.Clinical spectrum of pyruvate kinase defificiency:data from the Pyruvate Kinase Defificiency Natural History Study［J］.Blood,2018,131（20）:2183-2192.

［4］ZANELL A,FERMO E,BIANCHI P,et al.Pyruvate kinase deficiency:the genotype-phenotype association［J］.Blood Rev,2007,21（4）:217-231.

［5］CANU G,DE BONIS M,MINUCCI A,et al.Red blood cell PK deficiency:an update of PK-LR gene mutation database［J］.Blood Cells Mol Dis,2016,57:100-109.

［6］ZANELLA A,BIANCHI P,FERMO E.Pyruvate kinase deficiency［J］.Haematologica,2007,92（6）:721-723.

［7］ZANELLA A,FERMO E,BIANCHI P,et al.Pyruvate kinase deficiency:the genotype-phenotype association［J］.Blood Rev,2007,21（4）:217-231.

［8］KUNG C,HIXON J,KOSINSKI P A,et al.AG-348 enhances pyruvate kinase activity in red blood cells from patients with pyruvate kinase deficiency［J］.Blood,2017,130（11）:1347-1356.

（林秋香　黄祖雄）

误诊为肝占位性病变的原发性血色病

◎患者基本信息

病史摘要

女性，41 岁。

◎主诉

发现肝占位 5 年余。

◎现病史

入院前 5 年余在当地县医院体检查肝功能：ALT 55 U/L，AST 49 U/L，GGT 55 U/L。血常规：PLT 107×10⁹/L，余正常。乙肝两对半：HBsAg 阴性。AFP、CEA：阴性。腹部彩超示：右肝低回声结节（27.1mm×26.1mm）。自觉无不适，定期复查 ALT 稍高，PLT 稍低，彩超示右肝结节逐渐增大。入院前 10 天于某省三甲医院复查肝功能：ALT 57 U/L，AST 59.9 U/L，GGT 53.5 U/L。血常规：PLT 81.0×10⁹/L，余正常。AFP 4.19μg/L，CEA 0.69μg/L。彩超示：肝内实性团块（55.6mm×42.3mm）。今为求进一步诊治，就诊我院，门诊以"右肝占位性病变"收住入院。

既往检查详情

2014 年 5 月 22 日，于当地县医院查腹部彩超：①轻度脂肪肝。②右肝低回声结节（27.1mm×26.1mm）。

2018 年 4 月 16 日，于某省三甲 A 医院查上腹部 CT 平扫 + 增强：①肝左叶体积缩小，肝左叶异常强化影，建议上腹部 MRI 平扫 + 增强。②肝内多发小囊肿。③肝静脉强化减弱，下腔静脉于第二肝门下方官腔局部缩小，建议进一步检查。④胰头上方见多发条状结节致密影，血管钙化（？）。

2019 年 8 月 8 日，于某省三甲 B 医院查肝功能：ALT 57 U/L，AST 59.9 U/L，GGT 53.5 U/L。乙肝两对半定量：HBsAg 阴性，HBsAb 阳性，HBeAg 阴性，HBeAb 阳性，HBcAb 阳性。AFP 4.19μg/L. CEA 0.69μg/L。彩超：①肝内实性团块（55.6mm×42.3mm），建议进一步检查。②脂肪肝。③脾轻度肿大。

◎既往史

17 年前体检发现 HBsAg 阳性，未随访。5 年余前体检发现"空腹血糖异常"，目前饮食控制。1 月余前因眩晕发作，外院考虑"美尼尔综合征"。

◎系统回顾

无特殊。

◎个人史

月经初潮 14 岁，5-7/30-35，平素月经周期规则，月经量中等，性状正常，7 年前出现月经不规则，表现为经期延长，月经量减少，长期口服"炔雌醇环丙孕酮片（达英 -35）"及其他中、西药（具体不详）等调经。1 年前绝经，绝经年龄 40 岁，目前阴道无异常分泌物。

◎入院查体

神志清楚，全身肤色晦暗，对答切题，全身皮肤黏膜、巩膜无明显黄染，未见皮疹及出血点，未见肝掌，未见蜘蛛痣。全身浅表淋巴结未触及肿大。双肺呼吸音清，未闻及干湿性啰音。心律齐，各瓣膜听诊区未闻及病理性杂音，无心包摩擦音。腹平软，肝区无叩击痛，肾区无叩击痛，肝脾肋下未触及，移动性浊音阴性。双下肢无水肿，扑翼样震颤阴性，踝阵挛未引出。

◎实验室及辅助检查

血常规：WBC 4.34×10^9/L，NE% 53.3%，Hb 131g/L，PLT 75×10^9/L。生化：TP 72g/L，ALB 46g/L，TBIL 20.1μmol/L，DBIL 2.6μmol/L，ALT 47U/L，AST 54U/L，GGT 52U/L，TG 1.89mmol/L，CHOL 7.30mmol/L。肾功能、电解质、心肌酶谱均正常。凝血功能：正常。HbA1c 正常。乙肝两对半定量：HBsAb 79.29（阳性）U/ml，HBeAb 0.05（阳性）S/CO，HBcAb 6.67（阳性）S/CO，余均阴性，高灵敏 HBV DNA 定量阴性。甲、丙、丁、戊肝病原学：均阴性。TPPA、HIV 抗体：阴性。体液免疫检查：免疫球蛋白 M 1.520g/L，免疫球蛋白 G 7.78g/L，免疫球蛋白 A 2.35g/L，C 反应蛋白 1.62mg/L，转铁蛋白 1.44g/L，补体 C3 0.96g/L，补体 C4 0.103g/L，肝病自身抗体均阴性。甲状腺功能三项：FT_3 5.11pmol/L，FT_4 15.38pmol/L，TSH 1.48uU/L，均正常。促肾上腺皮质激素：23.67ng/L。外送 - 性激素六项：睾酮 0.93nmol/L，促卵泡刺激素 0.52 U/L，促黄体素生成素 0.19IU/L，孕酮 0.300nmol/L，雌二醇测定 < 37.00pmol/L，泌乳素 6.67μg/L，均正常。代谢产物：α1- 酸性糖蛋白 0.450g/L，抗胰蛋白酶 1.14g/L，转铁蛋白 1.48g/L，铜蓝蛋白 0.180g/L，

铁蛋白＞2000.00ng/ml，转铁蛋白饱和度85%。**肿瘤指标：** CA153、CA199、CA125、AFP、AFP-L3、PIVKA-II、CEA均阴性。

心脏彩超： ①房室大小、结构及室壁运动未见明显异常。②左心室整体收缩功能正常。**肺部 CT 平扫：** 双肺纹理稍增多、增粗。**上腹部 MRI 平扫＋增强：** ①肝实质信号减低，考虑肝内铁质沉积，请结合临床。②肝内多发囊肿。③脾增大。④胆囊炎。⑤胰腺囊肿。（见图23-1）**盆腔平扫＋增强：** 剖宫产术后改变。**电子肠镜：** 内镜下黏膜切除术（EMR）内镜下止血夹置入术。**电子胃镜：** 慢性萎缩性胃炎伴糜烂。**肝组织病理活检：** ①（右肝结节穿刺组织）重度含铁血黄素沉积伴局灶肝细胞片状融合性坏死、早期肝硬化形成，遗传性血色素病待排，请结合临床及影像学，必要时建议行基因检测。②（肝穿刺组织）轻度肝小叶炎伴部分肝细胞脂肪变及重度含铁血黄素沉着，轻度界面炎，汇管区慢性炎症，伴肝纤维化3期，符合含铁血黄素沉着症，遗传性血色素病待排。（见图23-2、图23-3）

全外显子基因测序： 该样本在TFR2相关遗传性血色病相关基因TFR2存在一处纯合突变（突变基因：c.2219C＞T），家系验证父母及女儿该位点均为杂合突变。（见图23-4）

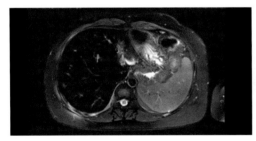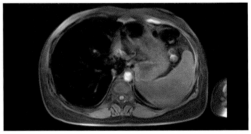

图23-1　T1WI、T2WI肝脏信号均普遍性减低，但脾脏信号正常

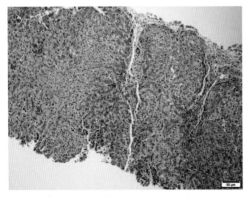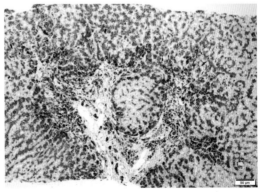

图23-2　肝穿刺组织病理（一）
HE染色显示肝细胞内多量棕黄色素沉积（100×）。

图23-3 肝穿刺组织病理（二）
普鲁士蓝铁染色显示肝细胞内多量含铁血黄色素沉积（100×）。

基因	突变位点	合子型	正常人群携带率	转录版本Exon 编号	家系验证	ACMG变异评级	疾病信息
TFR2	c.2219C > T chr7 −100218667 [1] p.T740M	纯合 3/56 0.95	-	NM_ 003227.3 exon18	-	Likely pathogenic	TFR2 相关遗传性血色病（AR）

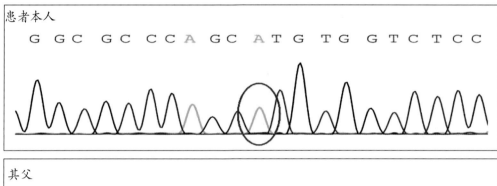

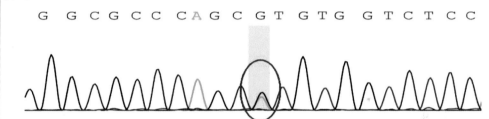

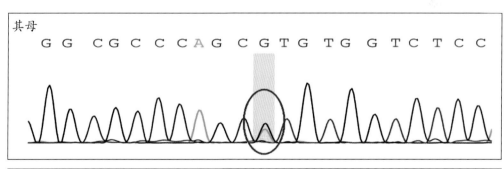

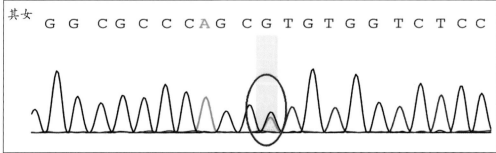

图 23-4 患者全外显子检测结果

227

临床诊治过程

◎入院诊断

右肝占位性病变（性质待定）。

◎治疗经过

入院后予以完善包括铁蛋白、转铁蛋白饱和度等常规检查及腹部影像学检查，提示血色病可能，进一步完善肝穿刺活检及全外显子基因测序诊断为原发性血色病。

◎治疗结果及随访

患者出院后长期规律当地血站放血治疗，每月1次，每次400ml，放血治疗前均有复查血常规，血红蛋白结果均正常。2020年12月25日复查铁蛋白1200ng/ml，暂未复查腹部彩超评估肝脏结节情况。

◎出院诊断

原发性血色病（Ⅲ型）。

临床思维

一、血色病的诊断

血色病是指各种原因引起的体内铁过多沉积导致细胞病变，累及肝脏、内分泌腺（尤其是胰腺）及心脏从而表现为肝硬化、糖尿病及心脏病等一系列严重并发症的疾病。血色病诊断依据：①皮肤色素沉着、肝硬化、性功能不全、心力衰竭、糖尿病、关节痛。②实验室检查 SF > $32\mu mol/L$、TS > 62%、FER > $500\mu g / L$、去铁胺试验阳性。③CT和MRI反映肝铁含量增多。④脏器活检含铁血黄素沉积。随着基因检测的出现以及MRI、CT对肝脏铁质沉积诊断的优势价值。肝脏活检作用逐渐由诊断疾病转向对已确诊患者进行预后评价[1]。该病历特点：①患者中年女性，月经不调基础病合并糖耐量异常。②查体面色晦暗。③查铁蛋白明显升高，转铁蛋白饱和度升高 > 45%，上腹部MRI平扫见"黑肝"样改变，提示肝内铁质沉积，肝活检见大量肝内铁质沉积，故符合血色病诊断。

二、血色病的鉴别

根据铁过多沉积的病因将血色病分为原发性和继发性两种类型，具体病因详见表23-1。本病例患者无溶血、多次输血等继发性血色病发病基础，考虑可能性小。原发性血色病又称"遗传性血色病"，是由于第 6 号染色体存在血色病突变基因而导致不相宜的自饮食中铁吸收增多，与人类白细胞抗原相关的常染色体隐性遗传的铁负荷过多性疾病。根据基因突变位点及表型的不同，可将血色病分为 4 种类型，HFE（Ⅰ型）、HJV（ⅡA型）、HAMP（ⅡB型）、TFR2（Ⅲ型）及 SLC40A1（Ⅳ型），Ⅰ~Ⅲ型均为常染色体隐性遗传，Ⅳ型为常染色体显性遗传[2]。其中 HFE 基因 C282Y、H63D、S65C 突变为欧美国家主要的突变类型，我国 HH 患者突变位点可能以非Ⅰ型 HH 为主，与欧美国家差别较大[3]。TFR2 基因报道与 TFR2 相关遗传性血色病相关，理论上必须在两条等位染色体上同时出现致病性突变才有可能致病（纯合或复合杂合突变致病）。该样本在此基因外显子区域发现一处纯合突变：c.2219C > T（胞嘧啶 > 胸腺嘧啶），导致氨基酸改变 p.T740M（苏氨 酸 > 甲硫氨酸）。HGMDpro 数据库报道情况：突变位点 c.2219C > T 报道为致病突变（DM，报道疾病：Haemochromatosis，24055163）。该样本在此基因外显子区域发现一处纯合突变，根据 ACMG 指南，该突变可评级为 likely pathogenic（疑似致病性突变）。TFR2 基因报道为常染色体隐性遗传，若此突变为致病性突变，理论上有可能致病。通过进一步完善该患者家系分析，其父母及女该位点均有杂合突变，故进一步明确为致病性突变，故原发性血色病（Ⅲ型）诊断明确。图 23-5 为原发性血色病主要基因分诊临床思维导向图。

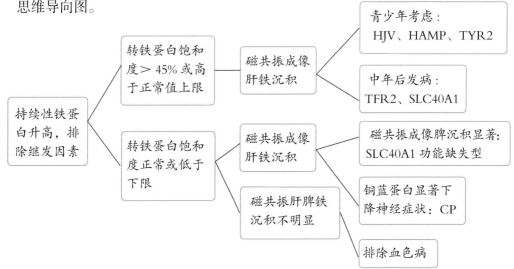

图 23-5　原发性血色病主要基因分诊临床思维导向图

另外，从病理角度分析原发性血色病和继发性血色病，对鉴别两者也具有一定的意义。传统观念认为，原发性血色病主要是肝实质细胞铁沉积，而继发性血色病则为间质细胞铁沉积。近年来研究发现原发性与继发性血色病病理特点有重叠之处。赵新颜教授通过对 45 例原发性与继发性血色病临床病理特点对比研究，发现更支持原发性血色病的病理特征包括：围绕毛细胆管铁沉积模式，胆管上皮内铁沉积以及铁沿汇管区至小叶中心递减[4]。本病例病理结果、普鲁士蓝染色与之相符合，故从病理角度符合原发性血色病诊断。

表 23-1　原发性血色病与继发性血色病的区别

原发性血色病	继发性血色病
HFE 相关	**铁相关贫血**
C282Y／C282Y C282Y／H63D 其他 HFE 变异	重型地中海贫血
	铁粒幼红细胞性贫血
	慢性溶血性贫血
	再生障碍性贫血
	丙酮酸激酶缺乏症（蚕豆病）
	吡哆醇反应性贫血
非 HFE 相关	**肠外原因引起的铁负荷过多**
铁调素调节蛋白（HJV）转铁蛋白受体 2（TfR2）膜铁转运蛋白铁调素 非洲特异性铁超载	输注红细胞
	注射右旋糖酐铁
	长期血液透析
	慢性肝病
	迟发性皮肤卟啉病
	丙型肝炎
	乙型肝炎
	酒精性肝病
	非酒精性脂肪性肝病
	门腔静脉分流术后
	代谢紊乱性铁超载综合征

三、血色病的并发症

血色病患者并发症及临床表现主要为铁沉积于身体内各个器官引起器官功能障碍等一系列症状。包括非特异性并发症及特异性并发症，非特异性全身并发症包括虚弱、疲乏、嗜睡，淡漠、体质量减轻。特异性并发症为各个脏器相关症状：①铁沉积于肝脏表现为肿大性肝硬化，患者可出现肝硬化肝功能减退及门静脉高压所有症状。②沉积于胰腺临床表现为胰岛素依赖型糖尿病，沉积于皮肤表现为皮肤色素沉着，严重患者皮肤呈现青铜色，作用于心脏表现为充血性心力衰竭、心律失常、心脏扩大。③作用于关节表现为关节痛、关节炎、软骨钙质沉着。④作用于内分泌系统表现为女性闭经、男性性欲下降及阳痿、甲状腺功能减退[5、6]。

常见的并发症主要有心脏病、糖尿病、性功能减退等，本例患者出现糖耐量异常及闭经，考虑与原发性血色病所致铁沉积于胰腺及内分泌相关。早期研究表明[7、8]，血色素沉着的巨噬细胞比正常人释放更多的铁，这种疾病的病理特征是组织铁超载会使得巨噬细胞（如枯否细胞）铁储积，铁在肝脏中具有显著促纤维化潜能。在铁过载肝细胞中铁的作用不是直接的，而是通过特定的介质，如活性氧和脂质过氧化物产生，最终触发肝星状细胞和门静脉成纤维细胞增殖和活化，导致胶原沉积和纤维化，形成富含铁的结节。如本例患者以腹部影像学肝结节不断增大开始误诊为肝恶性结节，后肝脏 MRI 及活检明确为富含铁结节。

四、血色病的治疗

血色病需限制铁的摄入，放血治疗为最有效治疗方法，且放血治疗越早、次数越多者疗效越好。国外报道放血方法是 1~2 周放血 1 次，每次 500ml，当血清铁蛋白低于 50μg/L，转铁蛋白饱和度小于 0.2，并有轻度贫血时，可改为每年放血 4~6 次，终身维持。治疗期间，饮食调整非必须，但需避免补充维生素 C，由于维生素 C 促进铁在肠道的吸收。对于铁超载患者伴红细胞生成障碍综合征或慢性溶血性贫血时或者不宜放血治疗者，应服用铁螯合剂如甲硫酸去铁剂或去铁斯若（地拉罗司）促进铁从机体排出，早期诊断及干预性治疗将极大程度地改善患者预后[9]。

参考文献：

［1］李丽,贾继东,王宝恩.血色病的欧美诊断治疗规范［J］.胃肠病学和肝病学杂志,2008,17（1）:1-3.

［2］EDOUARD,BARDOU-JACQUET,JEFF,et al.Decreased cardiovascular and extrahepatic cancer-related mortality in treated patients with mild HFE hemochromatosis［J］.Journal of Hepatology,2015.

［3］吕婷霞,黄坚.我国人群遗传性血色病基因突变特点分析［J］.临床肝胆病杂志,2016,32（8）:1571-1574.

［4］赵新颜,何志颖,刘立伟,等.45例原发性与继发性血色病临床病理特点对比研究［J］.传染病信息,2019,32（2）:127-131.

［5］蒲艳,杨晋辉,杨婧,等.血色病并重度黄疸1例［J］.中华肝脏病杂志,2014,22（11）:875-877.

［6］NJAJOU OT,ALIZADEH BZ,DUIJN C.Is genetic screening for hemochromatosis worthwhile［J］.European Journal of Epidemiology,2004,19（2）:101-108.

［7］PIETRANGELO A.Molecular and cellular aspects of iron-induced hepatic cirrhosis in rodents［J］.J Clin Invest,1995,95:1824-1831.

［8］MONTOSI G.Hepatic stellate cells are not subjected to oxidant stress during iron-induced fibrogenesis in rodents.Hepatology,1998,27:1611-1622.

［9］BACON BR,ADAMS PC,KOWDLEY KV,et al.Diagnosis and management of hemochromatosis:2011 practice guideline by the American Association for the study of liver diseases［J］.Hepatology,2011,54（1）:328-343.

（吴旭玮　甘巧蓉　王斌　林昭旺　黄祖雄）

以儿童反复肝功能异常、肝肿大为表现的肝糖原贮积病

◎患者基本信息

男性，3岁。

◎主诉

体检发现"肝肿大、肝功能异常"2年余。

◎现病史

入院前 2 年余在外院体检查乙肝两对半：HBsAb 阳性，余项阴性。甲、丙、丁、戊肝病原学均阴性。EBV 衣壳抗原 IgM 阴性，EB 病毒核酸检测＜ 400copy/ml，巨细胞病毒 IgM、IgG 抗体 阴性。肝功能：ALT 81U/L、AST 84U/L、LDH 321U/L。腹部彩超示：肝脏偏大（肋下 4.9cm，右肝厚度 7.7cm）。心脏彩超：肺动脉瓣轻度关闭不全。诊断"肝功能异常原因待查"，未予诊治。此后定期复查肝功能仍反复异常。入院 8 月余前复查肝功能：ALB 48.4g/L、TBIL 11.9μmol/L、ALT 861U/L，先后予口服"联苯双酯、肌苷片"等治疗 6 个月，肝功能有改善，但仍反复异常，ALT 波动于 80~100U/L，无不适。入院前 2 月复查肝功能：ALT 99U/L、AST 157U/L、LDH 349U/L，余项正常。腹部彩超示：肝肿大伴实质回声改变（欠均匀、较粗糙）。继续口服保肝药，入院 6 天前复查肝功能仍异常（具体报告未见）。现为求进一步诊治，就诊我院，门诊拟"肝功能异常原因待查"收入院。

◎既往史

无肝病史，平素无肢体无力、肌张力降低，无胸闷、活动耐量减低等表现。

◎系统回顾

无特殊。

◎个人史

G1P1，足月顺产，出生体重 3.0kg。Apgar 评分不详。出生后母乳喂养至 9

个月。4个月添加辅食，现饮食同成人。生长发育史：3个月会抬头，6个月会坐，8个月会爬，一岁会走，两岁会说话。现就读幼儿园，智力发育同同龄儿，体格发育同同龄儿。

◎ 入院查体

生命征平稳，身高96cm，体重15kg。神志清楚，幼稚面容，皮肤、巩膜无黄染，未见肝掌，未见蜘蛛痣。心肺听诊无异常。腹软，全腹无压痛及反跳痛，肝脏于肋下5cm可触及，质软，表面光滑，边缘钝，无触痛，脾脏于左肋缘下未触及，移动性浊音阴性，扑翼样震颤阴性。四肢肌力、肌张力正常，步态正常。

◎ 实验室及辅助检查

血、尿、粪常规：正常。生化全套：ALT 147U/L，AST 167U/L，GGT 82U/L，AKP 239U/L，CK 216U/L，CK-MB 46.5U/L，LDH 336U/L，GLU 3.57mmol/L，TG 2.18mmol/L。凝血功能：正常。EBV抗体：EB病毒壳抗原IgG抗体测定 阳性，EB病毒核抗原IgG抗体测定 阳性。TORCH定性8项：CMV-IgG 阳性，RV-IgG 阳性，余阴性。特定蛋白全套：α1-酸性糖蛋白、转铁蛋白、铜蓝蛋白、抗胰蛋白酶均正常。甲状腺功能五项：正常。自身抗体组合：阴性。甲、戊、丙、丁肝炎病原学检测：阴性。乙肝两对半定量：乙肝表面抗体阳性，余阴性。ATP：正常。巨细胞病毒DNA检测（尿液）、EB病毒DNA：阴性。24小时尿铜：阴性。葡萄糖-6-磷酸脱氢酶：阴性。血浆乳酸：正常。

常规心电图：各波未见明显异常。彩超：①肝肿大，肝内回声粗伴轻度脂肪肝。②脾肿大。

临床诊治过程

◎ 入院诊断

肝功能异常原因待查。

◎ 治疗经过

入院后先后予"联苯双酯、茵白冲剂、复方甘草酸苷、还原型谷胱甘肽、肌苷片"保肝降酶治疗。病程中出现发热，考虑急性扁桃体炎，予加用"头孢克洛"抗感染后体温正常。为进一步明确诊断，行经皮肝穿刺活检术。肝穿病理示：本例镜下见肝细胞广泛水肿，胞质空淡，核小、居中，似"植物细胞"细胞伴散在脂肪变及肝纤维化2~3期，形态符合糖原贮积病（见图24-1）。电镜病理示：肝细胞内糖原明显增多，并形成糖原湖，考虑糖原贮积病可能性大，建议基因检测进一步分型诊断。

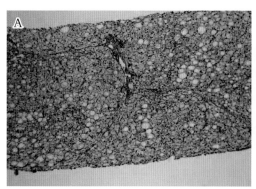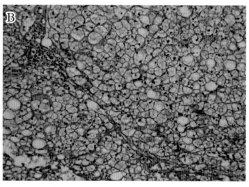

图 24-1　肝穿刺组织病理

图 A：低倍镜显示肝细胞散在脂肪变性，伴小叶内纤维间隔形成（100×）。图 B：高倍镜显示肝细胞胞质空淡，核小、居中，似"植物细胞"（400×）。

基因检测结果：PYGL 基因相关的糖原贮积病 VI 型为常染色体遗传（见图 24-2）。

验证位点信息						
基因	参考序列	核苷酸变化突变名称	氨基酸变化	基因亚区	杂合性	染色体位置
PYGL	NM_002863	c.2467C > T	p.Gin823Ter	EX20/CDS20	杂合	chrl4:51372187
PYGL	NM_002863	c.698G > A	p.Gly233Asp	EX6/CDS6	杂合	chrl4:51387748

验证结果			
验证位点	样本编号	验证结果*	检测方法
PYGL NM_002863,c.2467C > T.p. Gln823Ter	17B0299040	杂合	Sanger 验证
PYGL NM_002861,c.698G > A.p. Gly223Asp	17B0299040	杂合	Sanger 验证

验证结果*分为纯合、杂合、平合子或 N，其中 N 表示无比突变，其他异常结束以"."表示其备注说明具体情况。

相关附图

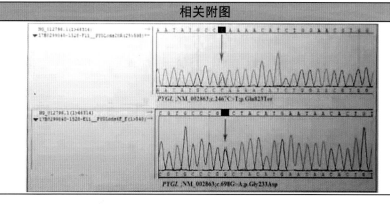

图 24-2　基因检查结果回报

◎治疗结果及随访

　　该患儿经保肝、抗感染及玉米淀粉（1.6g/kg，每 3~4h 一次）口服，出院时复查肝功能：ALT 61U/L，AST 153U/L，GGT 91U/L，AKP 235U/L，症状稍改善，血糖正常，后办理出院。

　　出院后规律口服玉米淀粉（4~6h），经治疗后 5 月余复查肝功能、血糖均正常。39 个月后随访患儿身高 130cm，体重 31kg，符合正常生长发育曲线范围。

◎出院诊断

　　①肝糖原贮积病 VI 型。②急性扁桃体炎。③高甘油三酯血症。④肺动脉瓣关闭不全（轻度）。

　　诊断依据

　　①出现低血糖。②肝脏明显增大。③高血脂，幼稚面容。④肝穿刺活检病理结果提示肝内糖原增多。⑤基因检测结果：PYGL 基因相关的糖原贮积病 VI 型为常染色体遗传，故可诊断。

一、幼儿肝肿大、肝功能异常相关代谢性疾病鉴别诊断

临床思维

　　肝肿大在幼儿期并不少见，肝肿大作为一种体征，它既可是肝脏原发疾病的表现，也可以是某种疾病在肝脏的局部反应。由于幼儿无法自主描述病情，在疾病的早期往往无法得到诊断，且幼儿肝肿大病因复杂，给明确诊断带来了一定的难度。幼儿肝肿大常见的病因包括：感染（嗜肝病毒、EBC、CMV、伤寒、布鲁菌感染等）、淤血性肝肿大（如右心功能不全、巴德 - 吉亚利综合征、缩窄性心包炎等）、胆汁淤积性肝肿大（如胆总管囊肿、肿瘤、结石、硬化性胆管炎等）、血液系统疾病 / 肿瘤（白血病、淋巴瘤等）、遗传代谢性疾病（如肝糖原贮积病、肝豆状核变性、尼曼 - 匹克病、遗传性血色病等）、肝脏原发 / 继发肿瘤等。因遗传代谢性疾病的病因隐蔽，不易明确，需通过特殊的检查手段如肝穿刺、相关基因变异检测等，故针对引起肝肿大的常见遗传代谢性疾病详述如下。

　　（1）肝豆状核变性：该病为常染色体隐性遗传性铜代谢障碍性疾病，基因定位于 13q14.3 编码的一个 P 型 ATP 酶，导致其功能降低或丧失而导致铜代谢异常，肝合成铜蓝蛋白速度减慢，胆汁排铜明显减少，铜沉积于肝、脑、肾、角膜、血细胞和关节等组织，引起相应的脏器受损和症状，如肝功能异常、肝肿大、肝硬化、进行性加重的椎体外系症状、精神症状、肾功能损害及角

膜色素环（K-F 环）等。该病多在少年或青年期发病，幼儿发病多呈急性肝炎发作表现。根据第 8 届国际 WD 会议制定评分系统分数 ≥ 4 分时可确诊（K-F 环、神经系统症状、铜蓝蛋白含量、肝铜含量、尿酮测定、基因测定结果、Coombs 实验阴性溶血性贫血）。

（2）尼曼 – 匹克病（Niemann–Pick disease，NPD）：又称鞘磷脂沉积病，是一种常染色体隐性遗传溶酶体脂质沉积病，是由于溶酶体中酸性鞘磷脂酶缺乏，使鞘磷脂广泛贮积在单核巨噬细胞系统内，出现肝、脾肿大，中枢神经系统退行性变等。国内根据临床表现主要分为 6 型，目前病例报道最多、研究最深入的是 C 型，尼曼 – 匹克病 C 型又称慢性神经型，在婴幼儿、儿童和成人期均可发病，C 型患儿的临床表现多种多样，不同发病年龄有不同临床表现。发病年龄为 0~2 个月的 C 型患儿临床表现以肝病为主，表现为胆汁淤积性黄疸、肝、脾轻度肿大。2 月龄至 2 岁发病的患儿有生长迟缓、精神运动发育迟滞、肌张力低下等神经系统表现，部分患儿有肺部疾病表现。2~6 岁发病的 C 型患儿临床表现主要为运动机能损伤，如笨拙、步态紊乱、精细运动障碍、垂直核上凝视麻痹（VSGP）、言语延迟等。6~15 岁 NPC 型青少年发病的临床表现常为认知损害、学习困难、运动协调障碍等。> 15 岁 C 型发病者临床表现常为认知损害，并趋向于呈现精神疾病的神经系统表现。因此该病容易误诊，目前主要以分子遗传学分析进行确诊，骨髓穿刺发现泡沫状尼曼 – 匹克细胞是简便快捷的辅助诊断方法。

（3）戈谢病：是一种常染色体隐性遗传代谢障碍性疾病，由于葡萄糖脑苷脂酶（glucocerebrosidase，GBA）基因突变导致机体溶酶体中 GBA 活性降低，造成其底物葡萄糖脑苷脂（亦称葡糖神经酰胺）在肝、脾、骨骼、肺、脑及眼部等器官的巨噬细胞溶酶体中贮积，形成"戈谢细胞"，常表现为肝脾肿大、骨痛、贫血、血小板减少、神经系统症状，也可出现其他系统受累表现，并可能在病程中进行性加重。肝脾肿大是戈谢病消化系统受累的主要表现，其中以脾肿大最为显著，常伴脾功能亢进，有时会出现巨脾、脾梗死、脾破裂等。肝脾肿大可能隐匿无症状，或表现为早饱、腹胀、腹部不适或上腹隐痛，极少可因发生脾梗死而表现为急性腹痛。患者通常伴有肝纤维化，肝功能衰竭、肝硬化和门静脉高压不常见，但脾切除患者除外。肝脾肿大多归因于炎症性和增生性细胞反应，病理性脂质蓄积所占比率 < 2%。肝脏穿刺活检发现戈谢细胞有助于戈谢病的诊断。

（4）遗传性血色病：该病是一种因肠道中铁吸收异常增多引起铁在组织中进行性沉积的铁代谢障碍性先天性缺陷病。根据基因可分 4 型，1 型最常见，与人白细胞相关抗原血色病基因 HFE 突变相关，包括 3 个亚型；1a 型（C282Y 纯合子）、1b 型（C282Y/H63D 杂合子）、1c 型（S65C）；2 型也称为幼年型血色病，与非 HFE 基因突变有关；3 型与运铁蛋白受体 2 基因突变有关；4a 型由 FPN1 基因突变引起的染色体显性遗传病，4b 型由于 FPN1 对铁调素的抗性而导致铁过载。该病的临床表现多样。常出现一项或多项下述症状：乏力、嗜睡、皮肤色素沉着、性欲丧失、关节痛、糖尿病、肝大、睾丸萎缩、停经、体毛稀少、关节病等显著体征。典型的临床三联征：①轻或重的广泛的皮肤黑色素量增加。②肝大。③糖尿病。该病诊断包括检测血清铁水平、转铁蛋白饱和度（TS）、血清铁蛋白、不饱和铁结合能力。转铁蛋白饱和度是首选初筛实验，TS > 45% 可以鉴别出 97.9%~100% 的 C282Y 纯合子。HFE 突变是诊断的血色病的重要检查手段。此外，肝脏磁共振可以无创并可靠的测量肝脏铁浓度。

二、肝糖原贮积病

1. 定义

糖原贮积病（GSD）是一组由先天性酶缺陷造成的糖原代谢障碍疾病，主要累及肝脏和骨骼肌，临床上分为 16 型。其中 I、III、IV、VI、IX 型以肝脏病变为主，I、III、IV 型的肝脏损害最为严重，II、V、VII 型则以肌肉组织受损为主。除了 GSD IXa 以外，肝糖原贮积病都是常染色体隐性遗传，GSD IXa 是一种 X 连锁隐性疾病。肝糖原贮积病大多在婴儿期即可得到诊断，多表现为肝肿大（肝脏活检提示肝细胞内脂肪和糖原堆积）、生长发育迟缓、空腹低血糖、高脂血症[1]、高尿酸血症、高乳酸血症，临床上以 GSD I 型最常见[2,3]。GSD I a 型约占 GSD I 型的 80%，是因 G6PC1 基因突变导致的葡萄糖 -6- 磷酸酶 -α 缺陷所引起的，临床诊断除了有上述表现外，G6PC1 基因检测是确诊的首选方法。

本例患儿经过基因测定诊断为 GSD VI 型。GSD VI 型，也被称为 HERS 病，由 PYGL 突变引起的，PYGL 是编码肝糖原磷酸化酶亚型的基因[1]，肝磷酸化酶缺乏，肝糖原分解受阻，糖原蓄积在肝脏内。已公布的 GSD VI 患病率估计为 1/65,000 到 1/100 万[4]。表现为从 2 岁左右开始的发育缓慢、身材矮小、肝肿大、肝酶升高、空腹低血糖、腹胀、轻度运动下降，代偿期亦可不出现明显临床表现，随着年龄的增加严重时可出现肝硬化、高脂血症、易激惹、觉醒障碍、甚至昏迷等，但不影响智能发育，血清及肝脏组织中的酶活性检测下降，血清转氨酶升高，伴甘油三酯及胆固醇的升高，高蛋白饮食可改善远期并发症。肝肿大、低血糖和高脂血症是 GSD I、III、VI 和 IX 的共同特征。GSD VI 的患者糖异生途径是完整的，因此，低血糖通常比经典的 GSD I 要轻，但临床严重程度各有不同。

酮症[5]、肝肿大是 GSD Ⅵ 患者最常见的表现特征，其乳酸和尿酸浓度通常是正常的。因 GSD Ⅵ 没有明显的肌肉受累，CK 浓度通常是正常的，但由于严重的蛋白质缺乏，可能会出现轻微的升高。未经治疗的儿童可能会出现发育迟缓，特别是运动发育迟缓，大多数儿童的智力发育是正常的。肝穿刺病理表现：由于糖原在 GSD Ⅵ 中过度堆积而膨胀。细胞膜粗糙，可有波状外观。胞质内可见散在的空泡。糖原染色采用高碘酸 – 席夫（PAS）染色。电镜下的糖原结构显示糖原过度堆积。但美国医学遗传学与基因组学学会建议本病诊断首选基因测定，不必要行肝穿刺活检术。

表 24-1　肝糖原贮积病影响的组织、缺陷的酶、遗传定位及临床表现

分型	酶缺陷	基因定位	染色体定位	遗传性	发病率	临床表现
GSD0A/肝 GSD0	肝糖原合成酶	GYS2	12p12.1	常染色体隐性遗传	不详	空腹酮症低血糖；高酮血症；低血糖发作；餐后高血糖；餐后高乳酸血症
GSD0B/肌肉 GSD0	肌糖原合成酶	GYS1	19q13.33	常染色体隐性遗传	不详	肌肉疲劳；癫痫（罕见）；儿童心脏骤停的风险
GSD1A	葡萄糖 –6– 磷酸酶	G6PC	17q21.31	常染色体隐性遗传	1/2000–1/100000	空腹低血糖；乳酸酸中毒；肝肿大；生长迟缓 /矮小；玩偶样相；肝酶升高；肾功能障碍；高尿酸血症；高甘油三酯血症；骨质疏松；贫血；肝腺瘤；肝细胞癌
GSD1B	葡萄糖 –6– 磷酸转移酶	SLC37A4	11q23.3	常染色体隐性遗传	不详	反复细菌感染；中性粒细胞减少；炎症性肠道疾病；口腔 / 肠道黏膜溃疡；空腹低血糖；乳酸酸中毒；肝肿大；洋娃娃样相；贫血；生长延迟 / 矮小；高脂血症；黄色瘤

（续表）

分型	酶缺陷	基因定位	染色体定位	遗传性	发病率	临床表现
GSD2	溶酶体α-1, 4葡萄糖苷酶	GAA	17q25.3	常染色体隐性遗传	1/8684~1/40000	心肌病；肌张力低下；舌头肥大；肌肉无力所致呼吸衰竭；成人起病肢体带状营养不良
GSD3	糖原分枝酶	AGL	1p21.2	常染色体隐性遗传	1/100000	肝肿大；低血糖；空腹酮症；发育迟缓/矮小；肌病；肥厚型心肌病；玩偶样相；高脂血症；肝酶升高
GSD4	糖原分枝酶	GBE1	3p12.2	常染色体隐性遗传	1/600000~1/800000	发育不良；肝脾肿大；进展性肝硬化；胎儿运动障碍；肌张力低下；肌肉萎缩/肌病；心肌病；神经源性膀胱；周围神经病；脑白质营养不良；认知障碍
GSD5	肌磷酸化酶	PYGM	11q13.1	常染色体隐性遗传	1/100000~1/167000	骨骼肌无力；运动性肌肉抽筋；横纹肌溶解症；肌红蛋白尿
GSD6	肝糖原磷酸化酶	PYGL	14q22.1	常染色体隐性遗传	1/1000~1/100000	肝肿大；生长迟缓；轻度低血糖；空腹酮症低血糖；疲劳；肌肉低张；运动发育迟缓；骨质疏松
GSD7	肌肉磷酸果糖激酶	PFKM	12q13.11	常染色体隐性遗传	不详	溶血性贫血；肌肉无力；运动性肌肉痉挛；劳力性肌病；痛风/高尿酸血症
GSD9A1	肝脏磷酸化酶激酶α-2亚单位	PHKA2	Xp22.13	常染色体隐性遗传伴性遗传	不详	肝肿大；生长迟缓；运动发育迟缓；高胆固醇血症；高甘油三酯血症；肝酶升高；空腹高酮症

（续表）

分型	酶缺陷	基因定位	染色体定位	遗传性	发病率	临床表现
GSD9B	肝脏和肌肉磷酸化酶激酶 β 亚基	PHKB	16q12.1	常染色体隐性遗传	1/100,000	身材矮小；肝肿大；腹泻；肌肉无力；低眼压
GSD9C	肝和睾丸磷酸化酶亚基-γ亚基	PHKG2	16p11.2	常染色体隐性遗传	1/100,000	生长迟缓；肝肿大；低眼压；认知延迟
GSD9D	肌肉磷酸化酶激酶 α 亚基	PHKA1	Xq13.1	常染色体隐性遗传伴性遗传	不详	肌肉无力；运动性肌肉疼痛和僵硬；肌肉萎缩
GSD10	肌肉磷酸甘油酸变位酶	PGAM2	7p13	常染色体隐性遗传	不详	运动性肌肉痉挛和疼痛；运动耐受；横纹肌溶解症；肌红蛋白尿；高尿酸血症/痛风；冠状动脉硬化
GSD11	乳酸脱氢酶 A	LDHA	11p15.1	常染色体隐性遗传	不详	运动性肌肉痉挛和疼痛；横纹肌溶解症；肌红蛋白尿；妊娠期子宫肌肉僵硬；银屑病皮损；起病于儿童
GSD12	红细胞中的果糖-1,6-二磷酸醛缩酶 A	ALDOA	16p11.2	常染色体隐性遗传	不详	身材矮小；肌病；智力低下；青春期延迟；溶血性贫血；畸形相；肝、脾肿大；横纹肌溶解伴发热性疾病
GSD13	β 烯醇化酶	ENO3	17p13.2	常染色体隐性遗传	不详	运动不耐受；肌痛；横纹肌溶解症
GSD14	磷酸葡萄糖变位酶-1	PGM1	1p31.3	常染色体隐性遗传	不详	身材矮小；腭裂；悬雍垂裂；肝病/慢性肝炎；间歇性低血糖；扩张型心肌病；运动耐受；肌肉无力；横纹肌溶解；性腺激素减退；恶性低温易感性；肝病/慢性肝炎；间歇性低血糖

（续表）

分型	酶缺陷	基因定位	染色体定位	遗传性	发病率	临床表现
GSD15	糖原蛋白-1	GYG1	3q24	常染色体隐性遗传	不详	心律失常；肌肉无力
Fanconi-Bickel综合征	/	GLUT2/SLC2A2	3q26.2	常染色体隐性遗传	不详	肾小管性肾病；肝肾糖原储存；发育不良；多尿；佝偻病；高尿酸血症；高氨基酸尿症；高脂血症；酮症低血糖；肝、脾肿大
GSD心脏	AMP活化蛋白激酶/心肌磷酸化酶激酶γ-2亚单位	PRKAG2	7q36.1	常染色体隐性遗传	不详	低血糖；心力衰竭；发育不良；心脏增大；心肌病；肾增大；WPW综合征；婴儿早期死亡
溶酶体相关膜蛋白-2缺乏症	溶酶体相关膜蛋白-2缺乏	LAMP2	Xq24	常染色体隐性遗传伴性遗传	不详	心肌病；骨骼性肌病；WPW综合征；智能障碍；肝肿大；视网膜病变；心律失常
脑部GSD	E3连接酶	EPM2A NHLRC1/EPM2B	6q24.3;6p22.3	常染色体隐性遗传	不详	癫痫；幻觉；痴呆

2. 治疗

由于本病发展相对缓和，部分患者可不需要任何治疗，但用玉米淀粉和蛋白质治疗可以改善生长、耐力，并改善包括低血糖和酮症在内的生化异常。即使在没有低血糖的情况下，睡前服用玉米淀粉也能提高能量，防止酮症酸中毒。营养推荐：①蛋白质。饮食应高蛋白，提供2~3g蛋白质/kg体重或总热量的20%~25%。蛋白质的摄入应该全天分配。蛋白质应该在每餐和零食、睡前和体育活动前摄入。②碳水化合物。碳水化合物应该提供总热量的45%~50%。每顿饭都应该摄入复合碳水化合物，以提供持续的能量来源。饮食中允许少量乳制品和水果。单糖应限制在5g以内。③脂肪：脂肪应该提供总热量的25%~30%。饮食应该包括多不饱和脂肪酸和单不饱和脂肪酸的良好来源。饱和脂肪应该提供小于10%的总热量。胆固醇应限制在小于300mg/天[5]。大部分患儿经过保守治疗，临床症状可得到改善，但随着病情进展或对于严重的肝病患者可进行肝移植治疗。

3. 预后

GSD Ⅵ通常被认为是一个良性疾病，大多数孩子的智力发育正常，临床和生化异常随年龄增长有改善趋势。但也有文献报道 GSD Ⅵ 可进展至肝硬化[6-8]，考虑到越来越多的证据支持长期并发症可以通过优化代谢控制来预防，建议对 GSD Ⅵ 行积极的治疗及随访。对于 18 岁以下的儿童，建议每 12~24 个月进行一次肝脏超声检查。随着年龄的增长，CT 扫描或静脉造影剂磁共振成像（MRI）应考虑用于评估肝病并发症，包括肝硬化和腺瘤。每 3~12 个月进行一次实验室检查，包括血清 AST、ALT、ALB、GGT、PT、INR 和 ALP，以监测肝脏损害的程度，并作为代谢控制的评估。

本例患儿表现为肝脏肿大、低血糖、肝功异常、高油三酯血症，基因检测提示 PYGL 突变，肝穿刺结果提示糖原湖，支持肝糖原累积病Ⅵ型诊断。该患儿长期口服未煮熟的玉米淀粉，目前血糖、肝功能正常，生长、发育、智力均正常，与文献报道一致，表现为良性病程，但仍需继续随诊。因肝糖原贮积病在临床上容易误诊、漏诊，当临床上出现以下特征时需怀疑糖原贮积病：①肝肿大。②生长缓慢。③酮症，低血糖。④肝转氨酶升高。⑤血脂升高。⑥前白蛋白水平低。⑦腹部超声提示肝肿大伴弥漫性回声。

参考文献：

［1］AEPPLI TR,RYMEN D,ALLEGRI G,et al.Glycogen storage disease type Ⅵ:clinical course and molecular background［J］. Eur J Pediatr,2020,179（3）:405-413.

［2］KIDO J,NAKAMURA K,MATSUMOTO S,et al.Current status of hepatic glycogen storage disease in Japan:clinical manifestations,treatments and long—term outcomes［J］.Hum Genet,2013,58（5）:285-292.

［3］KISHNANI P S,GOLDSTEIN J,AUSTIN S L,et al. ACMG Work Group on Diagnosis and Management of Glycogen Storage Diseases Type Ⅵ and Ⅸ. Diagnosis and management of glycogen storage diseases type Ⅵ and Ⅸ:a clinical practice resource of the American College of Medical Genetics and Genomics （ACMG）. Genet Med,2019,21（4）:772-789.

［4］CHANG S,ROSENBERG MJ,Morton H,et al.Identification of a mutation in liver glycogen phosphorylase in glycogen storage disease type Ⅵ［J］.Hum Mol Genet,1998,7（5）:865-870.

［5］EMMA. Glycogen Storage Disease Type Ⅵ [M]. Seattle(WA):University of Washington, Seattle,1993.

［6］LU SQ,FENG JY,LIU J,et al.Glycogen storage disease type Ⅵ can progress to cirrhosis:ten Chinese patients with GSD Ⅵ and a literature review ［J］. Pediatr Endocrinol Metab,2020,33（10）:1321-1333.

［7］TSILIANIDIS,LA,FISKE LM,SIEGEL S et al.Aggressive therapy improves cirrhosis in glycogen storage disease type Ⅸ［J］.Mol Genet Metab,2013,109:179-182.

［8］ROSCHER A,PATEL J,HEWSON S,et al.The natural history of glycogen storage disease types Ⅵ and Ⅸ:long-term outcome from the largest metabolic center in Canada［J］.Mol Genet Metab,2014,113:171-176.

（叶雅妹　林勇　林春　潘晨）

不明原因肝功能异常伴低纤维蛋白原血症

◎患者基本信息

　　男性，4岁。

◎主诉

　　肝功能异常5月余。

◎现病史

　　5个月前于当地医院体检发现肝功能异常：ALT 100U/L，铜蓝蛋白0.26g/L，EBVDNA < 500U/L，自身抗体均阴性。乙肝两对半：HBsAb阳性，余阴性。甲、丙、丁、戊肝炎病原均阴性（具体报告未见）。无不适，予"保肝"治疗（具体欠详），治疗期间肝功ALT波动于80~120U/L（具体报告未见）。现为求进一步诊治，就诊于我院，门诊拟"肝功能异常"收入院。

◎既往史

　　无特殊。

◎个人史

　　无特殊。

◎入院查体

　　生命征平稳。皮肤、黏膜无黄染，未见肝掌、蜘蛛痣、出血点，浅表淋巴结未触及肿大。心、肺听诊未见异常。腹平软，肝脏右肋下2cm触及，质地软，脾脏左肋下未触及，移动性浊音阴性。双下肢无浮肿，神经系统检查未见异常。

◎实验室和辅助检查

　　血常规：WBC 5.88×10^9/L， Hb 132g/L，PLT 256×10^9/L。**肝功能**：ALT 122 U/L，AST 119 U/L， GGT 45U/L LDH 299 U/L。**凝血功能**：PT 17.1s，APTT 43s，INR 1.38，Fg 0.64g/L，DDT 0.05mg/L。**肝炎病原学**：甲、乙、丙、丁、戊

肝炎病学均阴性。**EBV DNA**：8.31E+3copies/ml。**自身抗体**：阴性。**铜蓝蛋白**：正常。**铁蛋白**：71.2ng/ml。**血清**：24.9μmol/。**转铁蛋白饱和度**：59.9%。**24小时尿铜**：40.98μg/24h。**K-F环**：阴性。**微量元素**：全血铁、镁、锌、铜、钙均正常。**α$_1$-抗胰蛋白酶活性**：1.41g/L。

　　腹部彩超：①肝内回声粗，肝大小形态正常。②肝门区淋巴结可见。③胆囊、脾、胰腺所见部分、双肾未见明显异常。

◎**入院诊断**

　　肝功能异常原因待查。

◎**治疗经过**

　　予完善肝组织活检，再行下一步治疗。病理示：轻度慢性肝炎伴肝纤维化2期，病因首先待排遗传代谢肝病，结合特殊染色结果，纤维蛋白原缺乏症和α$_1$-抗胰蛋白酶缺乏症不能排除，建议基因检测。病理图片见图25-1。

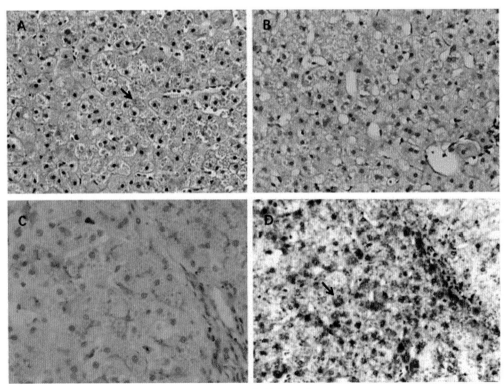

图 25-1　肝穿刺组织病理

　　图 A：HE 染色显示肝细胞内嗜酸性包涵体（400×）。图 B：PAS（消化后）染色未见阳性嗜酸性小体（400×）。图 C：α$_1$-抗胰蛋白酶免疫组化染色阴性（400×）。图 D：纤维蛋白原免疫组化染色阳性（400×）。

基因检测和家系图谱分析：基因检测显示在 FGG 基因的第 9 号外显子出现错义突变（c.1201C > T/p. Arg401Trp），同时在 FGA 基因的 5'-UTR 区出现了一个 SNP 核苷酸替代（c.-58 A > G）。患儿的母亲和姐姐基因检测显示也携带有（c.1201C > T/p. Arg401Trp）杂合突变，但无肝功能和凝血异常。（见图 25-2）

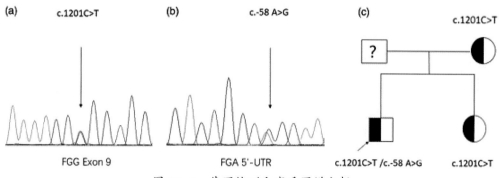

图 25-2　基因检测和家系图谱分析

◎出院诊断

肝纤维蛋白原贮积症。

临床思维

对于一个不明原因肝功能异常的儿童，临床上首先应当结合患者肝功能损伤的模式判断细胞损伤的类型。该患儿以"ALT、AST 升高"为主，而 GGT、TBIL、TBA 均正常，可以判断该患儿是以肝细胞损伤为主，基本排除胆管细胞损伤的可能。肝细胞损伤的原因可以分为外源性物质入侵和内源性物质增多导致的细胞损伤。外源性物质入侵包括感染（细菌、病毒、真菌、原虫等）、酒精、药物或毒物、自身免疫等原因，本病例通过前期系列检查基本排除。内源性物质增多包括糖、蛋白质、脂肪和重金属等物质增多，例如糖原贮积病、α_1- 胰蛋白酶缺乏症、非酒精性脂肪肝、肝豆状核变性等，在儿童尤其应考虑遗传代谢性疾病的可能，在诊断过程中应注意对家族史，出生史的采集，重视基因检测、质谱分析和肝活检的诊断价值[1]。本例患者除了肝功能异常，值得注意的是纤维蛋白原水平异常降低，而凝血功能的其他指标均正常，很难用肝病凝血障碍来解释，因此应考虑到异常蛋白储积引起的肝脏疾病。

纤维蛋白原是由肝细胞合成和分泌的一种糖蛋白，是血浆中含量最高的凝血因子，参与凝血和止血、炎症和创伤修复等重要生理过程。纤维蛋白原分子量约为 340 kDa，呈三联球形，由 α、β、γ 三对不同多肽链组成，分别由 FGA、FGB 和 FGG 基因编码。

肝纤维蛋白原贮积症（Hepatic fibrinogen storage disease，HFSD）是一种罕见的常染色体隐性遗传病，是由于基因突变导致纤维蛋白原在内质网中不能被正确地包装折叠，从而出现异常蛋白在内质网的储积，细胞外分泌缺陷，导致血浆中的纤维蛋白原水平低下。本病主要影响肝脏，大多数患者无症状，可表现为轻至中度肝功异常，少数患者进展到肝硬化。儿童、成年人甚至老年人均可发病。尽管 γ 亚基对于维持纤维蛋白原的功能具有重要作用，但大多数患者并未发生严重的出血事件。

本病首先在德国报道，迄今为止，全世界一共报道了 17 个家系共 27 例患者。多数病例基因突变发生在 FGG 基因上 [2,3]，按照首先发现先证者所在的城市分别被命名为 Aguadilla、Al du Pont、Angers、Beograd、Brescia、Ankara 和 Pisa 突变等。本例患者在 FGG 基因发现携带 Aguadilla 位点杂合突变，是中国报道的第二例病例。值得注意的是，尽管患儿的母亲和姐姐也携带有（c.1201C > T/p. Arg401Trp）杂合突变，但无肝功能和凝血异常临床表现。这种情况在其他的 HFSD 家系中亦有发现，提示该患儿的另外一个 SNP 位点突变可能起到了协同作用。

参考文献：

[1] GU L,WANG B,LIU L,et al.Hepatic fibrinogen storage disease and hypofibrinogenemia caused by fibrinogen Aguadilla mutation:a case report [J]. J Int Med Res,2020（1）:48.

[2] LEE M J,VENICK R,BHUTA S,et al.Hepatic fibrinogen storage disease in a patient with hypofibrinogenemia:report of a case with a missense mutation of the FGA gene [J].Semin Liver Dis,2015,35（4）:439-443.

[3] LAMIREAU T,MCLIN V,NOBILI V,et al.A practical approach to the child with abnormal liver tests [J].Clin Res Hepatol Gastroenterol,2014,38（3）:259-262.

（陈立　陈阮琴）

先天性糖基化病 1b 型

◎患者基本信息

男性，29 岁。

◎主诉

反复发热 11 月余。

◎现病史

入院前 11 月余无明显诱因出现发热，体温最高达 38.3℃，无畏冷、寒战，无咳嗽、咳痰，无恶心、呕吐，无胸闷、胸痛，无尿频、尿急、尿痛等不适。求诊当地医院，予"抗感染治疗"（具体欠详）10 余天后体温恢复正常。入院前 1 月余无明显诱因再次出现发热，体温最高达 38.5℃，无畏冷、寒战，食欲欠佳，食量较前减少 1/3，进食后感腹胀，无恶心、呕吐、腹痛、腹泻，自行口服"退热药"及"抗生素"（具体不详）治疗，并静脉给药治疗（具体不详）。7 天后，体温恢复正常。入院前 20 天再次出现发热，体温最高达 38.5℃，无不适，自行口服"退热药"（具体欠详）后体温可降至正常。入院前 7 天再次出现发热，多于每日午后出现，体温波动于 38~39℃，无畏冷、寒战，无咳嗽、咳痰，无腹痛、腹泻。就诊外院查血常规：WBC 7.4×10^9/L、NE 6.25×10^9/L、Hb 76g/L、PLT 133×10^9/L。肝功能示：ALB 29.2g/L、TBIL 66.4μmol/L、DBIL 43.9μmol/L、ALT 18U/L、AST 30U/L、GGT 439U/L。腹部彩超：①肝实质弥漫性病变，门静脉主干纤细迂曲（术后改变）。②脾大、脾静脉增宽。③腹水。④胆囊形态饱满，右肾无回声区（囊肿？）。予"头孢噻肟钠"抗感染及退热治疗后体温恢复正常。今为求进一步治疗就诊我院，门诊拟"发热待查感染性（？）"收入院。

◎既往史

20 年前因肝脾肿大就诊外院诊断为"巴德-吉亚利综合征"，予手术治疗（具体不详）。近期无损肝药物使用史。

◎系统回顾

无特殊。

◎个人史

无特殊。

◎入院查体

T 36.60℃，P 100次/分，R 22次/分，BP 129/76mmHg，Wt 60kg。神志清楚，营养一般，贫血外观，皮肤、巩膜轻度黄染，未见肝掌、蜘蛛痣，浅表淋巴结未触及。左肺呼吸音清，右肺呼吸音低，未闻及干湿性啰音。心率 100次/分，心律齐，各瓣膜区未闻及病理性杂音。腹部饱满，右肋部可见一长约 15cm 陈旧性手术瘢痕，腹壁静脉曲张，无压痛、反跳痛，肝脾肋下未触及，墨菲征阴性，肝肾区无叩击痛，移动性浊音可疑阳性，双下肢无浮肿，病理征未引出。

◎实验室及辅助检查

血常规：CRP 122.79mg/L，WBC 4.83×10^9/L，N 3.90×10^9/L，Hb 68g/L。**肝功能**：ALB 33g/L，TBIL 57.2μmol/L，DBIL 28.3μmol/L，ALT 27U/L，AST 72U/L，GGT 466U/L，ALP 667U/L，总胆汁酸 28.3μmol/L。**血脂、血糖、肾功能**：均正常。**凝血功能**：PTA 72.00%，INR 1.23，FIB 4.77g/L，DDU 1.29mg/L。**肝纤维化4项检测**：层粘连蛋白 138.30ng/ml，Ⅳ型胶原 114.30ng/ml，Ⅲ型前胶原 N 端肽 52.22ng/ml，透明质酸 411.50ng/ml。**病毒学标志物**：乙肝两对半全阴性，甲、丙、丁、戊肝病原学均阴性。**TORCH**：巨细胞病毒 IgG 阳性，风疹病毒抗体 IgG 阳性，巨细胞病毒 DNA、EB 病毒 DNA 均阴性。HIV 抗体阴性，梅毒抗体阴性。**免疫学指标**：肝病自身抗体（－），免疫球蛋白 G 16.20g/L。**铜蓝蛋白**：正常。**甲状腺功能**：FT_3 2.80pmol/L，TSH、FT_4 正常。**肿瘤标志物**：异常凝血酶原 490.00mAU/ml，AFP、CEA、CA125、CA199 均未见异常。**大便 OB**：隐血（单抗法）弱阳性，隐血（化学法）阴性。

腹部彩超：原巴德－吉亚利综合征心血管扩张术后。①肝体积增大、形态失常，肝内声像呈弥漫性病变伴门静脉高压（侧支循环建立、巨脾），请结合临床。②肝左静脉内径变细，肝中静脉、肝右静脉显示不清，下腔静脉通畅为入心血流，请结合临床及其他影像学检查。③门静脉纤维化、门静脉海绵样变。④胆囊壁毛糙。⑤脾内声像呈弥漫性病变。⑥右肾囊肿。⑦腹水。**心脏彩超**：左心增大，估测肺动脉收缩压约 48mmHg。**肺部 CT 平扫**：①双肺纹理稍增多、增粗。②肝脏脂肪浸润。**腹部 CTA/CTV（CT 平扫＋增强＋血管**

成像）：①布加综合征行血管扩张术后改变；门静脉左右支及肝右静脉、肝中静脉纤细，门静脉海绵样变，肝左静脉显示欠清，请结合临床。②结节性肝硬化，肝右后叶上段结节异常强化，恶变待排；左肾静脉、胃底静脉、脾静脉及脐静脉曲张，脾大，腹水。③肝内囊肿。④右肾囊肿。⑤肝门区－腹膜后多发肿大淋巴结。⑥肝脏 CTA 如上所述，详请结合临床（见图 26-1）。

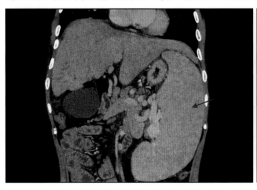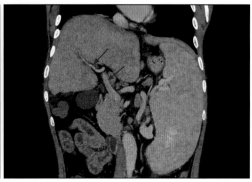

图 26-1　上腹部 CTA/CTV

红色箭头提示门静脉主干及分支细小，伴脾大、门静脉侧支循环形成等门静脉高压表现。

临床诊治过程

◎入院诊断

①发热待查感染性（？）。②先天性肝血管畸形继发脾肿大 肝硬化 门静脉海绵样变性。③腹水。④食管胃底静脉曲张，脐静脉重新开放。⑤右侧单纯性肾囊肿（？）。

◎治疗经过

入院后予"还原性谷胱甘肽"保肝，"丁二磺酸腺苷蛋氨酸"改善肝内胆汁淤积，"螺内酯、呋塞米"利尿，人血白蛋白支持等治疗。发热考虑为感染性发热，感染灶暂不明，予"左氧氟沙星"抗感染治疗 3 天，仍反复发热，体温波动于 36.2~39.3℃，改予"亚胺培南西司他丁"抗感染治疗 3 天后体温恢复正常。亚胺培南西司他丁继续抗感染 2 周后复查血常规、CRP 正常，病原学检查均阴性，体温均为正常范围，予停用。抗生素停用 4 天后再次出现发热，最高体温 39.6℃，无畏冷寒战，再次予"亚胺培南西司他丁"抗感染治疗 2 天体温恢复正常，继续抗感染治疗 1 周后抗生素降阶梯改为"头孢哌酮舒巴坦钠"抗感染 1 周，体温均保持正常，为进一步明确病因行肝组织穿刺病理活检。肝穿刺病理诊断：结节性肝硬化，伴肝内胆管扩张及淤胆，部分胆管上皮萎缩，细胆管增生，纤维间隔及残留汇管区内未见明显门静脉分支，请结合临床。镜下所见：肝小叶结构破坏，肝细胞结节状增生，汇管区扩大（++++），纤维组织增生（++++），弓形纤维形成（+++），形成假小叶（++），淋巴、单核细胞浸润（+），纤维间隔内胆管扩张伴淤胆，可见部分胆管上皮萎缩，细胆管增生，灶区可见小叶间动脉及小叶间胆管，小叶间静脉缺乏。慢性肝炎分级 G2S4。特殊染色结果：Masson 染色（肝细胞结节状增生），醛品红染色（部分肝细胞内色素沉积），罗丹宁染色（部分肝细胞内铜颗粒沉积）（见图 26-2）。

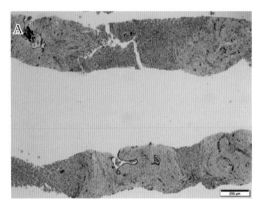
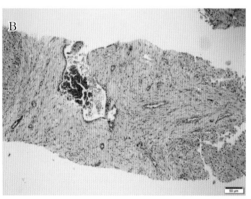
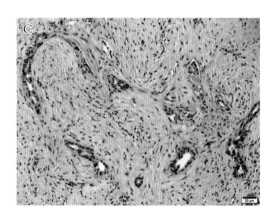

图 26-2　肝穿刺组织病理

图 A：低倍镜显示肝小叶结构破坏，小叶结构被宽大的纤维间隔分隔包绕，可见部分胆管扩张伴淤胆（40×）。图 B：显示宽大的纤维间隔及扩张淤胆的胆管，动静脉结构不清（100×）。图 C：显示纤维间隔内胆管增生，胆管板发育不良，部分胆管上皮非典型增生，间质内少量急、慢性炎症细胞浸润（200×）。

◎治疗结果及随访

该患者经保肝、退黄、抗感染等治疗后，体温降至正常，复查血常规：CRP 9.48mg/L，WBC 2.87×10⁹/L，Hb 106g/L，PLT 77×10⁹/L。肝功能：ALB 40g/L，TBIL 46.1μmol/L，DBIL 14.6μmol/L，ALT 16U/L，AST 24U/L，GGT 243U/L，ALP 301U/L，CHE 4396U/L，总胆汁酸 24.8μmol/L。凝血功能：PTA 90.00%。异常凝血酶原：316.00mAU/ml。PCT 0.13ng/ml。高尔基体蛋白 73 130.1ng/ml。予办理出院。出院后随访仍诉有反复发热及肝功能轻度异常。

患者9岁时即出现肝脾肿大、门脉高压，诊断为巴德－吉亚利综合征，应考虑遗传代谢性疾病，多次建议患者做全外显子组测序以进一步明确病因。患者出院1周后终于同意行全外显子组测序，结果回报（见图26-3、图26-4）。

基因检测结果						
该样本在先天性糖基化病 Ib 型相关基因 MPI 存在两处杂合突变。请结合家系及临床表型进一步分析。						
基因	突变位点	合子型	正常人群携带率	转录版本Exon 编号	家系验证	ACMG变异评级	疾病信息
MPI	c.455G > T chr15-75185111[1] p.R152L	杂合 65/75 0.54	0.000008	NM_002435 exon4	-	VUS	先天性糖基化病 Ib 型（AR）
MPI	c.391G > A chr15-75185047[2] p.D131N	杂合 68/66 0.49	0.000012	NM_002435 exon4		VUS	先天性糖基化病 Ib 型（AR）
该样本在外显子水平未发现明确和疾病相关的拷贝数变异致病的情况（如检出，详见CNV 检测结果解读）。						

图 26-3　全外显子组测序

患者 chr15：75185111 存在 c455G > T 的杂合突变

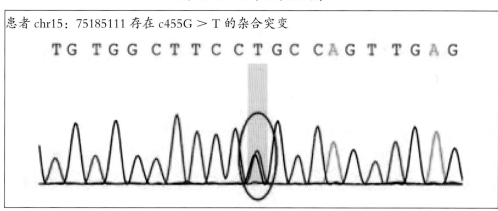

患者 chr15：75185047 存在 c391G > A 的杂合突变

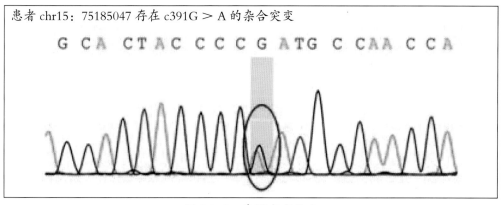

图 26-4　基因突变位点

◎出院诊断

①感染性发热。②门静脉高压症 先天性肝纤维化失代偿期（？） 结节性肝硬化失代偿期（？）。③腹水。④门静脉海绵样变。⑤食管胃底静脉曲张（胃底静脉、脾静脉及脐静脉曲张，脾 - 肾分流形成，脐静脉重新开放）。

临床思维

一、门静脉高压症及其病因讨论

该患者为 29 岁青年男性，既往 20 年前诊断为巴德 - 吉亚利综合征，予行"血管球囊扩张术"。此次入院以发热、肝功能异常为主要表现，无大量饮酒史及服用肝损药物史，病原学检查可排除病毒性肝炎、自身免疫性肝炎、肝豆状核变性、酒精性肝硬化、药物性肝损伤等病因，肝功能提示低白蛋白，转氨酶轻度升高，肝纤维化指标显著升高，影像学提示结节性肝硬化伴门静脉高压，门静脉及肝静脉纤细，门静脉海绵样变，胃底静脉、脾静脉、左肾静脉及脐静脉曲张，脾大，腹水。肝穿病理提示结节性肝硬化伴肝内胆管扩张及淤胆，部分胆管上皮萎缩，细胆管增生，纤维间隔及残留汇管区内未见明显门静脉分支，故考虑存在先天性肝纤维化及门静脉缺失。全外显子组测序提示先天性糖基化病 Ib 型相关基因 MPI 存在两处杂合突变。综上，结合患者病史、临床表现、血液检验、影像学检查、病理及基因结果，考虑为先天性糖基化病 Ib 型可能性大。遗憾的是因患者父亲已故，母亲不愿采集血液标本等原因未能行家系验证。

二、先天性糖基化病 Ib 型与肝功能异常的关系讨论

先天性糖蛋白糖基化缺陷（congenital disorders of glyco- sylation，CDG）是一组由常染色体隐性遗传引起的糖蛋白合成缺陷而导致的疾病，可引起一系列临床表现[1]。根据缺陷发生的环节不同分为 2 型，最新的命名系统将脂联寡糖前体的合成及转移到新生多肽途径的缺陷定义为 I 型，共有 6 种亚型（Ia-If）；而结合到蛋白的寡糖链的进一步加工或其他糖基化途径的缺陷定义为 II 型，共有 3 种亚型（IIa-IIc）[2-4]。临床 Ia 型比较多见，Ib 型文献报道较少。

先天性糖基化病 Ib 型也称肝纤维化—— 蛋白丢失性肠病，系因磷酸甘露糖异构酶（phosphomannose isomer- aes，MPI）相关基因突变，导致 MPI 缺乏，体内果糖 -6- 磷酸转化为甘露糖 -6- 磷酸障碍，使 N- 糖基化 - 甘露糖相关蛋白质合成缺乏及功能障碍，主要累及肝 - 胃肠系统。通常婴幼儿起病，临床表现为反复呕吐、腹泻、肝脏肿大、肝纤维化，在生长过程中肝纤维化逐渐发展

为肝硬化和肝功能不全；凝血异常，表现为静脉血栓或出血；可伴有高胰岛素血症、低血糖；胃肠道溃疡；反复感染性疾病如咽部、耳部、肺部、肠道等部位感染，可出现发热。不同于其他类型 CDG，本型多不伴有面部畸形及智力运动发育障碍[5, 6]。实验室检查转氨酶增高，白蛋白降低，凝血因子Ⅸ、Ⅺ、蛋白 C、蛋白 S、抗凝血酶Ⅲ（AT-Ⅲ）减低，凝血酶原时间延长，凝血酶原活动度正常或减低，不伴有感染时血常规正常。肝活检病理常可表现为肝纤维化或者脂肪变性，最具特征性的病变为先天性肝纤维化，在门脉导管板结构中有过量的扩张胆管结构以及胆管的畸形形成。该病的诊断根据临床表现，需除外肝豆状核变性、门脉海绵样变等先天性肝脏疾病，MPI 基因突变检测为最终诊断标准[7]，治疗上口服甘露糖可获得较好疗效。

综合该例患者的临床资料：有反复发热症状，抗生素治疗有效，肝功能提示转氨酶升高，白蛋白明显降低，肝纤维化显著，肝硬化伴门脉高压、胃底静脉曲张、脾大、腹水，MPI 基因突变检测提示 chr15：75185111 存在 c455G > T 及 chr15：75185047 存在 c391G > A 杂合突变，与刘建军等[8]报道的 1 例确诊先天性糖基化障碍 Ib 型患者有类似表现，虽无法进行家系验证，仍可临床诊断先天性糖基化病 Ib 型。口服甘露糖治疗在美国和欧洲已被批准作为 MPI-CDG 的治疗方法，推荐剂量范围为 150~170mg/kg，每日 4~5 次。甘露糖治疗可改善患者的一般病情和消化症状，纠正低血糖，降低血栓形成风险，但对肝脏受累无效[9, 10]。熊去氧胆酸可能对胆汁淤积症、胆管扩张、胆管板发育不良及肝囊肿有效，有望延缓或阻断肝脏病变进展。此外还应监测脂溶性维生素水平，必要时补充维生素 A、D、E、K$_1$。如患者已出现明显门脉高压，可予药物治疗（如非选择性 β 受体阻滞剂）或进行分流手术（如经颈静脉门体分流或远端脾肾分流）。对于门静脉高压引起的肝肺综合征患者需进行肝移植。

参考文献：

[1] JEAKEN J.Congenital disorders of protein Glycosylation [J].Handb Clin Neurol,2013,113:1737-1743.

[2] FREEZE H H.Update and perspectives on congenital disorders lf glycosylation [J].Glycobiology,2001,11（3）:129-143.

[3] AEBI M,Hennet T.Congenital disorders of glycosylation:genetic model systems lead the way [J].Trends Cell Biol,2001,11（3）:136-141.

[4] JAEKEN J,MATTHIJS G.Congenital diorders of glycosylation [J].Annu Rev

Genomics Hum Genet,2001,2:129-152.

[5] PELLETIER VA,GALEAO N,BROCHU P,et al.Secretory diarrhea with pro-tein-losing enteropathy,enterocolitis cystica superficialis,intestinal lymphangiectasia and congenital hepatic fibrosis:a new syndrome [J].J Pediatr,1986,108:61-65.

[6] TAMMINGA RY,LEFEBER DJ,KAPMS WA,et al.Recurrent thrombo-em- bolism in a child with a congenital disorder of glycosylation (CDG) type Ib and treatment with mannose [J]. Pediatric Hematology and Oncolgy,2008,25 (8):762-768.

[7] VAN SCHERPENZEEL M,STEENBERGEN G,MORAVAorava E,et al.High-resolution mass spectrometry glycoprofling of intact transferrin for diagnosis and subtype identification in the congenital disorders of glycosylation [J]. TranslRes,2015,166 (6):639-649.

[8] 刘建军,郝宁波,周环,等.先天性糖基化障碍 Ib 型 1 例 [J].疑难病杂志,2019,18 (11):86-87.

[9] DE LONLAY P,SETA N.The clinical spectrum of phosphomannose isomerase deficiency,with an evaluation of mannose treatment for CDG-Ib [J].Biochim Biophys Acta,2009,1792 (9):841-843.

[10] SHARMA V,ICHIKAWA M,FREEZE HH.Mannose metabolism:more than meets the eye [J].Biochem Biophys Res Commun.2014,453 (2):220-228.

（王洪燕　陈明胜　吴文杰　江晓燕）

特纳综合征伴肝损伤

◎患者基本信息

女性，10岁。

◎主诉

反复肝功能异常6个月。

◎现病史

入院前6个月外院体检查肝功能：ALT 80U/L。自觉无特殊不适，不规律口服"保肝药物"（具体欠详）治疗。复查肝功能ALT波动于30~80U/L。入院前2个月就诊我院，查肝功能：ALT 57U/L，AST 66U/L。乙肝两对半定量（稀释）：乙肝表面抗体＞1000mU/ml，余阴性。丙肝抗体阴性。腹部彩超示：肝实质回声增粗，胆囊壁毛糙，脾肿大。肝弹性检测：肝脏硬度值9.5kps，肝脏脂肪变程度229dB/m。予口服"保肝药物"（具体欠详），治疗至5天前就诊于外院，复查肝功能：ALT 219U/L，AST 214U/L。今为进一步诊治再次就诊我院，门诊拟"肝功能异常待查"收入院。

◎既往史

入院前7月因"身材矮小"就诊于外院，行外周血染色体核型分析检查（报告见图27-2）诊断为"特纳综合征"。入院4月前至1月前于外院予"生长激素"治疗3个月。

◎系统回顾

无特殊。

◎个人史

无特殊。

◎入院查体

T 36.5℃，P 105 次 / 分，R 22 次 / 分，BP 106/62mmHg，Wt 35.5kg，身高 134cm。神志清楚，皮肤、巩膜无黄染，未见肝掌、蜘蛛痣，浅表淋巴结未触及，双肺呼吸音清，未闻及干湿性啰音。心律齐，各瓣膜未闻及杂音。腹平软，无压痛、反跳痛，肝脾肋下未触及，墨菲征阴性，肝肾区无叩击痛，移动性浊音阴性。双下肢无浮肿，病理征未引出。

◎实验室及辅助检查

肝功能：ALT 203U/L，AST 198U/L，GGT 15U/L，淀粉酶 189U/L，脂肪酶 33U/L，谷胱甘肽还原酶 108.8U/L。血常规、凝血功能、肾功能、血脂：均正常。乙肝两对半：HBsAb > 1000.00mIU/ml，余均阴性。甲、丙、丁、戊肝病原学：均阴性。TORCH：巨细胞病毒 IgG 阳性，风疹病毒抗体 IgG 阳性。巨细胞病毒 DNA：< 400copies/ml。EB 病毒 DNA：阴性。HIV 抗体：阴性。梅毒抗体：阴性。免疫学指标：肝病自身抗体（−）。铜蓝蛋白：正常。肿瘤标志物：异常凝血酶原 84.00mAU/ml，AFP、CEA、CA125、CA199 均未见异常。甲状腺功能：TSH 6.34 μ IU/ml，FT$_3$、FT$_4$ 正常。

腹部彩超：①肝内声像呈弥漫性病变。②胆囊壁毛糙。③脾轻度肿大。腹部 CTA/CTV（CT 平扫 + 增强 + 血管成像）：①肝总动脉增粗，肝右叶增生结节影，结合病史，考虑先天畸形可能性大，请结合临床。②动脉期肝内片状强化灶，考虑异常血流灌注。③胆囊壁增厚。（见图 27-1）

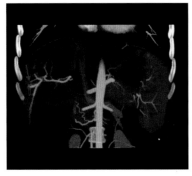

图 27-1 腹部 CTA/CTV
红色箭头提示肝动脉—门静脉瘘。

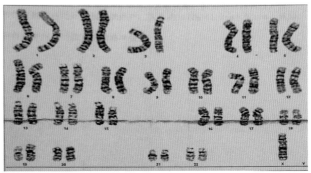

图 27-2 外周血染色体核型分析染色体图形
外周血经培养后进行染色体核型分析（400 带，G 带），所有细胞核型均为 45，X，为异常女性核型。

检验项目：外周血染色体核型分析（400 带，G 带）。

诊断依据：《人类细胞遗传学国际命名体系》ISCN 2016。

结果：45，X。

描述：外周血经培养后进行染色体核型分析（400带，G带），所有细胞核型均为45，X，为异常女性核型，该异常核型是特纳综合征的一种类型。本病多由于患者父母生殖细胞在减数分裂过程中或早期合子分裂期染色体不分离所致，临床表现可为原发不孕，性器官发育不良等。（见图27-2）

临床诊治过程

◎入院诊断

①肝功能异常原因待查 药物性肝损伤（？）。②特纳综合征。

◎治疗经过

入院后予"复方甘草酸苷"保肝治疗，并予肝组织穿刺病理活检。肝组织病理诊断：（肝穿刺组织）轻微肝小叶炎，部分肝板萎缩，部分肝板略增宽，可见结节样改变，形态学符合结节状再生性增生（NRH），病因请结合临床，建议行肝脏血管系统检查，同时待排药物/毒物因素。慢性肝炎分级G、分期S（改良scheuer组织学评分系统）：炎症活动度G（0~4级）：0~1级。纤维化分期S（0~4）：2期。（见图27-3）

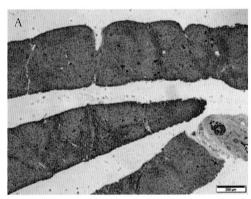
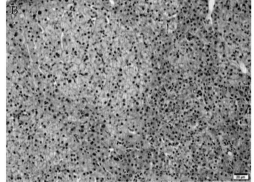
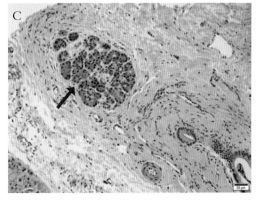

图 27-3 肝穿刺组织病理

图A：低倍镜显示肝小叶内隐约可见的结节状结构（40×）。图B：结节内肝细胞形态大致正常，结节周围部分肝细胞萎缩，体积变小（200×）。图C：个别汇管区查见异位胰腺组织（箭头所示）（200×）。

◎治疗结果及随访

该患者经保肝治疗 22 天后，复查肝功能：ALT 189U/L，AST 147U/L，GGT 174U/L，总胆汁酸 29.7μmol/L。因患儿家属要求出院，予办理出院。出院后继续门诊就诊，予口服"复方甘草酸苷片、双环醇"保肝治疗后肝功能恢复正常。患者因"矮小症"再次开始"生长激素"治疗后再次出现肝功能轻度异常，ALT 均在正常范围，AST 波动于 35~67U/L，GGT 波动于 44~75U/L。

◎出院诊断

肝功能异常。病因考虑：①特纳综合征（？）。②药物性肝损伤（？）。

临床思维

一、特纳综合征与肝功能异常的关系讨论

特纳综合征（Turner syndrome，TS）是最常见的性染色体畸变疾病之一，又称为性卵巢发育不全综合征，是由 X 染色体的全部或部分丢失引起的。在活产女婴中发病率为 1/2500[1]，临床表现为身材矮小，第二性征发育不全、原发性闭经，躯体畸形、不能生育等，还可伴发一系列内分泌异常如糖代谢紊乱、甲状腺疾病等。

TS 的青少年和成人患者常累及肝脏。国外文献报道，TS 合并肝功能异常的发生率，根据患者年龄的不同，从 20%~80% 不等，在年龄最大的患者中观察到最高的值[2-5]。在对成年 TS 妇女进行了 5 年随访的大型队列研究中，肝功能异常的患病率为 36%，5 年内每年增加 3.4%[6]。国内也有相关文献报道，李光玲等[7]对 2010 年 3 月至 2015 年 7 月就诊于北京协和医院内分泌科矮小门诊的 TS 患者 44 例研究发现，其中合并肝功能异常 8 例，TS 合并肝功能异常发生率为 18.2%。孙焱等研究[8]表明 15 例 TS 患者中 5 例 ALT 和（或）AST 升高，ALT 水平在 56~223U/L，AST 水平在 61~263U/L，其中 1 例患者肝功能为 ALT 223U/L，AST 263U/L，其 TS 合并肝功能异常发生率为 33.3%。

TS 患者的肝脏受累通常是无症状的，TS 的诊断常常先于肝脏受累。TS 合并肝功能异常，表现为 ALT 和（或）AST 升高。在 TS 中常见肝外血管畸形，主动脉异常在肝脏明显结构改变的患者中更为常见[9-13]。TS 妇女可出现静脉畸形，如门静脉系统发育不全或功能低下[14, 15]。常见的三种主要肝损害病理表现为：①脂肪性肝炎，合并大液泡脂肪变性和门脉炎性浸润。②结节状再生性增生（NRH）。③同心性导管周围纤维化的胆管病变。

该例患者为 10 岁女性，因身材较同龄人矮小而就诊，经基因检查确诊为特

纳综合征。确诊后 1 月发现肝功能异常：ALT 水平在 80~219U/L，AST 水平在 147~214U/L，GGT 174U/L，既往无肝病病史，除生长激素治疗 3 个月用药史外无使用其他肝损药物病史。入院查后病毒性肝炎病原学、自身抗体均阴性，铜蓝蛋白、血脂正常，彩超未提示脂肪肝，腹部 CTV 提示存在肝动脉 - 门脉瘘血管畸形；肝穿刺病理提示轻微肝小叶炎，部分肝板萎缩，部分肝板略增宽，可见结节样改变，形态学符合结节状再生性增生（NRH），且可见部分胆管上皮萎缩，毛细胆管局灶缺失，局灶汇管区周围纤维组织形成。综合上述病例特点，可排除病毒性肝炎、自身免疫性肝病、肝豆状核变性、脂肪肝等，考虑该例患者肝功能异常为特纳综合征肝脏损害的表现可能性大。

二、特纳综合征导致肝功能异常的原因

一方面是血管受累及的原因。有研究[16]认为 TS 患者染色体异常影响基因对血管发育的正常调控，肝内门静脉的改变包括血栓形成、内膜增厚或完全阻塞并被含有许多血管的纤维瘢痕取代，肝组织缺血致肝功能异常及组织病理改变。TS 患者更容易发生血栓栓塞并发症，可能是由于经常出现 von Willebrand factor、因子Ⅷ、纤维蛋白原和 c 反应蛋白的高水平以及 Leiden 因子突变的增加[17, 18]，这些疾病可能导致某些 TS 患者肝脏出现闭塞性门静脉病变，并增加 TS 患者深静脉和门静脉血栓形成的风险。

另一方面是胆管受累及。TS 背景下胆管累及已见报道[19-21]，包括硬化性胆管炎、原发性胆汁性肝硬化、胆管缺乏和胆管闭锁。常表现为非炎症性肝内小胆管同心性纤维化，发生在靠近胆管的小动脉受损的患者中[22]，多见于成人 TS 患者，其发生很可能与血液供应的改变有关。TS 患者出现胆管炎和导管减少，胆汁淤积的发生率随着年龄的增长而增加，与自身免疫性疾病密切相关。自身免疫在 TS 患者中比在正常女性中更常见[23]。

该例患者确诊 TS，CTV 提示存在肝动脉—门脉瘘血管畸形，病理提示部分肝板萎缩，部分肝板略增宽，可见结节样改变，形态学符合结节状再生性增生（NRH），且可见部分胆管上皮萎缩，毛细胆管局灶缺失，局灶汇管区周围纤维组织形成，与文献报道的 TS 合并肝脏病变表现相符。

三、肝功能异常与生长激素

目前临床试验已表明生长激素是治疗矮小 TS 女童的常规治疗方案，可以有效改善终身高，常见不良反应包括：关节疼痛、水肿、腕管综合征、甲状腺功

能减退、糖脂代谢异常、脊柱侧弯和后凸的发生等，肝功能异常鲜见报道。闫洁[24]等对 38 例 TS 患儿进行生长激素治疗，最长治疗时间为 36 个月，未发现不良反应，提示生长激素治疗 TS 是比较安全的。

综上所述，该例患者基因确诊 TS，以身材矮小，肝功能异常为主要表现。腹部 CTV 提示存在肝动脉 - 门脉瘘血管畸形，肝穿刺病理提示结节状再生性增生，且可见部分胆管上皮萎缩，毛细胆管局灶缺失，局灶汇管区周围纤维组织形成，据相关检查检验可排除病毒性肝炎、自身免疫性肝病、肝豆状核变性、脂肪肝等，考虑该例患者肝功能异常为特纳综合征肝脏损害的表现可能性大。此外，值得注意的是，在整个诊治过程中患者确诊 TS 1 个月后发现肝功能提示转氨酶轻度升高，进行生长激素治疗矮小症过程中转氨酶明显升高，停止生长激素疗治疗并予保肝治疗后肝功能恢复正常，再次使用生长激素治疗后转氨酶再次出现轻度升高，虽然目前生长激素导致肝脏损害鲜见报道，但结合该患者病史诊疗过程特点，除了考虑特纳综合征合并肝脏损害的因素，生长激素治疗是否会引起肝功能异常尚待商榷。

参考文献：

[1] ROULOT D.Liver involvement in Turner syndrome [J].Liver Int,2013,33:24-30.

[2] SYLVEN L,HAGENFELDT K,BRONDUM-NIELSEN K,et al. Middle-aged women with Turner's syndrome. Medical status,hormonal treatment and social life.Acta Endocrinol,1991,125:359-365.

[3] LARIZZA D,LOCATELLI M,VITALI L,et al.Serum liver enzymes in Turner syndrome.Eur J Pediatr,2000,159:143-148.

[4] SALERNO M,DI MAIO S,GASPARINI N,et al.Liver abnor- malities in Turner syndrome.Eur J Pediatr,1999,158,618-623.

[5] ELSHEIKH M,HODGSON HJ,WASS JA,et al.Hormone replacement therapy may improve hepatic function in women with Turner's syndrome.Clin Endocrinol,2001,55:227-311.

[6]El-MANSOURY M,BERNTORP K,BRYMAN I,et al.Elevated liver enzymes in Turner syndrome during a 5-year follow-up study. Clin Endocrinol,2008,68:485-490.

[7] 李光玲，阳洪波 . 特纳综合征患者肝功能异常的高发生率及其影响因素 [J].

基础医学与临床,2016,36（5）:699-701.

［8］孙焱,刘靖芳,汤旭磊,等.15例Turner综合征患者临床特征和染色体核型分析［J］.临床荟萃,2017,32（8）:681-685.

［9］MAZZANTI L,CACCIARI E.Congenital heart disease in patients with Turner's syndrome. Italian Study Group for Turner Syndrome（ISGTS）［J］.J Pediatr,1998,133:688-692.

［10］PRANDSTRALLER D,MAZZANTI L,PICCHIO FM,et al.Turner's syndrome:cardiologic profile according to the different chromosomal patterns and long-term clinical follow-Up of 136 nonpreselected patients［J］. Pediatr Cardiol,1999,20:108-112.

［11］OSTERG J E,DONALD A E,HALCOX J P,et al.Vasculopathy in Turner syndrome: arterial dilatation and intimal thicken- ing without endothelial dysfunction ［J］. J Clin Endocrinol Metab,2005,90:5161-5166.

［12］HJERRILD B E,MORTENSEN K H,SORENSEN K E,et al.Thoracic aortopathy in Turner syndrome and the influence of bicuspid aortic valves and blood pressure:a CMR study. J Cardjovasc Magn reson,2010,12:36.

［13］MORTENSEN K H,ANDERSEN N H,HJERRILD B E,et al.Carotid intima-media thickness is increased in Turner syndrome:multifactorial pathogenesis depending on age,blood pres- sure,cholesterol and oestrogen treatment. Clin Endocrinol［J］,2012,77:844-851.

［14］NOE J A,PITTMAN H C,BURTON E M.Congenital absence of the portal vein in a child with Turner syndrome［J］. Pediatr Radiol,2006,36:566-568.

［15］MOROTTI R A,KILLACKEY M,SHNEIDER B L,et al.Hepatocellu- lar carcinoma and congenital absence of the portal vein in a child receiving growth hormone therapy for turner syn- drome［J］. Semin Liver Dis,2007,27:427-431.

［16］ROULOT D.Liver involvement in Turner syndrome［J］.Liver Int,2013,33:24-30.

［17］JOBE S,DONOHOUE P,DI PAOLA J.Deep venous thrombosis and turner syndrome［J］.J Pediatr Hematol Oncol,2004,26:272.

［18］KOPACEK Z C,KELLER B J,ELNECAVE R H.Portal vein thrombo- sis and high factor Ⅷ in Turner syndrome [J]. Horm Res,2006,66:89-93.

[19] GOMEZ ANTUNEZ M,CUENCA CARVAJAL C,ORTIZ VEGA M,et al. Association of primary biliary cirrhosis,Turner's syndrome and chronic myeloid leukemia[J]. Gastroenterol Hepatol,1997,20:44-45.

[20] SOKOL L,STUEBEN E T,JAIKISHEN J P,LAMARCHE M B.Turner syndrome associated with acquired von Willebrand disease,primary biliary cirrhosis, and inflammatory bowel disease [J]. Am J Hematol,2002,70:257-259.

[21] MILKIEWICZ P,HEATHCOTE J.Primary biliary cirrhosis in a patient with Turner syndrome [J].Can J Gastroenterol,2005,19:631-633.

[22] FUKUZUMI S,MORIYA Y,MAKUUCHI M,TERUI S.Serious chemical sclerosing cholangitis associated with hepatic arterial 5FU and MMC chemotherapy [J]. Eur J Surg Oncol,1990,16:251-255.

[23] ELSHEIKH M,DUNGER DB,CONWAY GS,et al.Turner's syndrome in adulthood [J].Endocr Rev,2002,23:120-140.

[24] 闫洁,桑艳梅,倪桂臣,等.重组人生长激素对38例特纳综合征的疗效观察 [J].中华实用儿科临床杂志,2012（8）:631-633.

（王洪燕　陈明胜　吴文杰　江晓燕）

以正常铜蓝蛋白和低碱性磷酸酶为特征的肝豆状核变性相关肝衰竭

◎患者基本信息

　　女性，42岁。

◎主诉

　　反复肝功能异常2年，乏力、尿黄8天。

◎现病史

　　2年前体检发现肝功能异常，就诊于外院，查肝脏MR提示脂肪肝。肝穿检查病理示：脂肪肝F3G3S3 — 4肝脏脂肪变。自觉无特殊不适，未予重视及诊治。1年余前就诊我院，查甲、丙、丁、戊肝炎病原学均为阴性，乙肝HBsAb阳性，自身抗体阴性，仍未予重视及诊治。6月余前就诊于外院，查MR提示肝右后叶下段小囊肿，肝硬化。未予重视及诊治。3月余前于外院，查MRI：①肝右叶小结节影，考虑血管瘤。②肝硬化、脾肿大。③胆囊炎。肝脏病理：肝硬化（小结节型；中度活动性炎症），结合电镜所见，本例病因不能排除药物或毒物性肝损伤。电镜：中度慢性肝炎伴肝纤维化2期及轻度脂肪变性，结合光镜符合非酒精性脂肪性肝炎，建议临床进一步排查药物性及自身免疫性肝损害。仍未给予诊治。1月前就诊于外院，查MRI：①肝硬化，脾大，腹水，门脉高压不除外，胆囊炎。②多发肝囊肿可能。尿戊二酸水平轻度升高。分别取外院病理标本会诊：中—重度脂肪肝，小泡性脂变为主。另一外院病理标本会诊：重度小叶性肝炎，广泛坏死踏陷后肝纤维化，局灶肝细胞再生，未见明显的小泡性脂变。入院前8天出现乏力、尿黄。现为求进一步诊治，就诊我院，门诊拟"肝硬化失代偿期病因未明"收入院。

◎既往史

　　无特殊。

◎个人史

　　有1弟弟患有"肝病"。

◎ 入院查体

神志清，皮肤黏膜中度黄染，未见肝掌、蜘蛛痣。双肺呼吸音清，未闻及干湿性啰音。心律齐，未及病理性杂音。腹平软，无明显压痛、反跳痛、肝脏右肋下 3cm 触及，质地偏硬，脾未触及，移动性浊音阴性，双下肢无浮肿，扑翼样震颤阴性。

◎ 实验室及辅助检查

肝功能：ALB 27g/L，TBIL 85μmol/L，ALT 84U/L，AST 180U/L，AKP134 U/L。凝血功能：PT 28s。血常规：Hb 93g/L。甲、乙、丙、丁、戊肝炎病原学：阴性。EBV、CMV 抗体：阴性。自身抗体：阴性。铜蓝蛋白：0.3g/L。B 超：①肝硬化。②腹水。眼科检查 K-F 环：阴性。

◎ 入院诊断

肝硬化失代偿期病因未明。

◎ 治疗经过

入院后予以"保肝、退黄、抗感染、营养支持"等治疗，患者症状无明显改善，先后行多次人工肝血浆置换治疗，肝功能无明显改善。入院后第 24 天，患者黄疸明显加深，查肝功能 ALB 34g/L，TBIL 343μmol/L，ALT 30U/L，AST 131U/L，AKP22 U/L，LDH 253U/L，PT 46.9s，INR 5.52，Hb 66g/L，Coombs 试验阴性（如表 28-1 所示）。考虑患者并发 Coombs 阴性溶血性贫血，提示肝豆状核变性可能，遂进一步行基因检测，结果显示 ATP7B 基因第 12 号和 13 号外显子分别携带有 c.2804C > T（p.T935M）和 c.2944G > A（p.A982T）突变（图 28-1），确诊为肝豆状核变性（Wilson Disease，WD）。（见图 28-1）

◎ 治疗结果及随访

患者遂接受肝移植手术，术后病理进一步支持 WD（见图 28-2）。

◎ 出院诊断

肝豆状核变性，慢性肝衰竭。

表 28-1　患者入院期间生化、凝血和血常规的动态变化

	参考区间	第1天	第8天	第15天	第24天
白蛋白（g/L）	34~54	27	39	38	34
球蛋白（g/L）	20~38	33	34	38	43
TBIL（mmol/L）	3.0~25.0	85.0	182.2	99.0	343
ALT（U/L）	5~45	84	58	50	30
AST（U/L）	8~40	190	158	172	131
GGT（U/L）	6~50	174	111	65	36
ALP（U/L）	40~150	134	80	63	22
LDH（U/L）	109~245	224	251	259	253
PT（s）	11.0~14.5	28.2	29.4	34.5	46.9
INR	0.72~1.20	2.79	2.95	3.66	5.52
WBC（×10⁹/L）	3.5~10.0	11.58	14.56	8.27	5.83
血红蛋白（g/L）	110~180	93	92	76	66
血小板（×10⁹/L）	100~300	114	132	61	15

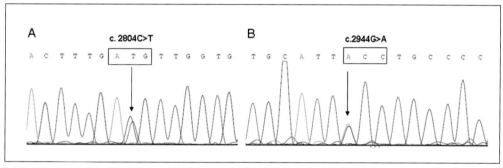

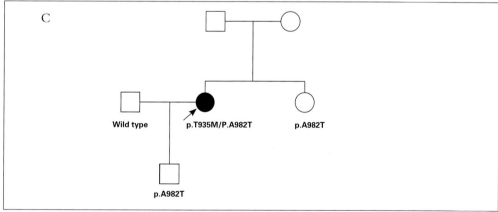

图 28-1　基因检测结果

图 A：ATP7B 基因第 12 号染色体 c.2804C ＞ T（p.T935M）突变。图 B：ATP7B 基因第 13 号染色体 c.2944G ＞ A（p.A982T）突变。图 C：家系图谱，箭头代表先证者。

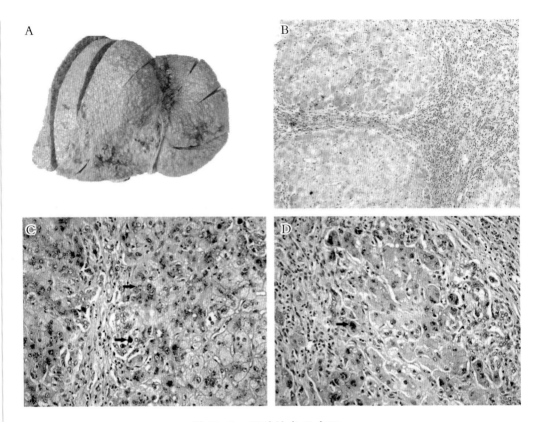

图 28-2 肝移植术后病理

图 A：患者肝脏呈黄色肝萎缩，结节性肝硬化（重量：1002 g；大小：21cm×15cm×8cm）。图 B：小结节性肝硬化伴有显著肝脏炎症和肝细胞及胆小管胆汁淤积（40×，HE 染色）。图 C：箭头显示铜颗粒沉积（100×，罗丹宁染色）。图 D：箭头显示铜颗粒沉积（200×，罗丹宁染色）。

本例患者以不明原因肝功能异常起病，经过 2 次肝脏活检均提示肝脏脂肪变，在短短 2 年内迅速进展至肝硬化，很显然并不符合脂肪性肝炎的病变过程，提示患者的病因仍未明确。患者本次以"肝功能失代偿伴有黄疸、腹水、凝血功能障碍"入院，在入院初期病因仍未明确，多次查各种肝病可能病因包括铜蓝蛋白均未获阳性结果，遂按照肝硬化失代偿期予以"保肝、支持、人工肝"等治疗，然而疗效并不满意。直至入院第三周，患者黄疸显著加深，肝功能检查提示碱性磷酸酶异常降低，血红蛋白进行性下降，并发 Coomb's 阴性溶血性贫血，由此联想到 WD 的可能性，最终通过基因检测证实。该患者从发病开始便四处寻医，做过两次肝活检，却始终未能确诊。从轻度的肝功能异常发展到肝硬化，最终演变为肝衰竭，历时 2 年多才最终明确诊断，其中的曲折艰辛和跌宕起伏令人唏嘘不已，所幸患者最终通过肝移植得以存活。

从本病例不难看出，WD 的诊断依然充满挑战，主要原因是临床表现不典型、诊断试验特异性不高。一般来说，出现 K-F 环阳性、神经系统表现和铜蓝蛋白降低 3 项中的 2 项皆可临床诊断[1]。但是，50% 肝病型患者 K-F 环阴性；大于 45% 肝病型患者铜蓝蛋白水平正常；仅有铜蓝蛋白降低，而无 K-F 环不能诊断 WD[2]。铜蓝蛋白是诊断 WD 的重要标志物，95% 纯合和 20% 杂合突变可出现铜蓝蛋白降低，5% 纯合和 50% 以上杂合突变铜蓝蛋白正常。同时铜蓝蛋白也是一种急性时相蛋白，受炎症影响可表现为假性正常，因此铜蓝蛋白正常不能排除 WD，降低也不能直接诊断 WD。24 小时尿铜是另外一个诊断标志物，然而在肝衰竭时由于肝细胞大量坏死可导致尿铜升高，因此在肝衰竭情况下应用尿铜诊断 WD 并不可靠。肝铜测定具有重要诊断价值，正常肝铜含量为 $< 55\mu g/g$ 干重，82% 纯合突变者肝铜含量通常大于 $250\mu g/g$ 干重。肝铜含量升高亦可见长期胆汁淤积者、新生儿、儿童和外源性铜过载。

近年来，中国学者提出了新的肝铜含量标准，认为肝铜 $> 209\ \mu g/g$ 干重可提高 WD 的诊断敏感性至 99.4%，特异性为 96.1%[3]。不过肝铜含量测定要求较高，并未在临床广泛开展。基因检测是诊断 WD 的金标准。中国学者对 632 例 WD 基因检测结果分析显示，p.R778L，p.P992L 和 p.T935M 是中国人最常见的三个致病位点，78% 的患者至少出现一次上述位点突变。90% 患者出现纯合突变或复合杂合突变，9% 患者仅单个杂合突变，同时也要注意到还有 1% 患者未检测到任何突变[4]，因此对于基因检测结果依然需要结合临床审慎解读。

2001 年在莱比锡举行的第 8 届国际 WD 会议上提出了 WD 的诊断标准（图 28-3），对 WD 的临床表现和实验室检查结果进行赋值，评分大于 4 分可以诊断 WD。其中包括了 Coomb's 阴性溶血性贫血，有些患者直至发生 Coomb's 阴性溶血性贫血才被识别出 WD。有趣的是，WD 患者发生肝衰竭时，碱性磷酸酶可反常地出现降低，这是一条重要的诊断线索，其原因未明，本例患者亦是如此。特别值得注意的是，肝脏病理组织学并非诊断 WD 的充分必要条件。WD 的病理可以模拟很多其他类型的肝病，在早期阶段可以表现为脂肪肝，也可以出现界面炎，后期出现桥接纤维化，最终出现肝硬化。本例患者尽管接受了两次肝脏活检，但并未明确诊断，也进一步说明了肝脏活检在诊断 WD 的局限性。本例患者基因检测显示 ATP7B 基因第 13 号染色体 c.2944G ＞ A（p.A982T）突变，经人类遗传突变数据库（http：//www.hgmd.cf.ac.uk/ac/index.php）和肝豆状核变性遗传突变数据库（http://www.Wilsondisease.med.ualberta.ca/index.asp）检索显示，属于新发突变位点，是对 WD 基因突变数据库的有益补充[5]。

肝豆状核变性的 Ferenci 评分表

典型临床症状与体征		其他检测	
K-F 环		肝铜（无胆汁淤积）	
阳性	2	＞5 倍正常值	2
阴性	0	50~250ug/g	1
神经系统症状		正常（＜50ug/g）	-1
严重	2	罗丹宁阳性的颗粒	1
中等	1	尿铜（无急性肝炎）	
无	0	正常	0
血清铜蓝蛋白		1~2 倍正常量	1
正常（＞0.2g/L）	0	＞2 倍正常量	2
0.1~0.2g/L	1	正常，但使用 D-青霉胺后＞5 倍正常值	2
＜0.1g/L	2	突变分析	
Coombs 阴性的溶血性贫血		纯合突变	4
阳性	1	杂合突变	1
阴性	0	未检测到突变基因	0
总分		评估	
≥4		诊断成立	
3		可能性大，需要更多的检测	
≤2		不太可能	

图 28-3　WD 的诊断标准

　　临床上有一些诊断线索有助于早期识别 WD：①年轻患者、不明原因肝功能持续异常。②临床表现类似 AIH，但对激素治疗无应答者。③年轻患者、不明原因肝硬化，或不明原因出现上消化道出血、腹水者。④不明原因肝衰竭患者，伴或不伴有溶血，若 AKP/TBIL ＜ 4 和 AST/ALT ＞ 2.2，高度怀疑 WD（敏感性 86%、特异性 100%）[6]。

参考文献：

[1] ALA A,WALKER AP,ASHKAN K,et al.Wilson's disease.Lancet [J].2007,369（9559）:397-408.

[2] ROSENCRANTZ R,SCHILSKY M Wilson.Disease:pathogenesis and clinical considerations in diagnosis and treatment [J].Semin Liver Dis,2011,31（3）:245-259.

[3] DONG Y,NI W,CHEN WJ,et al.Spectrum and classification of ATP7B variants in a large cohort of Chinese patients with Wilson's disease guides genetic diagnosis [J].Theranostics,2016,6（5）:638-649.

[4] CHEN L,LI X,ZHENG Z,et al.A novel ATP7B gene mutation in a liver failure patient with normal ceruloplasmin and low serum alkaline phosphatase [J].

Gene,2014,538（1）:204-206.

［5］YANG X,TANG X P,ZHANG Y H,et al.Prospective evaluation of the diagnostic accuracy of hepatic copper content, as determined using the entire core of a liver biopsy sample［J］.Hepatology,2015,62（6）:1731-1741.

［6］KORMAN J D,VOLENBERG I,BALKO J,et al.Pediatric and Adult Acute Liver Failure Study Groups.Screening for Wilson disease in acute liver failure: a comparison of currently available diagnostic tests［J］.Hepatology,2008,48（4）:1167-1174.

（陈立　陈阮琴）

以肝肿大伴肝功能异常为表现的原发性肝淀粉样变性

◎患者基本信息

　　男性，72岁。

◎主诉

　　乏力、眼黄、尿黄10余天。

◎现病史

　　入院前10余天无明显诱因出现全身乏力，四肢酸软，眼黄及皮肤黄伴尿黄如茶水样，未予重视及诊治，此后上述症状反复出现。入院前1天就诊当地医院查彩超：肝增大，实质回声增粗、减低不均。自发病以来，精神尚可，体重下降5kg。现为求进一步诊治，就诊我院，门诊拟"黄疸待查"收入院。

◎既往史

　　无特殊。

◎系统回顾

　　无特殊。

◎个人史

　　无特殊。

◎入院查体

　　生命征平稳，神清，体型消瘦，面色晦暗。皮肤、巩膜中度黄染，未见肝掌，未见蜘蛛痣。心、肺听诊无异常。腹平软，全腹无压痛及反跳痛。肝肋下3cm可及，表面光滑，边缘钝，质地硬，无触痛，脾肋下未触及，肝浊音界正常，移动性浊音阴性，肝区叩击痛。双下肢无水肿，左股外侧可见一竖形长约8cm陈旧性手术瘢痕，扑翼样震颤阴性。

◎实验室及辅助检查

血常规： WBC 10.00×10⁹/L，N% 77.0%，HB 126g/L，PLT 231×10⁹/L，CRP 46.47mg/L。**生化全套：** ALB 35g/L，TBIL 155.9μmol/L，IBIL 123.9μmol/L，ALT 311U/L，AST 305U/L，GGT 344U/L，ALP 863U/L，Cr 96μmol/L，TG 0.72mmol/L，TC 4.38mmol/L，TBA 54.6μmol/L。**凝血功能：** PT 12.6s。**乙肝两对半：** HBsAb 阳性，HBcAb 阳性，余阴性。**甲、丙、丁、戊肝炎病毒抗体：** 阴性。**自身抗体组合：** 均阴性。**特殊蛋白四项：** 大致正常。**肿瘤标志物：** AFP 2.00ng/ml，CEA 3.40ng/ml，CA199 140.20U/ml，异常凝血酶原 51.00mAU/ml。**尿常规：** 胆红素 3+μmol/L，尿胆原 3+μmol/L，尿蛋白阴性。

常规心电图： 左前分支传导阻滞。**彩超腹部套餐＋腹水示：** ①肝肿大。②肝内声像呈弥漫性病变。③脾轻度肿大。**心脏彩超：** ①房室大小、结构及室壁运动未见明显异常。②左心室整体收缩功能正常。**肝脏 CTA：** ①肝脏增强未见明显占位性病变。②胆囊炎。③少许腹水。④肝脏 CTA+CTV 未见异常（见图 29-1、图 29-2）。**肺 CT：** 未见异常。**PET/CT：** ①肝周少量积液，肝密度弥漫性略减低，肝内未见异常高代谢灶，考虑肝脏良性弥漫性病变。②双肺少许陈旧性病灶。③右上叶小结节，呈低代谢，考虑良性病变，左冠状动脉斑片状钙化。④老年性脑改变。⑤胃窦部充盈略欠佳，黏膜略显增厚，考虑慢性炎症。⑥前列腺轻度肥大，肛管区稍高代谢影，考虑慢性炎症。⑦双侧颌下取淋巴结稍高代谢影，考虑淋巴结慢性炎症。⑧轻度骨质疏松，伴胸 6 椎体轻度压缩性改变。**电子胃镜：** ①食管炎。②浅表萎缩性胃炎。病理（胃窦）为浅层胃窦型黏膜，轻度慢性炎症，免疫组化结果为 HP 阴性。**电子肠镜：** 肠道未见异常。

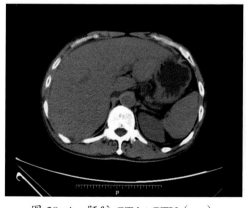 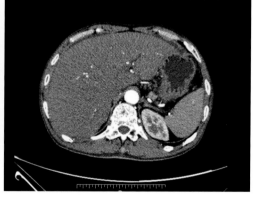

图 29-1　肝脏 CTA+CTV（一）
肝脏较饱满。

图 29-2　肝脏 CTA+CTV（二）
肝脏较饱满。

临床诊治过程

◎ 入院诊断

黄疸待查。

◎ 治疗过程

治疗上先后予"复方甘草酸苷、腺苷蛋氨酸、复方金线莲、金茵退黄颗粒"保肝退黄，"呋塞米、螺内酯"利尿，"头孢噻肟钠"抗感染，"浓维磷"补磷，"人血白蛋白"支持治疗。入院后完善相关检查排除病毒性肝炎、自身免疫性肝炎、酒精性肝病、药物性肝炎，肝肿大。肝功能异常病因仍未明，多次建议患者行肝穿刺后，最终同意行肝穿刺活检术。肝穿刺病理结果（见图29-3至图29-6）：（肉眼所见）灰黄色线样组织1条，长2.0cm，直径0.1cm。（镜下所见）肝小叶结构尚存，肝板萎缩，肝窦内均质粉染的线性或球状淀粉样物质沉积，可见肝细胞及毛细胆管淤胆，小叶内近汇管区见多灶胆汁性梗死灶形成；汇管区扩大，间质及血管壁内淀粉样物质沉积，胆管上皮炎，部分胆管内中细粒细胞浸润伴胆管破坏，细胆管增生。免疫组化结果：HBsAg-、HBcAg-、CK7（胆管上皮+，祖细胞+），CK19（胆管上皮+），CK19（胆管上皮+），CD138（-），MUM-1（个别+）。特殊染色结果：网状纤维染色（肝板结构存在），Masson染色（显示均质淀粉样物质沉积），PAS染色（未见a1-AT小体），D-PAS染色（未见a1-AT小体），铁染色（部分肝细胞内少量含铁血黄素沉积），醛品红染色（显示均质淀粉样物质沉积），刚果红染色（显示均质红染淀粉样物质沉积）。病理结论：肝淀粉样变性伴大胆管梗阻及胆管系统感染。

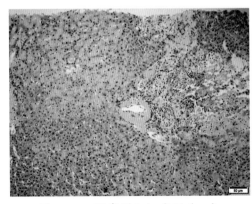

图29-3 肝穿刺组织病理（一）

HE染色显示肝小叶结构尚存，肝窦及血管壁内均质粉染的物质沉积，部分肝板显著萎缩，汇管区内胆汁湖形成（100×）。

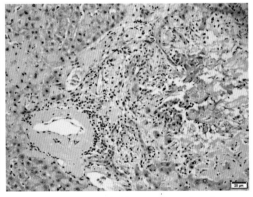

图29-4 肝穿刺组织病理（二）

个别胆管腔内中性粒细胞浸润伴胆管破坏及胆汁溢出，小动脉壁内均质粉染淀粉样物质沉积（200×）。

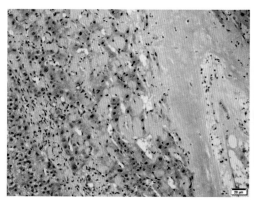 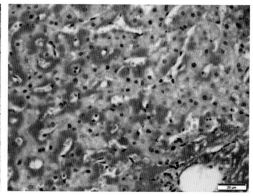

图 29-5　肝穿刺组织病理（三）
肝窦及血管壁内均质粉染淀粉样物质沉积，部分肝板显著萎缩（200×）。

图 29-6　肝穿刺组织病理（四）
刚果红染色显示肝窦及血管壁内均质粉染淀粉样物质沉积（400×）。

外院肝穿刺电镜结果：脂肪性肝炎。

◎治疗结果及随访

因年龄大，患者表示暂不使用"马法兰"治疗。治疗上经上述保肝、抗感染、利尿、支持等方案治疗后，肺部感染治愈，肝功能改善，肝功能变化趋势见图29-7。

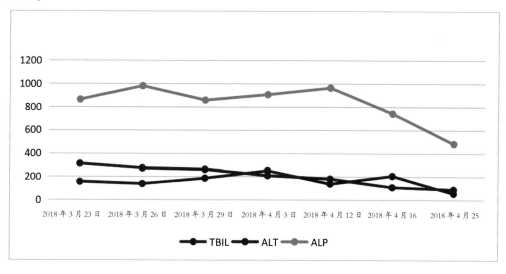

图 29-7　肝功能变化趋势

◎出院诊断

①原发性淀粉样病变。②肺部感染。③腹水。④低白蛋白血症。⑤电解质紊乱。⑥轻度贫血。⑦主动脉硬化。⑧左前分支传导阻滞。⑨慢性胆囊炎。

⑩食管炎，浅表萎缩性胃炎。

诊断依据

患者入院后排除病毒性肝炎、自身免疫性肝炎、酒精性肝病、药物性肝炎，结合肝脏穿刺病理结果，肝淀粉样变性可诊断。淀粉样变性多是潜在疾病的部分表现，有关疾病可能是自身免疫疾病、炎症、遗传病、肿瘤，完善胃肠镜及全身 PET/CT 检查排除相关疾病引起的继发性肝淀粉样变性，故考虑为原发性肝淀粉样变性。

第二次住院

患者出院后 3 个月、5 个月再次因腹水合并感染就诊我院，复查肝功能：总胆红素波动于 6.4~68.8 μmol/L，丙氨酸氨基转移酶波动于 107~276U/L，碱性磷酸酶波动于 292~952U/L，肌酐波动于 75~94mmol/L。期间查轻链 LAMBDA 定量 2.79g/L（0.93~2.42g/L），轻链 KAPPA 定量 5.12g/L（1.38~3.75g/L），蛋白电泳 α 球蛋白 2.7%，β 球蛋白 9.6%，γ 球蛋白 21.9%（9%~16%），M 蛋白阴性。腹水消退、感染治愈后出院（见图 29-8）。

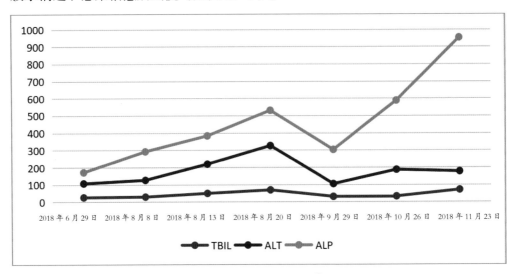

图 29-8　肝功能变化趋势

第三次住院

10 个月后患者再次因乏力、尿黄、腹胀、肢肿入院。入院后查生化示：ALB 28g/L，TBIL 36.3 μmol/L，DBIL 14.8 μmol/L，AST 84U/L，GGT 117U/L，ALP 395U/L，Scr 112 μmol/L。尿常规：隐血 2+，白细胞 3+，红细胞 48.0/ul，白细胞 2200.0/ul，尿微量白蛋白 0.15g/L。诊断"肝淀粉样变性、原发性腹膜炎、

肺部感染、肝肾综合征"，予保肝保肾、抗感染、利尿等治疗，治疗过程中黄疸、肌酐进行性升高（见图 29-9），要求自动出院。出院后数日病逝。

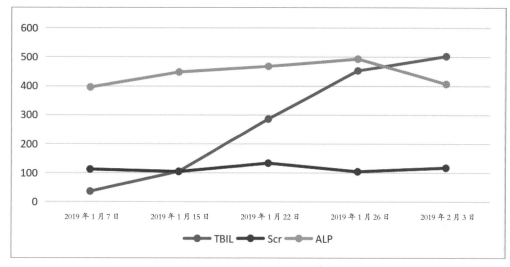

图 29-9　肝功能变化趋势

一、肝淀粉样变性的诊治流程图（见图 29-10）

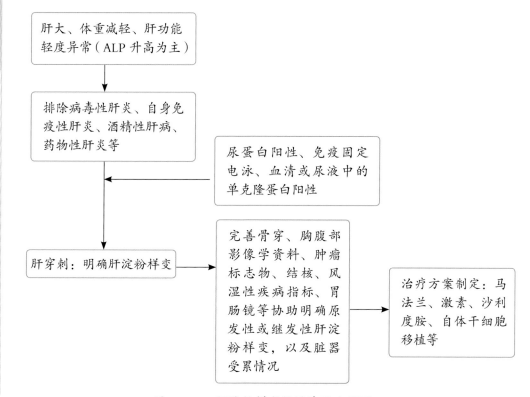

图 29-10　肝淀粉样变性的诊治流程图

二、淀粉样变的定义

淀粉样变是由可溶性血清淀粉样物质以不溶性纤维形式沉积于细胞外间质中引起的一组疾病。淀粉样物质主要由非纤维性糖蛋白 – 血清淀粉样蛋白 P 成分（serum amyloid P component， SAP、葡糖聚氨酶（黏多糖）及各种纤维样蛋白组成， 其中 SAP 是构成淀粉样沉积的主要成分。淀粉样沉积物用刚果红染色后在光镜下观察为砖红色的无定形物质，在偏振光镜下呈苹果绿色双折射现象。淀粉样变在有机体中的分布可以是全身性的，也可以是局部性的。临床上最常见的是继发性和原发性淀粉样变。原发性淀粉样变即淀粉样轻链型（AL 型），临床少见， 由于其临床表现复杂多样且无特异性， 常常被延误诊断。AL 型淀粉样变主要累及肝脏、脾脏、心脏、周围神经和肾脏。继发性淀粉样变又称"淀粉样 A 蛋白型（AA 型）"，是一种典型的最常见的、慢性炎症性疾病的并发症，其主要病因为结缔组织病、肿瘤或结核等慢性感染。

三、肝淀粉样变的定义

淀粉样物质可沉积于心脏、肝脏、 肾脏、脾脏、胃肠、肌肉及皮肤等局部或全身组织。当淀粉样物质沉积于肝脏时，称为肝淀粉样变，其临床表现多样，在临床上并不多见，发病率为 $0.051‰~0.128‰$[1]。大部分肝淀粉样变性起病隐匿，早期症状轻微，肝功能基本正常，中后期时可有不同的临床表现。其主要表现包括乏力、腹胀、纳差、体重下降、双下肢水肿等；肝脏受累表现包括肝脏肿大、黄疸、腹水等。其实验室及影像学检查缺乏特异性，实验室检查 ALT、AST 等酶水平正常或轻度升高，但 ALP 及 GGT 可明显升高。血常规检查可见贫血和血小板增多。肾脏等受累时可出现蛋白尿。肝脏影像学检查均可见肝脏弥漫性增大。早期诊断治疗有助于延长患者生存期。

四、肝淀粉样变诊断标准

由于实验室检查缺乏特异性指标， 病理检查成为确诊的依据。光学显微镜下观察到 HE 染色呈粉红色，刚果红染色呈橘红色的淀粉样物质时才可确诊为淀粉样变性。但文献报道肝穿刺易出血[2]。这可能是由于淀粉样物质沉积于肝血管壁，使血管脆性增加，且淀粉样纤维亦可与凝血因子 X 结合，导致凝血功能的下降，增加出血风险[3]。本例肝淀粉样变性以"黄疸、体重减轻、肝大，肝功能异常以 ALP 升高"为主要表现，与多数报道一致[4, 5]。其他文献报道当出现下列特征时需考虑肝淀粉样变性：①临床发现体重减轻、肝肿大、肝功能轻度异常，影像学亦提示肝脏增大，密度不均匀，回声致密，排除酒精性肝病、脂肪肝、病毒性肝炎及自身免疫性肝炎等其他肝病，伴有碱性磷酸酶增高。②有脾功能低下的证据时（例如外周血涂片上有 Howell–Jolly 小体），以及血清或尿液中有单克隆蛋白，或两者兼而有之。③伴有其他系统受累，常见点为肾脏[6]、心脏[7]。④多发性骨髓瘤并发淀粉样变亦常见，10%~20% 的多发性骨髓瘤合并有淀粉样变。

本例患者到中后期出现肌酐升高，尿蛋白阳性，因未做肾穿刺，不能排除是否合并肾脏淀粉样物质沉积。入院后查心脏彩超提示左心室壁增厚，患者无高血压疾病，考虑可能合并心脏淀粉样物质沉积。患者整个病程中反复出现腹水，而影像学未提示肝硬化，目前考虑反复腹水与肝窦淀粉样蛋白压迫导致门静脉压力升高相关[2]。本例患者肝功能特征为 TBIL 升高，以 DBIL 为主，ALP、GGT 升高明显，肝组织病理可见肝细胞及毛细胆管淤胆，肝脏影像学排除肝外梗阻性黄疸，考虑存在肝内胆汁淤积，与文献报道肝淀粉样变性可致胆汁淤积一致[8-10]。肝穿病理提示部分胆管内中细粒细胞浸润伴胆管破坏，考虑存在胆管感染，目前未见肝淀粉样变性导致胆道感染的报道，其原因尚待进一步研究，考虑胆管感染与胆汁淤积可能有关。

五、肝淀粉样变性的预后

肝淀粉样变性存活率低，主要取决于受累器官和治疗时机。充血性心力衰竭、TBIL 大于 34mol/L、PLT 大于 500×10^9mol/L 可预测生存期缩短[2]。肝淀粉样变性患者的中位生存时间为 8.5~9 个月[2, 11]。本例患者诊断明确后，生存期为 10 个月，与文献报道相仿。但部分文献报道中位生存期为 3 年[12]。早诊断早治疗，有助于改善预后。

六、肝淀粉样变性的治疗

本病的经典治疗方案为马法兰联合泼尼松治疗[13]，近年来随着硼替佐米、地塞米松、环磷酰胺、来那度胺等新型化学治疗药物的出现，为患者提供了更多的选择。另外，随着自体干细胞移植治疗的开展，治疗效果也得到了很大的提高，研究表明接受 SCT 治疗完全有效的患者 10 年生存率可达 43%~53%[14,15]。

七、经验分享

　　由于本病少见，故要仔细查体。对于体重减轻、肝肿大、尿蛋白阳性、肝功能轻度异常特别是以 ALP 升高为主的患者，首先要排除常见原因引起的肝损害，并排除酒精、药物等因素。在排除肿瘤和其他基础疾病引起的继发性肝损害后，需考虑是否为肝淀粉样变性。对实验室检查结果进行详细分析则有助于明确诊断方向，肝功能以 ALP 异常升高伴多器官受累时特别需要警惕该病。肝穿刺病理结果可以明确诊断，肝穿刺组织病理检查对不明原因肝损害的诊断和鉴别诊断有不可替代的价值，同时可以了解肝损害的程度，为判断预后和指导治疗提供了重要依据。

参考文献：

［1］COHEN A D,COMENZO,R L.Systemic light-chain amyloidosis:advances in diagnosis,prognosis and therapy［J］. Ematology,2010,287-294.

［2］PAKR,MIGUEL A MD,MUELLER,et al. Primary（AL） hepatic amyloidosis: clinical features and natural history in 98 patients［J］. Medicine（Baltimore）, 2003,82（5）:291-298.

［3］范春蕾,王征,李磊,等 .以巨肝为主要表现的原发性系统性淀粉样变 1 例报告［J］. 临床肝胆病杂志 ,2016,32（9）:1791-1793.

［4］GERTZ MA,KYLE RA.Hepatic amyloidosis:Clinical appraisal in 77 patients ［J］. Hepatology,1997,25:118-121.

［5］丁明权,陈崇兴,张曙光,等 .原发性巨肝型肝淀粉样变性 1 例［J］.解放军医学杂志 ,2002,27（1）:88.

［6］KYLE RA,GERTZ MA. Primary systemic amyloidosis:clinical and laboratory features in 474 cases［J］.Semin Hematoi,1995,32（1）:45-59.

［7］马爱群,吴格如 .心脏淀粉样变性诊断与治疗（附病例介绍与分析）［J］. 中华心血管病杂志 ,2006,34（12）:1150-1152.

［8］DIAS T,FERREIRA D,MOREIRA H,et al,Carvalho A. A Case of Severe Cholestasis due to Hepatic AL Amyloidosis［J］. GE Port J Gastroenterol,26（6）:425-429.

［9］马安林,孟存英 .肝淀粉样变性合并胆汁淤积［J］.中日友好医院学报 ,2000,14

（6）：341-345.

［10］劳敏曦，王锦辉，陈洁，等.肝淀粉样变性合并重度胆汁淤积及角膜K-F环1例报告并文献复习［J］.中国实用内科杂志,2012,32（9）:721-723.

［11］GERTZ M A,KYLE R A. Hepatic amyloidosis（primary［AL］,immunoglobulin light chain）:The natural history in 80 patients［J］.1988,85:73-80.

［12］HEMMIINKI K,LI X,FORSTI A,et al. Incidence and survival in non-hereditary amyloidosis in Sweden［J］. BMC Public Health,2012,12:974.

［13］中国系统性淀粉样变性协作组,国家肾脏疾病临床医学研究中心.系统性轻链型淀粉样变性诊断和治疗指南［J］.中华医学杂志,2016,96（44）:3540-3547.

［14］MORIE A.GERTZ,M D.Immunoglobulin light chain amyloidosis:2014 update on diagnosis,prognosis,and treatment［J］.MA Gertz-American Journal of Hematology,2014,1132-1140.

［15］SANCHORAWALA V,SKINNER M,QUILLEN K,et al.Long-term outcome of patients with AL amyloidosis treated with high-dose melphalan and stemcell transplantation［J］. Blood,2007,110:3561-3563.

（叶雅妹　林勇　林春　潘晨）

伪装肝硬化的遗传代谢性疾病——rotor 综合征

◎ **患者基本信息**

男性，36 岁。

◎ **主诉**

反复尿黄、眼黄、皮肤黄 20 余年。

◎ **现病史**

入院前 20 余年无明显诱因出现尿色加深呈茶水样，伴眼黄、皮肤黄，无明显乏力，食欲、食量正常，无恶心、呕吐，无返酸、嗳气，无腹胀、腹痛、腹泻，无皮肤瘙痒、大便颜色变浅，无畏冷、发热、皮疹、关节痛。未予重视，未规范诊治，间断服用"草药"治疗（具体不详）。16 天前再次出现尿黄、眼黄、皮肤黄，程度及性质同前，余无不适，就诊于外院，查血常规正常，肝功能：TBIL 175 μ mol/L，DBIL 125 μ mol/L，GGT 56U/L，AFP 2.19ng/ml。乙肝两对半：HBsAg、HBeAb 及 HbcAb 均阳性。凝血功能大致正常。肝脏硬度值 10.2kPa，脂肪衰减 292dB/m。腹部彩超示：①脂肪肝声像改变；肝内小片状稍高回声，考虑血管瘤可能。②前列腺增大。上腹部 MRI 示：考虑早期肝硬化，脾大，脂肪肝、肝内少量硬化结节。诊断"黄疸待查，乙肝肝硬化代偿期"等，予"保肝、退黄"（具体欠详），"恩替卡韦"抗病毒治疗至 1 天前，复查肝功能示：TBIL 166 μ mol/L，DBIL 123 μ mol/L，GGT 55U/L，尿黄、眼黄及皮肤黄无明显改善。今为进一步治疗就诊我院，门诊拟"黄疸待查：遗传代谢性肝病（？）"收住入院。

◎ **既往史**

无特殊。

◎ **系统回顾**

无特殊。

◎个人史

饮酒史 10 余年，每日摄入酒精量约 50g/ 日，未戒酒。

◎入院查体

T 36.4℃，P 71 次 / 分，R 20 次 / 分，BP 126/86mmHg。神志清楚，计算力正常，对答切题。皮肤、巩膜重度黄染，未见肝掌、蜘蛛痣，口腔干净。双肺呼吸音清，未闻及干、湿性啰音。心脏听诊无异常。腹平坦，腹肌柔软，全腹无压痛、反跳痛，肝脾肋下未触及。墨菲征阴性，腹部移动性浊音阴性，双下肢无水肿，扑翼样震颤阴性，双侧踝阵挛阴性。

◎实验室及辅助检查

血常规：WBC 6.09×10^9/L，RBC 5.19×10^{12}/L，Hb 154 g/L，PLT 143×10^9/L。**尿常规、大便常规**：正常。**肝功能**：ALB 46g/L，TBIL 231.9μmol/L，DBIL 105.7μmol/L，IBIL 126.2μmol/L，ALT 52U/L，AST 36 U/L，GGT 64U/L，ALP 93 U/L。**凝血功能**：PT 17.6 s，INR 0.91，PTA 120.00%。**血氨、血乳酸**：正常。**甲状腺功能三项**：正常。**乙肝两对半**：HBsAg 43.41 U/ml，HBeAb 0.01 S/CO，HBcAb 8.83 S/CO。**高灵敏 HBV DNA 定量**：3.17E+01U/ml。**甲、丙、丁、戊肝病原学检测**：均阴性。**巨细胞病毒 DNA 定量**：< 400 copies/ml。**EB 病毒 DNA 定量**：< 400copies/ml。**铜蓝蛋白**：0.190g/L。**尿铜**：167.65μg/24 小时。**特殊蛋白**：α1- 酸性糖蛋白、抗胰蛋白酶、转铁蛋白、血清铁蛋白均正常。**蛋白电泳**：M 蛋白阴性，α1 球蛋白、α2 球蛋白、β 球蛋白、γ 球蛋白、白蛋白均正常。**风湿免疫指标、体液免疫**：补体 C3、补体、免疫球蛋白 A、免疫球蛋白 G、免疫球蛋白 M 均正常。**免疫球蛋白亚类 IgG4**：正常。**自身抗体**：抗 gp210 抗体、抗 Sp100 抗体、抗丙酮酸脱氢酶复合物抗体、抗肝肾微粒体 1 型抗体、抗肝细胞溶质抗原 1 型抗体、抗核抗体、抗可溶性肝抗原抗体、抗平滑肌抗体、抗线粒体抗体均阴性。**直接抗人、间接抗人球蛋白**：阴性。

男全腹彩超 + 腹水：①肝实质回声增粗伴脂肪肝。②胆囊壁毛糙。③脾肿大。④前列腺结石。⑤未见腹水。**MR 平扫 + 增强 （上腹部）**：①考虑肝纤维化，脾大，脾静脉迂曲，请结合临床。②脂肪肝。③动脉期肝左叶异常强化影，灌注异常（？），建议随访复查。④胆囊壁稍增厚。**肝组织活检病理**：（见图 30-1）（HE 染色）（病变范围 -~++++，25% 为 +）肝小叶结构存在，中央静脉约 7 个，气球样变偶见，毛玻璃变（-），脂肪变性（++，40%），嗜酸性坏死（-），点状坏死（++），碎屑样坏死（-），门 - 门 / 门 - 中型桥形坏死（-），枯否细胞增生（+），肝细胞、毛细胆管淤胆（-）。汇管区约（8个），扩大（+），纤维组织增生（+），弓形纤维形成（-），形成假小叶（-），淋巴、单核细胞浸润（少量+），小胆管淤胆（-），未见明显胆管上皮损伤，部分小叶间静脉显著扩张，个别分布异常。结论：乙型轻度慢性肝炎伴中度脂肪肝（G2S1F2），查见部分小叶间静脉显著扩张，个别结构异常，非硬化性门脉高压不能排除，请结合临床。

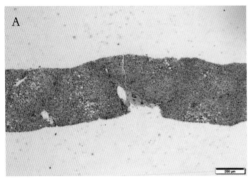
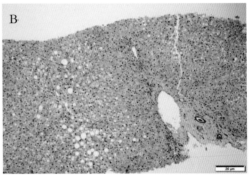
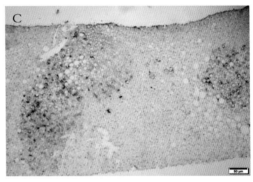

图 30-1　肝穿刺组织病理

图 A：低倍镜显示肝小叶结构存在，小叶内轻度肝细胞脂肪变，汇管区轻度扩大及轻度纤维化（40×）。图 B：显示肝小叶及汇管区炎症轻微，部分肝细胞脂肪变性（100×）。

图 C：HBsAg 免疫组化染色显示部分肝细胞胞质阳性（100×）。

全外显子组测序（北京金准医学研究所）：发现患者基因 SLCO1B1 存在一处纯合变异（见图 30-2）；同时在 SLCO1B3 基因 6 号外显子侧翼内含子区域存在纯合缺失变异（图 30-3）。考虑 Rotor 综合征。

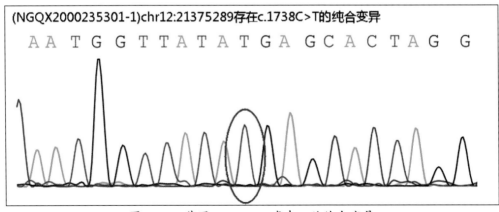

图 30-2　基因 SLCO1B1 存在一处纯合变异

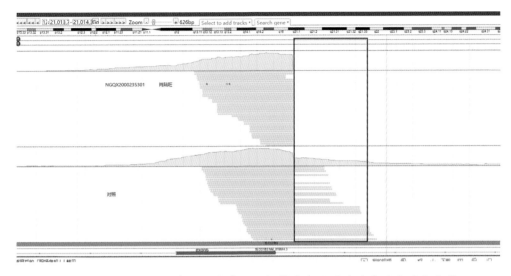

图 30-3 SLCO1B3 基因 6 号外显子侧翼内含子区域存在纯合缺失变异

临床诊治过程

◎入院诊断

　　①黄疸待查：遗传代谢性肝病（？）。②乙型肝炎肝硬化失代偿期静止期。③酒精性肝硬化失代偿期。

◎治疗经过

　　入院后予"多烯磷脂酰胆碱、腺苷蛋氨酸、熊去氧胆酸"等保肝、退黄，继续"恩替卡韦抗病毒"治疗。

◎治疗结果及随访

　　经治疗，复查肝功能：ALB 46 g/L，TBIL 200 μmol/L，DBIL 107 μmol/L，IBIL 93 μmol/L，ALT 24U/L，AST 19 U/L，GGT 44 U/L，ALP 89 U/L。

　　出院随访，患者不定期复查肝功能，TBIL 波动于 100~200 μmol/L 之间。

◎出院诊断

　　① Rotor 综合征。② HBeAg 阴性慢性乙型肝炎重度。③酒精性肝病。

临床思维

一、黄疸与 HBV 感染及酒精性肝病

　　患者查肝功能：ALB 46g/L，TBIL 231.9 μmol/L，DBIL 105.7 μmol/L，IBIL 126.2 μmol/L，ALT 52U/L，AST 36 U/L，GGT64U/L，ALP 93 U/L。表现为单纯

性胆红素升高，肝功能其他指标均正常。结合其 36 岁，病程 20 余年，反复出现黄疸，但一般情况良好。考虑黄疸与 HBV 感染及酒精性肝病为二元论。患者外院考虑肝硬化，但入院后查 PLT 143×10^9/L，肝功能：ALB 46g/L。彩超：肝实质回声增粗伴脂肪肝。MR 平扫 + 增强：考虑肝纤维化，脾大。肝组织病理：纤维组织增生（+），弓形纤维形成（-），形成假小叶（-）。结论：乙型轻度慢性肝炎伴中度脂肪肝（G2S1F2），故考虑肝硬化诊断不成立。

二、Rotor 综合征的确诊经过

该患者 36 岁，反复尿黄、眼黄、皮肤黄 20 余年。查体：全身状况良好，皮肤、巩膜重度黄染，多次查肝功能均表现为单纯性胆红素升高，且直接胆红素占 50% 左右，相关溶血实验均为阴性，血象提示红细胞、血红蛋白均正常，不支持溶血性黄疸。患者无皮肤瘙痒、无陶土样大便、梗阻酶正常，影像学检查未见明显肝内外、胆管梗阻，肝活检未见胆汁淤积，亦不支持梗阻性黄疸。故考虑为遗传性高直接胆红素血症（分为 Dubin-Johnson 综合征和 Rotor 综合征）。患者肝组织颜色正常，未见色素沉积，基因检测发现 SLCO1B 基因变异，故可诊断[1,2]。

Rotor 综合征又称遗传性结合型胆红素增高 II 型，属常染色体隐性遗传病，主要是由于肝细胞对胆红素和有机阴离子的摄取、储存和排泄障碍，导致血清内结合胆红素和非结合胆红素均增高。目前分子机制尚未明确，有报道称可由有机阴离子转运多肽 OATP1B3 功能缺失导致。另有报道称有机阴离子转运多肽 OATP1B1 和 OATP1B3 缺乏可通过中断结合胆红素再摄取进入肝脏导致 Rotor 综合征。近年也有研究报道特定的内含子 LINE-1 插入基因组可导致 Rotor 综合征表型，这些基因突变机制尚需进一步研究。本综合征在临床上极为罕见，发病率未知。其临床特征：发病年龄几乎均在 20 岁以下，男女无差别，主要表现为黄疸，一般没有其他症状。有时易疲劳、食欲不振、腹痛，可能因为感染、怀孕、服用口服避孕药物、饮酒等而出现黄疸，查体肝脏大小正常或轻度增大，肝活检无异常，基因检测发现 SLCO1B 基因变异。目前暂无特殊疗法，可不必治疗。预后良好，远期不会演变为肝硬化或肝癌，患者的寿命也正常[3-6]。

三、黄疸待查，以单纯性胆红素升高为表现的病因分析（图30-4）

肝脏是胆红素代谢的中心环节，肝细胞可将非结合胆红素转变为结合胆红素以维持血中胆红素的正常浓度。肝脏对胆红素的处理包括摄取、结合和排泄三个步骤。其中的任何一个过程出现问题，均可能导致高胆红素血症。

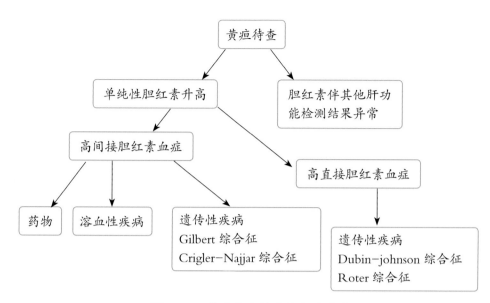

图 30-4　黄疸待查临床诊断思路图

四、常见遗传性高胆红素血症鉴别

遗传性高胆红素血症是由于遗传胆红素代谢相关基因缺陷，导致无法将间接胆红素正常转换为直接胆红素，并将其排泄至毛细胆管中，致使高胆红素血症的一类临床综合征[7,8]。

表 30-1　常见遗传性高胆红素血症鉴别

	Rotor 综合征	Dubin-Johnson 综合征	Gilbert 综合征	Crigler-Najjar 综合征
遗传	染色体隐性	染色体隐性	染色体显性	染色体隐性
发病机制	SLCO1B1 和 SLCO1B3 双基因突变，肝脏摄取、储存和排泄结合胆红素障碍	ABCC2/MRP2 基因突变，排泄障碍	UGT1A1 基因突变，胆红素结合障碍	UGT1A1 基因突变导致葡萄糖醛酸转移酶活性严重缺乏甚至消失
全身状况	良好	良好	良好	差
症状	轻微	轻微	轻微	重
肝脾肿大	无	可有	少见	常有
TBIL（μmol/L）	50~100	50~100，最高 400	80~100	I 型：≥ 340 II 型：103~340
DBIL	> 50%	> 50%	< =10%	< =10%
肝活检	肝细胞内无颗粒状色素沉着	肝组织结构正常，肝细胞内溶酶体中有棕褐色颗粒沉着	肝细胞内脂褐素沉积	肝细胞内有棕褐色颗粒沉着、毛细胆管内胆栓
预后	良好	良好	良好	差

参考文献:

[1] 张志华,郑必霞,李玟,等.一例 Rotor 综合征 SLCO1B1 和 SLCO1B3 基因突变分析 [J].肝脏,2016,21 (7):542-544.

[2] 井艳华,贾彦焘.Rotor 综合征 2 例报道 [J].中西医结合肝病杂志,2018,28 (6):374.

[3] 王芳,金敬波,钟珊珊,等.Rotor 综合征 1 例 [J].浙江医学.2019,41 (8):839-844.

[4] PRATT,ELIAS et al.Loss of OATP1B3 function causes Rotor syndrome: implications for potential use of inhibitors in cancer [J].Cancer biology & therapy,2012,14:1374-1375.

[5] VAN DE STEEG,EVITA et al.Complete OATP1B1 and OATP1B3 deficiency causes human Rotor syndrome by interrupting conjugated bilirubin reuptake into the liver [J].The Journal of clinical investigation 2012,2:519-528.

[6] KAGAWA,TATEHIRO. Recessive inheritance of population-specific intronic LINE-1 insertion causes a rotor syndrome phenotype [J].Human mutation,2015,3:327-332.

[7] 孙艳玲,赵景民,辛绍杰,等.几种主要的先天性胆红素代谢障碍性肝病的临床及病理研究 [J].传染病信息,2008,21 (5):287-290.

[8] 白洁,郑素军,段钟平.4 种常见先天性高胆红素血症的临床特征及诊断思路 [J].临床肝胆病杂志,2019,35 (8):1680-1683.

（王香梅　高海兵　林明华）

第七章
以肝病为首发症状的血液病

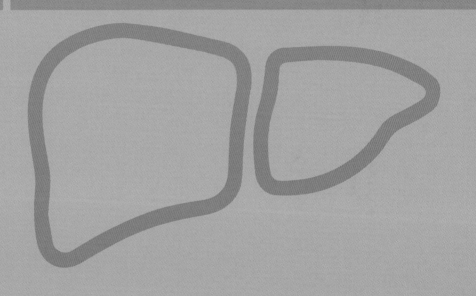

以脾大为主要表现的毛细胞白血病

◎患者基本信息

女性，38 岁。

◎主诉

反复腹痛、腹胀 2 月余，下肢水肿 5 天。

◎现病史

入院前 2 月余无明显诱因出现中上腹闷痛、腹胀、食少，无恶心、呕吐，无反酸、烧心等不适，自服胃药（具体欠详），症状缓解不明显。入院前 5 天自觉双下肢水肿，就诊外院查血常规示：WBC 5.44×10^9/L，N% 16.1%，HGB 72g/L，PLT 81×10^9/L。乙肝两对半：HBsAg、HBeAg、HBcAB 阳性，HBV DNA 阳性。生化全套、肿瘤标志物、血清叶酸、铁蛋白、维生素大致正常。肺部 CT 示：脾重度肿大。未予治疗。现为求进一步诊治，就诊我院。

◎既往史

幼年时期出现听力丧失（具体不详），发现 HBsAg 阳性 10 年，未定期复查肝功能，余无特殊。

◎系统回顾

无特殊。

◎个人史

无特殊。

◎入院查体

生命征平稳，神志清楚。皮肤、巩膜无黄染，未见肝掌、蜘蛛痣。心、肺听诊未见明显异常。腹饱满，腹肌稍紧张，全腹无明显压痛、反跳痛，肝脏肋下触诊不满意，脾脏触诊：甲乙线 16cm，甲丙线 26cm，丙丁线 15cm，腹部移动性浊音阴性，肠鸣音正常，双下肢无水肿。

◎实验室及辅助检查

入院前查血常规：WBC 5.44×10^9/L，N% 16.1%，HGB 72g/L，PLT 81×10^9/L。生化：ALB 32.3g/L、AST 85U/L、LDH 378U/L。乙肝两对半：HBsAg、HBeAg、HBcAb 阳性。HBV DNA：2.65×10^8U/ml。血液病检查：血清铁 2.8μmol/L，总体结合力 42μmol/L、转铁蛋白饱和度 6.7%，维生素 B_1 226.09nmol/L，血清叶酸铁蛋白正常。肿瘤标志物：CEA、AFP、CA199、CA153、CA125 均正常。

腹部彩超：①肝实质回声增粗。②右肝前叶小高回声结节，胆囊息肉样病变（？）。③脾重度肿大。肺部 CT：脾重度肿大。

入院后查血常规：WBC 5.61×10^9/L，Hb 71g/L，PLT 72×10^9/L。异常红细胞形态检查：多见椭圆形红细胞。凝血功能：PT 12.6s，APTT 46.9s，DDU 2.38mg/L，FDF 7.08μg/ml。生化全套：ALB 34g/L，ALT 40U/L，AST 111U/L，LDH 363U/L，余均正常。大便常规 +OB：正常。尿血红蛋白定性：阴性。乙肝两对半定量：HBsAg 16706.50（阳性）U/ml，HBeAg 179.89（阳性）S/CO，HBcAb 9.69（阳性）S/CO，余阴性。肝炎病原学：甲、丙、丁、戊肝炎抗原均阴性。EB DNA、CMV DNA：均阴性。体液免疫检查：IgM 0.228g/L，IgG 7.10g/L，IgA 0.63g/L，C 反应蛋白 27.80mg/L，类风湿因子 < 10.10U/ml，补体 C3 0.60g/L，补体 C4 0.304g/L，抗 SSA 抗体、抗 SSB 抗体、抗 SM 抗体、抗 SCL-70 抗体、抗 JO-1 抗体、抗 U1nRNP、抗着丝点抗体、抗双链 DNA 抗体、抗核抗体均阴性。血液病检查：血清铁 2.9μmol/L，转铁蛋白饱和度 7%，不饱和铁结合力 37.3μmol/L，总铁结合力 40.20μmo/L。直接抗人球蛋白：阴性。间接抗人球蛋白：阴性。尿 β_2- 微球蛋白：0.29mg/L。尿本周蛋白定性：阴性。特殊蛋白四项：$\alpha 1$- 酸性糖蛋白 1.490g/L，抗胰蛋白酶 2.32g/L，转铁蛋白 1.49g/L，铜蓝蛋白 0.340g/L。骨髓活检：结合形态学及免疫组化结果考虑粒系增生，部分成熟障碍（见图 31-1）。骨髓涂片：骨髓有核细胞增生活跃，原始细胞及粒细胞早期细胞增高，MDS-RAEB 首先考虑。

女全腹彩超 + 腹水：①肝内声像呈弥漫性病变，请结合临床。②门脉内径增宽。③胆囊壁水肿、胆囊小息肉样病变。④巨脾。⑤脾外侧缘不规则低回声区（脾梗死灶？）。⑥肝门区淋巴结肿大。⑦未见腹水。肺部 CT 平扫：①右肺下叶斑片影。②双肺上叶及右肺下叶小结节。③心包少量积液。④所见脾大。上腹部 CT 平扫 + 增强：①右肝小囊肿。②巨脾，部分性自发性脾梗死（见图 31-2）。

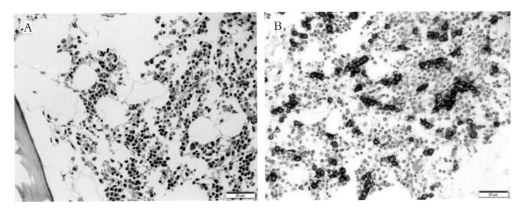

图 31-1　骨髓活检

图 A：HE 染色显示骨髓增生活跃，骨髓三系细胞基本保留，部分间质内见形态一致的淋巴样细胞浸润（400×）。图 B：免疫组化染色显示 CD20 阳性的肿瘤细胞在骨髓间质血管内浸润（400×）。

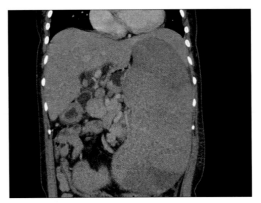

图 31-2　上腹部 CT 增强冠状位示脾脏增大

◎入院诊断

　　①乙型肝炎后肝硬化。②巨脾（脾肿大原因待查）。③脾功能亢进症，血小板减少症，中性粒细胞减少症，中度贫血。④聋哑症。

◎治疗经过

　　入院后予以"恩替卡韦"抗病毒，保肝、制酸护胃，促进胃肠动力等治疗，症状改善，但巨脾病因不明，完善相关检查，并请血液科会诊，考虑巨脾（遗传性球形细胞增多症？），并建议切脾，故转外科进一步手术切除治疗。术中见脾脏明显充血肿大，质中，40cm×35cm×15cm。肝活检组织＋脾脏术后病理：①（肝活检组织）镜下见肝小叶结构紊乱，肝窦内及汇管区见多量异型淋巴细胞弥漫浸润性生长，瘤细胞形态单一，核咖啡豆样，胞浆透明、粉染。（图 31-3）。②（脾脏）镜下见异型淋巴样细胞弥漫性浸润红髓，并可见散在分布的血湖，瘤细胞形态单一，核咖啡豆样，胞浆透明、粉染，伴多处凝固性梗死灶。脾脏周围见少量胰腺组织，镜下形态学大致正常。淋巴结结构大致存在，淋巴窦显著扩张，其中可见部分非典型细胞。结合形态学及免疫组化结果，考虑淋巴造血系统肿瘤，倾向毛细胞白血病（见图 31-4）。

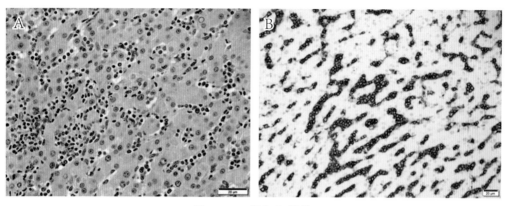

图 31-3　肝组织活检

图 A：HE 染色显示形态一致的"毛细胞"串珠状或簇状累及肝血窦（400×）。图 B：免疫组化显示 CD20 阳性的形态一致的"毛细胞"串珠状或簇状累及肝血窦（400×）。

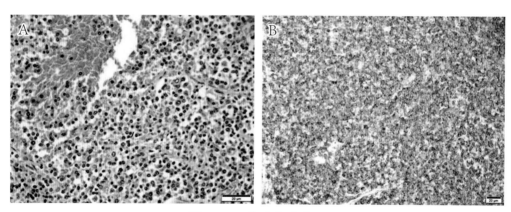

图 31-4　脾脏术后病理

图 A：HE 染色显示形态一致的"毛细胞"弥漫累及红髓伴"血湖"形成（400×）。图 B：免疫组化显示 CD20 阳性肿瘤细胞弥漫性累及脾脏（200×）。

◎治疗结果及随访

出院后建议外院血液科进一步诊治，患者拒绝，自行中医调理，具体情况不详。

◎出院诊断

毛细胞性白血病（伴肝脾转移）。

一、一元论和二元论该如何选择

入院时总结本病例特点：患者为青年女性，既往有 HBsAg 阳性 10 余年，自幼聋哑症，诉腹部胀痛、肢肿等不适。查体可触及明显肿大脾脏，肝脏触诊不满意。查乙肝两对半示：HBsAg 阳性，HBV DNA 阳性，血常规提示全血细胞减少，彩超提示肝脏弥漫性病变、门静脉内镜增宽、脾重度肿大。故患者入院初步诊断考虑乙肝肝硬化，全血细胞减少首先考虑为肝硬化引起的脾功能亢进。似乎这一例病例诊断明确，无需过度关注。

但仔细分析此病例，患者查肝功能提示 ALB、ALT、AST 等均正常，凝血功能正常，提示肝脏合成储备能力可，但脾脏巨大。查体脾脏触诊：甲乙线 16cm，甲丙线 26cm，丙丁线 15cm，且腹部彩超及上腹部 CT 等均证实脾脏大小远远超过常见肝硬化门静脉高压所致脾大表现，临床表现与肝脏实验室结果不符合，常规肝硬化门静脉高压不能完全解释。临床工作中，能够用一元论固然好，但是对于不能解释清楚的临床现象硬生生套用一元论，是不可取的。如果本例病例非一元论，而是存在其他病因所致巨脾、全血细胞减少呢？针对这一临床思维，我们从"全血细胞减少、巨脾"进一步进行思辨讨论。

二、"全血细胞减少、巨脾"的病因

从血液病方面重点考虑下列疾病。

（1）急性白血病：少数急性白血病，可表现为全血细胞减少及巨脾，骨髓细胞学检查示原、早细胞占 20% 以上可资鉴别，但该患者完善骨髓穿刺及活检未见白血病表现，故暂不考虑。

（2）遗传性球形细胞增多症：可表现为全血细胞减少及脾大、皮肤黄染，外周血涂片中胞体小、染色深、中央淡染区消失的球形细胞增多（10% 以上）以及渗透性脆性增加可资鉴别，该病脾切除对本病有显著疗效，该患者血涂片可见多见椭圆形红细胞，但无溶血证据，且骨髓检查结果不支持。

（3）骨髓增生异常综合征（myelodyspplatic syndromes，MDS）：50%~70% 的患者表现为全血细胞减少骨髓增生度多在活跃以上，多数 MDS 患者出现两系以上病态造血，但该患者同样无骨髓检查进一步证据。

（4）脾源性淋巴瘤、脾血管肉瘤：病情一般发展快，转移早，预后差，彩超及影像学提示占位性病变，最终确诊有赖于病理学检查。

（5）间变性大细胞淋巴瘤和恶性组织细胞病：表现为全血细胞减少，高热以非感染性病因为主，肝、脾、淋巴结肿大，黄疸、出血较重，多部位骨髓检查可找到异常淋巴细胞或组织细胞可有助于确诊，目前与患者临床表现不符合。

同时，患者是青年女性，幼年时期就出现聋哑，目前出现巨脾，应警惕有无遗传代谢性疾病。

（1）Nieman-pick 病：该病是一种少见的常染色体显性遗传性疾病，是由于机体缺乏神经鞘磷脂酶，使神经鞘磷脂不能水解而沉积在网状内皮系统、肝细胞、肾小管上皮细胞、神经细胞和一些其他细胞内，引起细胞功能障碍。由于大量泡沫细胞聚集在网状内皮系统包括骨髓中，因此可出现肝、脾及全身浅表淋巴结肿大，光镜下可见 Nieman-pick 细胞，当合并肾功能不全及蛋白尿时注意排除该疾病可能。

（2）戈谢病：此病同 Nieman-pick 病同属脂类代谢障碍疾病，是常染色体隐性遗传病。机制为 B- 葡萄糖脑苷脂酶的遗传缺陷，导致葡萄糖脑苷脂大量堆积于各脏器的单核巨噬细胞系统内，引起组织细胞大量增殖，造成肝脾肿大，骨骼受累等临床表现。骨髓镜检可见 Gancher 细胞，血 B- 葡萄糖脑苷脂酶活性低下有助于诊断。

因巨脾明显且出现压迫症状，脾出现梗死灶，患者及家属经考虑后，行脾切除术缓解症状及进一步明确诊断。术后病理回报提示毛细胞白血病，故诊断明确，转外院血液科进一步诊治。

三、毛细胞白血病的相关文献学习

毛细胞白血病（hairy cell leukemia，HCL）也称"多毛细胞白血病"，是一种较少见的慢性 B 淋巴细胞增殖性疾病，约占成人白血病 2%。该病最早于 1923 年被描述，称为白血病样网状内皮细胞增生，直至 20 世纪 70 年代中期才开始采用毛细胞的概念，目前病因未明。在欧美国家，男女比例约为 4：1，起病中位年龄 55~56 岁。而在我国男女比例约为 5：1，45 岁以上发病率较高，但近年来中青年发病并不少见。随着人们对疾病不断地探索研究，2008 年世界卫生组织[1]根据临床侵袭程度、细胞免疫表型及治疗反应等将 HCL 分为两类，即经典型毛细胞白血病（HCL-c）和变异型毛细胞白血病（HCL-v）。

1.HCL-c

（1）HCL-c 的临床表现如下。

起病隐匿，多呈慢性经过，常见临床表现为面色苍白、发热、头晕或眩晕、乏力、贫血、心悸、体重下降、左季肋部不适等症状，也可有瘀点、瘀斑、鼻出血或牙龈出血等出血倾向，约 1/4 患者出现感染，以上呼吸道感染为多见；偶有消化道出血，脾大（有的为巨脾）是本病的特征之一，极少数病人合并肝大，多无淋巴结肿大；多数患者外周血呈全血细胞减少，可有一系或两系细胞减少，通常合并单核细胞减少症。

（2）HCL-c 的实验室检查如下。

骨髓及外周血细胞形态学

HCL 的特征性毛细胞表面微绒毛和突起的形态呈多样性，微绒毛长，呈指状有分支或细长呈环状。有文献报道[2]，HCL 患者在外周血涂片中可发现不同数量的毛细胞，其出现频率不一，在 0~95%，白细胞总数越高，则毛细胞出现率越高。特征性毛细胞是成熟细胞大小的 1.5~2 倍，胞质量中等，瑞氏染色呈天蓝色，周边不规则，呈锯齿状或伪足突起，有时呈细长毛发状向周围放射，核呈椭圆形，位置常偏心，可有凹陷，偶见核仁，核质比偏低。除 HCL 外，在多种淋巴细胞增殖性疾病的外周血或骨髓中也可见毛细胞，如脾淋巴瘤伴绒毛状淋巴细等，因此我们需联合以下实验室检查以明确诊断。

细胞化学染色

POX/NAP 和 SB 染色呈阴性反应，具有特征性的染色是 ACP 染色阳性，不被左旋（L）酒石酸抑制（TRAP），阳性率达 41%~100%。

骨髓活检病理

骨髓病理检查对 HCL 的诊断也具有较高的准确性，骨髓增生低下、正常或者极度活跃。根据毛细胞浸润程度的不同，可分为间质型、小灶性及弥漫型浸润，异常淋巴细胞易见，胞体中等，胞浆丰富，胞核椭圆形或略不规则，造血细胞少见，纤维灶性增生，网状纤维染色（MF1~2 级）。免疫组化：CD20+、CD3-、CD5-、CD11C+、CD25部分＋、CD103+、AnnexinA1+(HCL-c)/Annexin1-(HCL-v)。塑料包埋切片因细胞收缩少，毛细胞核由细胞质晕包绕，外观整体呈"窝"状，单个细胞呈现典型的"煎蛋"样形态学特征。低倍镜下毛细胞呈现"星空状"分布（间质型）或"铺药片样"排列。

细胞免疫表型

虽然分子分析的作用正在迅速扩大，但细胞免疫表型仍然是区分 HCL-c 与 HCL-v 的主要方法。典型的 HCL-c 外周血和骨髓中高表达 CD19、CD20、CD22、CD11C、CD25、CD103、CD123、FMC-7、cyclin D1 和 sIgM，一般不表达 CD5、CD10、CD21、CD23、CD43 和 CD79b。该患者 CD25 强阳性表达

（+++），符合其细胞免疫表现；而膜联蛋白 A1（IHC）在 HCL-c 特异性表达，其中 CD103 的特异性和敏感性均较强，是诊断的重要依据，CD123 可用于鉴别 HCL-c 与其他伴有"毛样"或"绒毛样"形态学特点的肿瘤。但 HCL 无绝对特异的免疫标记物，应该在形态学基础上结合免疫标记物明确诊断。

分子生物学

近年来在 Kreitman RJ 团队[3]、Tiacci 团队[4]等的研究中证实了 98% 以上的 HCL-c 病例发生 BRAFV600E 突变，而 HCL-v 病例中未发现 BRAFV600E 突变，并指出 BRAFV600E 基因是 HCL 的遗传基因。BRAF 基因[5]是一种原癌基因激酶，位于常染色体 7 的长臂（7q34），由 18 个外显子组成，而突变是由腺嘌呤替代位于染色体 7q34 上 BRAF1799 位点的 15 外显子上的胸腺嘧啶。且目前已知 BRAF 突变在形成 HCL-c 患者的特定的分子生物学、形态学及反凋亡学中均发挥关键作用。

电镜扫描

透射电镜下胞质内可见核糖体 – 板层复合物（RLC）。当制片良好时，细胞膜周都可以看到毛样突起，但制片不佳或涂片较厚时（特别是骨髓涂片），其他类型的细胞亦可出现人工假象所致的毛发样突起，与真正的毛细胞相似。扫描电镜观察：毛细胞表面呈高度不规则性，有许多微绒毛突起，长度不等，最长可达 8μm。

因此，对怀疑 HCL 的患者临床常须通过以上种方法进行鉴别。

2.HCL-v

HCL-v 患者的白细胞数不减少，甚至增加，高达 90% 的患者白细胞计数增高 > 10×10^9/L，中性粒细胞绝对值也不减少，通常不伴有单核细胞减少症。HCL-v 患者骨髓穿刺"干抽"不多见，因为网状纤维含量较低。免疫表型：通常不表达 CD25、CD123、CD200，其余表型同 HCL-c。细胞及分子遗传学：在 HCL-v 中无 BRAF V600E 突变的存在[3, 4]，且大多数 HCL-v 中含有 MAP2K 基因突变。余基本同 HCL-c。

3. 诊断

2017 年 2 月 21 日最新发布的美国国家综合癌症网络（NCCN）[6] HCL 诊断共识如下：外周血及骨髓中存在特征性毛细胞（是成熟淋巴细胞大小的 1.5~2 倍，胞质中等量，瑞氏染色呈天蓝色，周边不规则，呈锯齿状或伪足突起，有时呈细长毛发状向周围放射状，核呈椭圆形，可有凹陷，偶见核仁），常伴有干抽；流式细胞仪检测细胞表面标记：典型的 HCL 细胞表型 CD5-、CD10-、CD11c+、CD20+（亮）、CD22+、CD25+、CD103+、CD123+、cyclin D1+、附件 A1+、CD200+（亮）且通常有单核细胞减少症；而 HCL-v 的特点是 CD25-、CD123-、附件 A1- 和 BRAFV600E 突变阴性，这有助于与 HCL-c 区分[6]。骨髓活检可见毛细胞弥漫性浸润；检测 BRAF V600E 基因突变，若 BRAF 基因突变阳性考虑诊断为 HCL-c，若无 BRAF 基因突变，则可检测是否存在 IGHV4-34 分子变异，已证实含有 IGHV4-34 分子变异的 HCL 患者检测 BRAF V600E 基因突变阴性，且相对于 HCL-c 的患者对嘌呤核苷酸类似物反应较差，预后也相对较差。

4. 治疗

治疗指征

当 HCL 患者出现全身症状，多次感染，血红蛋白 < 110g/L、血小板计数 $< 100 \times 10^9$/L，中性粒细胞绝对值计数 $< 1.0 \times 10^9$/L，至少出现以上 1 种情况时，表示骨髓功能受损，需要进行干预。或者出现以下症状时，可适当给予干预：症状性脾肿大、进行性淋巴细胞增多、淋巴结肿大、不明原因的体重下降（6 个月内下降超过体重的 10%）和疲劳、盗汗等。然而有些无症状的全血细胞减少的患者，在没有治疗的情况下仍能保持无进展，此时症状性脾肿大可作为治疗标准。

治疗进展

在 20 世纪 80 年代，HCL 的治疗包括干扰素 α（IFN-α）、脾照射或脾切除。脾切除可以缓解 HCL 患者的腹部症状，但是并不能改善患者的自然病程，患者的中位生存期仅 4~6 年。随后研究发现 IFN-α 可以用于治疗 HCL。使部分患者血象恢复正常，达到疾病部分缓解，但是疗效维持时间短。目前，HCL 的一线治疗是嘌呤核苷类似物单药治疗，其中克拉曲滨应用最广。克拉曲滨单药单次治疗 5~7 d 可以使疾病达到持久完全缓解，完全缓解率为 85%~91%，5 年无进展生存（PFS）率为 72%~84 %，12 年的总生存（OS）率为 75 %~87%，4 年内的复发风险约为 30%。克拉曲滨主要的毒副作用为骨髓抑制，每周给药或皮下注射可能会减轻骨髓抑制。复发的 HCL 患者再次应用克拉曲滨仍有 92 % 的反应率。对于缓解时间小于 1 年的 HCL 患者。可以选择利妥昔单抗与嘌呤核苷类似物联合化疗。已有研究提示，利妥昔单抗联合嘌呤核苷类似物可以作为 HCL 的一线治疗。对克拉曲滨治疗失败的 HCL 患者可以选择 BRAF 基因抑制剂 vemurafenib、免疫耦联靶向治疗比如抗 CD25 单抗、抗 CD22 单抗或造血干细胞移植治疗。虽然嘌呤核苷类似物单药治疗是目前首选的治疗方案，但对于部分无经济条件应用上述药物的患者，可以采取脾切除改善患者脾大症状，再运用干扰素治疗，也可达到一定的疗效。

总之,HCL是一组少见的慢性淋巴增殖性疾病,临床医师往往对其认识不足,且单凭形态学很难诊断。因此,遇到疑似HCL患者,应推荐进行流式细胞术免疫表型分析以明确诊断及分型,同时要注意有无伴发其他恶性肿瘤。HCL治疗首选克拉曲滨,但是对于变异型HCL或克拉曲滨疗效不佳者,可积极选用利妥昔单抗等二线治疗方案。

参考文献:

[1] CAMPO E,HARRIS N L,JAFFE E S,et al. WHO classification of tumours of haematopoietic and lymphoid tissues [M]. Lyon,France:International Agency For Research ON Cancer,2008.

[2] JONES G,PARRY-JONES N,WILKINS B,et al. Revised guidelines for the diagnosis and management of hairy cell leukaemia and hairy cell leukaemia variant [J]. Br J Haematol,2011,156(2):186-195.

[3] KREITMAN R J.Hairy cell leukemia-new genes,new targets.[J] Curr Hematol Malig Rep,2013,8(3):184-195.

[4] TIACCI E,TRIFONOV V,SCHIAVONI G,et al. BRAF mutations in hairy-cell leukemia [J].N Engl J Med,2011,364(24):2305-2315.

[5]TIACCI E,PETTIROSSI V,SCHIAVONI G,et al.Genomics of Hairy Cell Leukemia[J]. J Clin Oncol,2017,35(9):1002-1010.

[6] GREVER MR,ABDEL-WAHAB O,ANDRITSOS,et al.Consensus guidelines for the diagnosis and management of patients with classicalhairy cellleukemia [J]. Blood,2017,129:553-560.

（吴旭玮　罗琼　甘巧蓉　王斌　林昭旺　黄祖雄）

以黄疸及全血细胞减少为表现的巨幼细胞性贫血

◎患者基本信息

男性，46岁。

◎主诉

乏力、食少1月余，尿黄、眼黄半个月。

◎现病史

入院前1月余无明显诱因出现乏力、四肢酸软，偶感腹胀，食欲减退，食量减少，半个月前出现尿黄如茶水样，眼黄、皮肤黄，无恶心、呕吐，无腹痛、腹泻等不适。未予重视及诊治，此后上述症状反复发作，性质及伴随症状大致同前。入院前2天，求诊当地医院，查肝功能：TBIL 121μmol/L，ALT 19U/L，AST 59U/L。彩超示：肝实质回声粗，脾大。未予诊疗。现为求进一步诊治，转诊我院，门诊拟"黄疸待查"收住院。

◎既往史

无特殊。

◎系统回顾

无特殊。

◎个人史

无特殊。

◎入院查体

T 36.6℃，P 86次/分，R 19次/分，BP 110/52mmHg。神志清楚，明显贫血貌，皮肤、巩膜重度黄染，未见肝掌，未见蜘蛛痣。心律齐，各瓣膜听诊区未闻及杂音。双肺呼吸音清，未闻及干湿性啰音。腹软，全腹无压痛及反跳痛，肝脏于右锁骨中线肋缘下及剑突下未触及，脾脏于左肋缘下未触及，移动性浊音阴性，双下肢无水肿，扑翼样震颤阴性。

◎ **实验室及辅助检查**

　　血常规：WBC 1.87×10^9/L，N 1.07×10^9/L，L 0.71×10^9/L，MCV 112fl，HGB 35g/L，PLT 28×10^9/L，Rtc 8.5g/L。**肝功能**：ALB 36g/L，TBIL 131.3 μ mol/L，DBIL 11.8 μ mol/L，ALT 22U/L，AST 48U/L，GGT 102U/L。**凝血功能**：正常。**乙肝两对半**：HBsAb 阳性，余阴性。**肝炎病原学**：甲、戊、丙、丁肝炎病原学均阴性。**免疫性标志**：肝病自身抗体阴性。**肿瘤标志物**：AFP 及异质体、异常凝血酶原、CEA、CA199、CA125 均未见异常。**溶血实验**：直接抗人球蛋白试验阴性，间接抗人球蛋白试验阴性。**血清铁蛋白**：铁蛋白 362.74ng/m。**铜蓝蛋白、甲状腺功能、心功能、肾功能**：均正常。

　　腹部彩超：①肝声像呈弥漫性病变，请结合临床。②胆囊壁毛糙。③脾肿大。④前列腺增大。⑤盆腔少量积液物。⑥未见腹水。**心脏彩超**：无异常。**上腹部 MR 平扫 + 增强 +MRCP**：①肝脏铁质沉积。②脾脏增大。③腹部皮下水肿。

◎ **入院诊断**

　　①黄疸待查。②白细胞减少症。③中性粒细胞减少症。④重度贫血。⑤血小板减少症。

◎ **治疗经过**

　　入院后予输悬浮红细胞、保肝退黄、制酸保胃等治疗，因患者血常规提示全血细胞减少，并无肝硬化导致脾功能亢进的证据，着重考虑血液系统疾病，并于 2021 年 1 月 29 日行骨穿术。骨髓穿刺结果（镜下图片见图 32-1）：骨髓

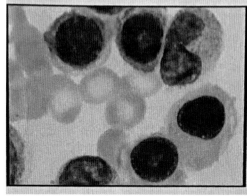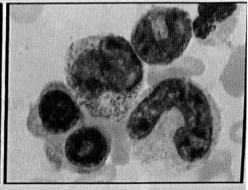

图 32-1　患者骨穿结果

增生明显活跃，粒红比偏低，粒红二系可见巨幼变现象，可见少量其他病态细胞，血小板少见，建议结合临床及叶酸、维生素 B_{12}、骨髓活检、染色体进一步检查。遂完善血清维生素 B_{12} 检查，检查结果提示叶酸 18.20nmol/L，维生素 B_{12} 59.69pmoL/L，并请血液科会诊，考虑巨幼红细胞贫血，根据会诊意见，加用"叶酸、弥可保"等治疗。

◎治疗结果及随访

经过上述治疗，患者乏力、食少等症状逐渐改善，尿黄逐渐减退。2021年2月11日复查：叶酸 > 45.32nmol/L，维生素 B_{12} > 1476.00pmoL/L。2021年2月22日复查血细胞分析 + 网织红计数：WBC 4.87×10^9/L，HGB 84g/L，PLT 227×10^9/L；肝功能：总胆红素 32.6μmol/L，余正常，予办理出院。出院后1月曾于我院门诊随访复查肝功能基本正常。

◎出院诊断

①巨幼细胞性贫血。②白细胞减少症。③中性粒细胞减少症。④血小板减少症。⑤高尿酸血症。⑥低钾血症。

临床思维

一、黄疸及其病因思考

该患者为46岁中年男性，平素体健，以"乏力、食少1月余，尿黄、眼黄半个月。"为主诉入院，入院后检查以黄疸、血常规提示全血细胞减少为主要表现。结合入院后查病毒性肝炎病原学、自身免疫性抗体均阴性，排除病毒性肝炎、自身免疫性肝病等疾病；铜蓝蛋白正常，可排除肝豆状核变性；既往无嗜酒史、服用损肝药物史，排除酒精性肝炎、药物性肝炎；患者入院后予保肝退黄等治疗，但症状无改善，故基本不考虑肝细胞黄疸。患者无"发热、腹痛、黄疸"三联症，无皮肤瘙痒及排陶土样粪便表现，入院后查上腹部 MR 平扫 + 增强 +MRCP 及彩超均未提示胆道梗阻，故可排除梗阻性黄疸。患者入院后查血常规提示全血细胞均明显下降，但患者无腰痛、排酱油样尿等表现，并且患者直接溶血性试验及间接溶血实验均阴性，故不考虑溶血性黄疸；患者血常规提示全血细胞减少，并无肝硬化导致脾功能亢进的证据，高度提示血液系统疾病。对于血常规提示全血细胞减少的表现，其本身不是一种独立的疾病实体，而是由不同疾病过程所引起，原发或继发的累及骨髓所导致的一种相同的血液学异常现象，是多种疾病的共有特征[1]。对于全血细胞减少患者，常见的病因为再生障碍性贫血、巨幼细胞性贫血等，根据王亮等人研究表明，巨幼细胞性贫血患者中伴全血细胞减少者占 45.16%[2]。因此对于本例患者行骨髓穿刺检查对于其诊断至关重要，故行骨髓穿刺检查。本例患者行骨髓穿刺检查后提示骨髓增生明显活跃，粒红比偏低，粒红二系可见巨幼变现象，可见少量其他病态细胞，血小板少见；完善血清维生素 B_{12} 检查结果后，考虑巨幼细胞性贫血的诊断。

二、巨幼细胞性贫血与黄疸

巨幼细胞性贫血，是由于脱氧核糖核酸（DNA）合成障碍所引起的一种贫血，主要系体内缺乏维生素 B_{12} 或叶酸所致，亦可因遗传性或药物等获得性 DNA 合成障碍引起。本症特点是呈大红细胞性贫血，骨髓内出现巨幼红细胞系列，并且细胞形态的巨型改变也见于粒细胞、巨核细胞系列，甚至某些增殖性体细胞。该巨幼红细胞易在骨髓内破坏，出现无效性红细胞生成。

约 95% 病例系因叶酸或（和）维生素 B_{12} 缺乏引起的营养性贫血。叶酸和维生素 B_{12} 是脱氧核糖核酸（DNA）合成过程中重要的辅酶，主要起转甲基作用，当二者缺乏时，尿嘧啶脱氧核苷酸不能甲基化，从而阻碍了合成 DNA 的重要原料胸腺嘧啶脱氧核苷酸的合成，进而影响 DNA 的合成。在正常情况下，当细胞内 DNA 增加到 2 倍（4n）时才发生细胞分裂，叶酸和维生素 B_{12} 缺乏时，DNA 合成发生障碍，幼红细胞分裂延迟，而血红蛋白则仍然在继续合成。幼红细胞血红蛋白合成越来越多，体积越来越大，而 DNA 含量却始终未能达到细胞分裂所必需的要求，使幼红细胞发生巨幼变。血细胞是人体更新速度最快的细胞，所以当缺乏叶酸或维生素 B_{12} 时，骨髓造血细胞最容易发生"巨幼样变""骨髓内原位溶血"而导致外周血象出现血红蛋白下降、白细胞减少及血小板减少即所谓"全血细胞减少"，"巨幼细胞贫血"因此而得名。由于红细胞原位溶血，到时大量乳酸脱氢酶释放入血而升高，并且导致胆红素生成中的旁路途径增加，从而引起间接胆红素升高[3、4]。根据王平、周建中等人报道的病例中，巨幼细胞性贫血表现为黄疸的患者约占 40%[5、6]。临床上甚至有些巨幼细胞性贫血以黄疸为首发症状。

三、巨幼细胞性贫血的诊断标准

1.临床表现：

（1）贫血症状。

（2）消化道症状及舌痛、乳突消失、表面光滑。

（3）神经系统症状，下肢对称性深部感觉及振动感消失，平衡失调及步行障碍，周围神经病变及精神忧郁。

2. 实验室检查

（1）大细胞性贫血，MCV > 100fl，网织红细胞常减低。

（2）白细胞和血小板常减少，中性粒细胞核分叶过多。

（3）骨髓呈典型的巨幼红细胞生成，巨幼红细胞 > 10%，粒细胞系统及巨核细胞系统亦有巨型变。

（4）生化检查：血清叶酸测定 < 6.91nmol/L，血清维生素 B_{12} 测定 < 74~103pmol/L [7]。

综上，结合本例患者的临床特点，有黄疸、全血细胞减少等表现，黄疸以间接胆红素升高为主，血常规提示为大细胞性贫血，MCV > 100fl，白细胞、血小板减少，骨髓穿刺结果提示骨髓增生明显活跃，粒红比偏低，粒红二系可见巨幼变现象，故考虑巨幼细胞性贫血的诊断。加用"叶酸、弥可保"等治疗后，患者贫血症状较前明显改善，黄疸基本恢复正常。巨幼细胞性贫血治疗以去除病因及补充叶酸、维生素 B_{12} 或甲钴胺为主，如果患者骨髓结果有提示巨幼细胞性贫血，按照巨幼细胞性贫血进行治疗的话，患者的巨幼细胞性贫血纠正效果会更明显 [8]。

巨幼细胞性贫血由于缺乏特异性临床表现，特别是存在其他系统疾病相关症状时，容易被误诊或者忽略。临床上黄疸患者多以肝细胞性黄疸为主，如果患者并发全血细胞减少，尤其无肝硬化合并脾功能亢进的患者，应该考虑血液系统疾病导致的黄疸可能，如果无明显骨髓穿刺术的禁忌证，建议行骨髓穿刺术进一步排除血液性疾病。

巨幼细胞性贫血病因治疗尤其重要，因此对于本例患者，在病程中多次建议患者完善胃肠镜等检查进一步明确病因，但遗憾的是患者及家属均拒绝。

参考文献：

［1］METIKURKE S H,RASHMI K,BHAVIKA R.Correlation of Bone Marrow Aspirate,Biopsies and Touch Imprint Findings in Pancytopenia［J］.J Hematol,2013,2:8.

［2］王亮.伴全血细胞减少的巨幼细胞贫血临床特点分析［J］.山东医药,2013,53（38）:52-53.

［3］陈果为,王吉耀,葛均波.实用内科学（下册）［M］.第十五版.北京：人民

卫生出版社,2017.

[4]王吉耀.内科学[M].第二版.北京:人民卫生出版社,2010.

[5] WANG P,YAN SN.Megaloblastic anemia clinical analysis of 140 cases [J].Clincial Focus,2011,26(15):1333−1334

[6]ZHOU J Z.Jaundice of megaloblastic anemia [J].Chines Journal of Practical Medicine,2011,38(7):8−10.

[7]张之南,沈悌.血液病诊断及疗效标准[M].第3版.北京:科学出版社,2007.

[8]PAWLAK R.Inadequate vitamin−12 intake may be a problem not just for a small number of Adventist vegans[J]. J Acad Nutr Diet,2014.114(2):197.

（林太顺　陈丽芳）

第八章
自身免疫性肝病

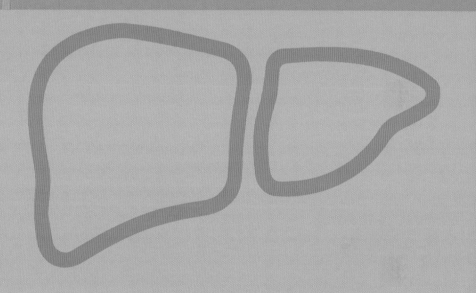

慢乙肝合并 AIH-PBC 重叠综合征

◎患者基本信息

女性，47 岁。

◎主诉

体检发现肝功能异常 2 个月。

◎现病史

入院前 2 个月在外院发现肝功能异常，乙肝两对半：HBsAg、HBeAb、HBcAb 均阳性，余阴性（具体报告未见）。考虑"慢性乙型肝炎"，予"复方甘草酸苷"保肝治疗 1 个月后就诊我院，查血常规正常，肝功能：ALT 60U/L、AST 59U/L、GGT 136U/L、ALP 184U/L。电解质、肾功能、血脂、血糖正常。乙肝两对半定量：HBsAg 4962.15U/ml、HBeAb 0.01S/CO、HBcAb 10.95 S/CO 均阳性，余正常，HBV DNA 未检测到病毒核酸。AFP、DCP 均正常。腹部彩超：①肝内声像呈弥漫性病变。②胆囊壁毛糙。③余未见异常。肝弹性硬度检测：肝脏硬度 8.0kPA。上腹部 MR 平扫 + 增强：①肝内持续强化影，考虑血管瘤可能性大，建议密切随访复查。②肝硬化（？），脾增大。③左肾囊肿。门诊予"降酶灵（本院制剂）、抗纤 I 号（本院制剂）、还原型谷胱甘肽"保肝治疗。复查肝功能：ALT 84U/L、AST 82U/L、GGT 119U/L、ALP 159U/L。为求进一步诊治，门诊以"HBeAg 阴性慢性乙型肝炎重度"收住院。

◎既往史

2 个月前因发现右侧腹股沟股疝，于外院行"右股疝还纳 + 补片修补术"（具体欠详）。

◎系统回顾

无特殊。

◎个人史

无特殊。

◎入院查体

T 36.6℃，P 74 次 / 分，R 18 次 / 分，BP 118/71mmHg，Wt 44kg。神志清，皮肤、巩膜无黄染，未见肝掌、蜘蛛痣。心、肺听诊未见异常。腹软，全腹无压痛及反跳痛，肝脾肋下未触及，腹部移动性浊音阴性。双下肢无水肿。扑翼样震颤阴性。

◎实验室及辅助检查

血常规：HGB（CRP）105g/L，余正常。肾功能、电解质检查：正常。HIV 抗体，梅毒螺旋体特异抗体测定：均阴性。DCP：14mAU/ml。AFP：1.3ng/ml。CEA：1.3ng/ml。凝血功能：正常。尿常规：正常。大便常规 +OB：正常。乙肝两对半定量：HBsAg 4345.49U/ml，HBeAb 0.01S/CO，HBcAb 10.98S/CO。HAV-IgM、HEV-IgM、HCV-Ab、HDV-Ag、HDV-IgM：阴性。HEV-IgG：阳性。高灵敏 HBV DNA 定量：31 U/ml。特定蛋白 11 项：免疫球蛋白 M 3.49 g/L，铜蓝蛋白 0.247 g/L，补体 C4 0.087 g/L，抗胰蛋白酶 95 g/L，转铁蛋白 2.28 g/L，补体 C3 0.63 g/L，类风湿因子 20 U/ml，α1- 酸性糖蛋白 0.35 g/L，免疫球蛋白 G 20.4 g/L，免疫球蛋白 A 2.69 g/L，抗链球菌溶血素 0.25 U/ml。自身抗体：抗核抗体（ANA）胞浆颗粒型 + 核点型 1 ：1000，抗线粒体抗体（AMA）阳性，抗丙酮酸脱氢酶复合物抗体（M2）阳性，抗 Sp100 抗体阳性。甲状腺功能五项：均正常。肝纤维化 4 项检测：透明质酸 53.86ng/ml，层黏连蛋白 33.91ng/ml，Ⅲ型前胶原 N 端肽 25.09ng/ml，Ⅳ型胶原 27.11ng/ml，均正常。

肺部 CT 平扫：①左肺下叶感染灶。②右肺肺大泡。腹水彩超：未见腹水。泌尿系统彩超：未见明显异常声像。

◎入院诊断

①HBeAg 阴性慢性乙型肝炎重度。②自身免疫性肝病(？)。③肝血管瘤(？)。④左肾囊肿；⑤右股疝（修补术后）。

◎治疗经过

入院后予"复方金线莲、舒肝安、抗纤Ⅰ号、腺苷蛋氨酸、多烯磷脂酰胆碱、复方甘草酸苷、熊去氧胆酸"等保肝治疗。但患者症状缓解不明显，因此需要进一步考虑患者肝功能异常的原因。

HBV 感染是否为导致该患者肝损的病因？该患者 HBV DNA 拷贝数不高，肝功能示 ALT、AST、GGT 及 ALP 均升高，彩超示肝脏声像呈弥漫性病变，肝脏 MRI 示肝硬化可能，自身抗体提示 ANA、AMA、M2、抗 Sp100 抗体均阳性，提示合并自身免疫性肝病可能，遂于 2017 年 10 月 17 日行彩超引导下肝穿刺活检。术后病理示：慢性肝炎分级：炎症活动度 G（0~4 级）2 级。纤维化分期（0~4 级）3 级。病理诊断：轻度肝小叶炎及界面炎（局灶可见玫瑰花结样结构及浆细胞界面炎）伴汇管区胆管萎缩及肝纤维化 3 期，结合实验检测倾向 PBC（Ⅲ期）重叠 AIH，同时伴有乙型肝炎病毒感染（图 33-1）。依据病理结果，于 2017 年 10 月 24 日加用"甲泼尼龙"抗炎，"恩替卡韦"抗病毒治疗。

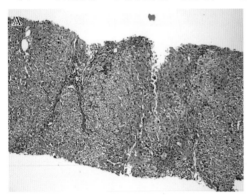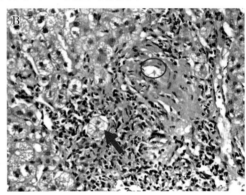

图 33-1　肝穿刺组织病理

图 A：低倍镜显示肝小叶结构紊乱，汇管区炎症明显（100×）。图 B：显示中度界面炎及玫瑰花结样肝细胞（箭头所示），小动脉（画圈处）周围缺失伴行小胆管（400×）。

◎治疗结果及随访

经治疗，患者肝功能基本正常，并于 2017 年 11 月 8 日出院，出院后继续"甲泼尼龙、熊去氧胆酸及恩替卡韦"治疗。末次随访时间 2019 年 7 月 21 日，复查肝功能基本正常。（表 33-1）

表 33-1　患者肝功能变化情况

日期	TBIL	ALT	AST	GGT	ALP	ALB	GLB	CHOL	TG	GLU
10 月 9 日	13.3	89	87	121	155	36	42	4.08	1.01	4.71
10 月 16 日	14.1	222	264	105	163	36	40	3.24	0.99	4.25
10 月 20 日	7.5	177	142	95	158	35	41	3.35	1.31	5.01
10 月 27 日	10.1	71	41	75	118	34	38	3.69	1.47	4.61
11 月 1 日	10.7	36	21	74	133	42	43	4.48	0.85	3.89
11 月 8 日	8.6	17	19	52	118	40	40	4.62	0.69	7.26
7 月 21 日	11.2	13	22	14	92	39	33	5	1.3	5.3

正常值范围：TBIL（3~25μmol/L）、ALT（9~50U/L）、AST（15~40U/L）、GGT（10~60U/

L）、ALP（45~125U/L）、ALB（35~54g/L）、GLB（20~40g/L）、CHOL（3.1~5.7mmol/L）、TG（0.45~1.7mmol/L）及GLU（3.9~6.1mmol/L）。

◎ 出院诊断

①HBeAg阴性慢性乙型肝炎（重度）。②AIH-PBC（Ⅲ期）重叠综合征。③轻度贫血。④肝血管瘤（？）。⑤左肾囊肿。⑥右股疝（修补术后）。⑦右肺肺大泡。

一、慢乙肝合并自身免疫性肝病

临床上，慢性乙型肝炎（chronic hepatitis B，CHB）可合并自身免疫性肝病（autoimmune liver disease，ALD），包括常见的原发性胆汁性胆管炎（primary biliary cholangitis，PBC）和自身免疫性肝炎（autoimmune hepatitis，AIH）。由于ALD早期可无明显临床症状，导致CHB诊断通常早于ALD诊断，容易被忽略并导致患者治疗延误。目前没有两种疾病共同发病率的统计数据，总体而言，少见但并不罕见。

2013年希腊的一项对1492名病毒性肝炎患者的回顾性研究中，CHB合并PBC的发病率为0.6%。对9名CHB合并PBC患者的临床资料分析后发现，PBC诊断往往迟于CHB诊断（平均的诊断时间在CHB诊断后的106±8、9月），通常在患者出现明显的肝内胆汁淤积表现和皮肤瘙痒症状之后，才提醒临床医生需要进行肝病自身抗体检测。而CHB患者合并PBC的诊断延迟，使患者失去早期接受UDCA治疗的最佳时机，导致疾病进展[1]。AIH是另一种常见的ALD，早期AIH患者同样无症状或症状轻微，同时有10%~30%的HBV感染患者可能存在低滴度的自身抗体阳性，导致CHB合并AIH患者容易漏诊。通常在CHB患者治疗过程中，出现无法解释的转氨酶、GLB和IgG升高，才引起注意，并通过肝穿刺活检确诊AIH。而及时加用免疫抑制剂，联合核苷类似物抗病毒治疗，可以使大部分患者获得缓解（需警惕免疫抑制剂的副作用）[2]。因此，对CHB患者常规进行肝病自身抗体的检测，当抗病毒治疗效果欠佳，并出现无法解释的GGT、ALP、GLB和IgG升高时，应考虑合并ALD可能，以避免漏诊。

二、PBC-AIH 重叠综合征

PBC-AIH重叠综合征的诊断标准[3]：临床尚并未统一。目前常用的诊断标准为欧洲肝脏研究协会（ESAL）认可的"巴黎标准"：要求病理提示界面肝炎和 ALT ≥ 正常范围的 5 倍上限（ULN）、IgG ≥ 2 倍 ULN 或平滑肌抗体（SMA）阳性，以及出现 PBC 的三个特征中的两个，包括 ALP ≥ 2 倍 ULN 或 GGT ≥ 5 倍 ULN、抗线粒体抗体（AMA）和汇管区胆管萎缩/破坏性胆管炎。据报道，"巴黎标准"诊断 PBC-AIH 重叠综合征的敏感性为 92%，特异性为 97%。

PBC-AIH 重叠综合征的治疗与预后[3]：①具有 AIH 和 PBC 特征，且 ALP 水平低于两倍 ULN 的患者，可单用皮质类固醇治疗，患者获得肝功能缓解率为 81%，获得肝组织缓解率为 86%。②符合 AIH-PBC 重叠综合征的"巴黎标准"，且 ALP ≥ 2 倍 ULN 的患者，则采用皮质类固醇联合小剂量 UDCA（每日 13mg/kg 至 15mg/kg）的治疗方案，患者获得肝功能改善和肝组织学缓解明显优于单用皮质类固醇或 UDCA 治疗。（表 33-2）

表 33-2　PBC-AIH 重叠综合征的治疗方案推荐

AIH-PBC 重叠综合征	治疗方案
ALP ≤ 2ULN	泼尼松
	30mg/d × 1 周
	20mg/d × 1 周
	15mg/d × 2 周
	10mg/d 维持
	联合硫唑嘌呤
	初始 50mg/d
	或 1~2mg/kg·d
符合"巴黎标准"	泼尼松 + 硫唑嘌呤（剂量同上）
	联合 UDCA
	13~15mg/kg·d

三、诊断思路

结合本例患者，首先依据病原学检测结果，诊断 CHB 明确，但 HBV DNA 拷贝数不高，而肝功能显示 ALP 和 GGT 均升高，免疫指标显示 IgG 和 IgM 均升高；再结合肝病自身抗体检查显示 ANA、AMA、PDC 和 Sp100 阳性（其中 ANA 和 Sp100 阳性指向 AIH，而 AMA 和 PDC 阳性指向 PBC），提示可能合并 ALD 可能；最终通过肝穿刺活检，肝组织病理提示界面炎和汇管区胆管萎缩，证实该患者为 CHB 合并 AIH-PBC 重叠综合征（见图 33-2）。此外，肝脏影像学结果和组织病理均提示该患者存在肝纤维化表现，提示 CHB 合并 AIH-PBC 重叠综合征患者病情进展较快，应及时干预。

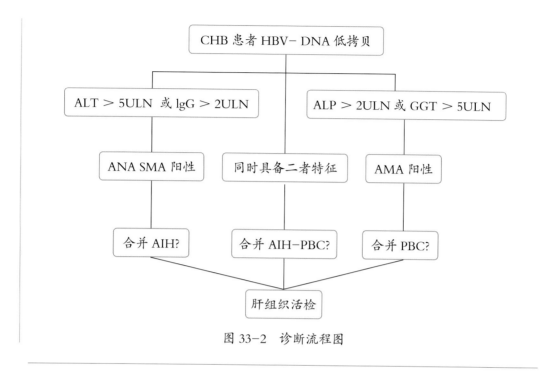

图 33-2　诊断流程图

参考文献:

［1］RIGOPOULOU E I,ZACHOU K, GATSELIS N K,et al.Primary biliary cirrhosis in HBV and HCV patients:clinical characteristics and outcome［J］.World Journal of Hepatology, 2013,5（10）:577.

［2］RIGOPOLOU E I,ZACHOU K,GATSELIS N K,et al.Autoimmune hepatitis in patients with chronic HBV and HCV infections:patterns of clinical characteristics,disease progression and outcome［J］.Annals of Hepatology,2014, 13（1）:127-135.

［3］CZAJA A J.Diagnosis and management of the overlap syndromes of autoimmune hepatitis［J］.Canadian Journal of Gastroenterology,2013,27（7）:417-423.

（林升龙　高海兵　林明华）

胰腺弥漫性肿大及肝门区胆管强化影查因

◎患者基本信息

　　男性，76岁。

◎主诉

　　乏力、食少1月余。

◎现病史

　　入院前1月余无明显诱因出现乏力不适，食欲减退，食量减少1/3，伴恶心，无呕吐，无尿黄、眼黄、皮肤黄，无大便颜色变浅、皮肤瘙痒，无畏冷、发热等不适。于外院查肝功能：ALT 150U/L，AST 106U/L，GGT 385U/L。彩超：①不均质脂肪肝；肝多发囊性无回声（考虑肝囊肿）。②胆囊切除术后。③双肾窦回声增强。④膀胱壁增厚、毛糙。⑤前列腺增大伴结石。⑥腹主动脉硬化伴多发斑块形成。⑦胰、脾、双肾上腺区、双侧输尿管、腹膜后及下腔静脉未见明显占位性病变。诊断"肝功能异常"予"多烯磷脂酰胆碱"等治疗19天后症状无明显改善出院，出院前复查肝功能：TBIL 26.8μmol/L，DBIL 15μmol/L，ALT 269U/L，AST 185U/L，GGT 944U/L。出院后症状反复发作，症状及性质大致同前。自发病以来体重减少约10kg，现为求进一步诊治，就诊我院，门诊拟"肝功能异常：药物性肝炎（？）"收入院。

◎既往史

　　20余年前因"胆囊息肉"行"胆囊切除术"。2年余前出现皮肤瘙痒、皮疹，诊断"荨麻疹"，间断性予"雷公藤多苷"治疗，症状反复出现。入院1年余前出现左膝关节疼痛，入院4月余前诊断"左侧髌骨坏死"行手术治疗。入院10月余前出现"咳嗽、咳痰"未治疗，症状持续，入院1月余前诊断"慢性阻塞性肺疾病"予"抗感染、止咳、化痰"治疗，症状无明显改善。

◎系统回顾

无特殊。

◎个人史

无特殊。

◎入院查体

T 36.5℃，P 100 次 / 分，R 20 次 / 分，BP 95/73mmHg。神志清楚，面色晦暗，腹部及胸部皮肤可见散在浅红色斑疹及抓痕，皮肤、巩膜轻度黄染，未见肝掌，未见蜘蛛痣。双肺听诊呼吸音低，未闻及干湿性啰音。心脏听诊无异常，腹平软，未见腹壁静脉显露、曲张，右中下腹可见一斜行长约 18cm 的陈旧性手术瘢痕，全腹无压痛及反跳痛，肝于右锁骨中线肋缘下及剑突下未触及，脾于左肋缘下未触及，移动性浊音阴性，扑翼样震颤阴性。左下肢膝关节处可见一长约 10cm 陈旧性手术瘢痕。

◎实验室及辅助检查

血常规：WBC 9.84×10^9/L，HB 118g/L，PLT 311×10^9/L，CRP 10.62mg/L。生化全套：ALB 20g/L，GLB 89g/L，TBIL 61.1μmol/L，DBIL 49.3μmol/L，ALT 84U/L，AST 149U/L，GGT 715U/L，AKP 452U/L，TBA 49.3μmol/L，PAB 92mg/L，Na 133mmol/L，α–FU 50U/L。凝血功能：正常。乙肝两对半定量：HBeAb 0.9 S/CO，HBcAb 3.53S/CO，余阴性。高灵敏 HBV DNA 定量：未检测到病毒核酸。甲、丙、丁、戊肝炎检测：戊肝抗体 IgG 阳性（＋），余项阴性。特定蛋白：IgM 0.193g/L，IgG 78.9g/L，TRF 0.85g/L，补体 C3 0.36g/L，补体 C4 0.024g/L。自身抗体：ANA 胞浆颗粒型 1：100，余阴性。HIV 抗体 0.07S/CO，抗梅毒螺旋体抗体 0.14 S/CO。肿瘤标志物：CEA、AFP 正常，DCP 82mAU/ml；CA199 ＞ 1000.00U/ml。肝纤维化 4 项检测：透明质酸 207.7ng/ml，Ⅲ型前胶原 N 端肽 32.48ng/ml，Ⅳ型胶原 31.88ng/ml。结核杆菌抗体：阴性。尿常规：正常。

常规心电图：各波未见明显异常。腹部彩超：①肝内回声粗，请结合临床，建议定期复查。②肝内胆管轻度扩张，请结合临床。③肝内多发囊肿。④胆囊切除术后。⑤肝门区淋巴结肿大。⑥前列腺增大伴钙化。⑦脾、胰腺所见部分、双肾、双侧输尿管、双侧肾上腺区、下腔静脉肝后段与腹主动脉所显示段未见明显异常声像。⑧未见腹水。心脏彩超：房室大小、结构及室壁运动未见明显异常；左心室舒张功能减退，整体收缩功能正常。升主动脉稍增宽。胸部 CT：①双肺纹理增多、增粗，右肺散在斑条影，建议随访复查。②左肺肺大泡。

③纵隔淋巴结影，部分钙化。④双侧胸膜增厚。

◎入院诊断

　　①肝功能异常：药物性肝炎（？）。②低白蛋白血症。③非酒精性脂肪肝。④慢性阻塞性肺疾病合并肺部感染。

◎治疗过程

　　予"复方甘草酸苷、还原型谷胱甘肽、熊去氧胆酸、乙酰半胱氨酸、人血白蛋白、头孢噻肟钠、马来酸氯苯那敏"治疗，症状无明显改善。

　　进一步完善检查，免疫学指标：IgE 497.0U/ml，免疫球蛋白亚类 Ig G4 ＞ 55.6g/L。2017年10月19日上腹部MR平扫＋增强：①肝门区胆管可疑轻度强化影，MT待排，详请结合临床。②肝内多发囊肿。③胆囊未见显示，肝内胆管稍扩张。④胰腺所见（扫及胰腺稍饱满，T2WI及DWI序列胰腺信号弥漫增高，胰管未见明显扩张，增强扫描未见明显异常强化影），自身免疫性胰腺炎？⑤双肾囊肿；双肾所见，详请结合临床。⑥肝门区淋巴结影（见图34-1至图34-4）。根据临床症状、最新检查结果，予以修正诊断为"肝门区胆管强化影：MT待排，IgG4相关性胰腺炎（？）"，请肝胆外科会诊考虑肝门部胆管癌可能性大，建议转肝胆外科治疗，并将手术获益及风险告知患者及家属。其表示理解，但要求先予药物保守治疗。

　　后续治疗方案据患者血 IgG 78.9g/L、IgG4 ＞ 55.6g/L，MR提示自身免疫性胰腺炎（？）考虑该病可能性大，拟行免疫抑制治疗。与患者及家属充分沟通，讲明病情及糖皮质激素药物可能的副作用，表示知情同意后加用"甲泼尼龙（起始剂量20mg qd，2周后减为15mg qd）"抑制免疫反应，"奥美拉唑"预防消化道出血、"胸腺法新"提高免疫力、"骨化三醇"促进肠道钙吸收等治疗。

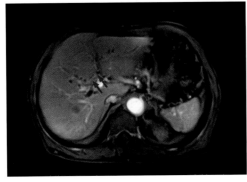 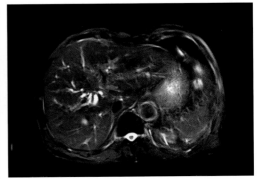

图34-1　肝门区胆管可疑轻度强化影（胆管壁增厚）（箭头所示）　　图34-2　T2WI右肝内胆管稍扩张

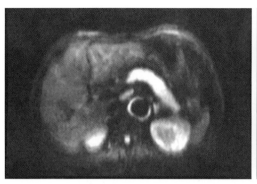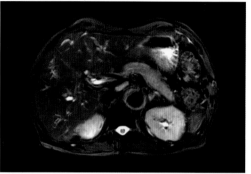

图 34-3　DWI 胰腺弥漫性肿大，信号增高　图 34-4　T2WI 胰腺弥漫性肿大，主胰管未见扩张

◎治疗结果及随访

乏力症状、食欲、食量、皮肤瘙痒逐渐改善，黄疸减退，咳嗽、咳痰好转。

2017 年 10 月 24 日复查 CRP：1.21mg/L，CA199 350.10U/ml。上腹部 CTA：①肝门区胆管可疑轻度强化影，肝内胆管稍扩张，请结合 MRI 检查。②肝内多发囊肿。③胆囊术后（？）。④胰腺稍饱满。⑤双肾囊肿；双肾强化不均，请结合临床。

2017 年 11 月 4 日复查上腹部 MR 平扫 + 增强：①原肝门区胆管可疑轻度强化影，本次未见显示，肝内胆管稍扩张，较前减轻，建议随访。②肝内多发囊肿，较前大致相仿。③胆囊切除术后。④胰腺信号减低，考虑炎症较前好转。⑤双肾囊肿；双肾实质信号不均，较前大致相仿。⑥肝门区淋巴结影，较前缩小（见图 34-5 至图 34-7）。主要生化指标也逐渐改善（见表 34-1）。

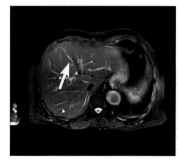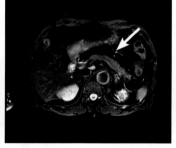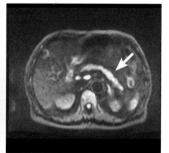

图 34-5　原左右肝内胆管稍　图 34-6　T2WI 原胰腺肿大　图 34-7　DWI 原胰腺肿大
扩张较前减轻　　　　　　　较前减轻　　　　　　　　较前减轻，信号仍较高

表 34-1　治疗后生化指标变化

日期	ALB	GLB	TBIL	DBIL	ALT	AST	GGT	ALP	TBA
2017 年 9 月 25 日	/	/	26.8	15.4	269	185	944	/	/
2017 年 10 月 1 日	20	89	61.1	49.3	84	149	715	452	49.3
2017 年 10 月 16 日	23	75	48.9	39.8	69	79	423	285	38.1
2017 年 10 月 23 日	26	69	39.9	30.2	89	84	377	235	18.5
2017 年 10 月 26 日	26	59	24.6	16.6	91	57	256	181	/
2017 年 11 月 1 日	30	49	13.2	8.7	39	17	125	116	/
2017 年 11 月 7 日	34	42	9	6	10	12	79	95	/

出院后予甲泼尼松及熊去氧胆酸治疗，甲泼尼松逐渐减量至维持量 4mg qod、硫唑嘌呤 50mg qd，IgG4 变化情况如图 34-8。

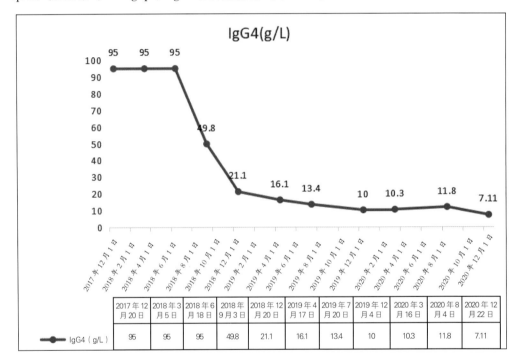

图 34-8　IgG4 滴度变化曲线图

◎ 出院诊断

IgG4 相关性胰腺炎。

临床思维

一、肝功能异常病因

药物性肝损伤：患者 2 年余前出现皮肤瘙痒、皮疹，诊断"荨麻疹"，间断性予"雷公藤多苷"治疗至今。1 月余前发现肝功能异常，以 GGT、ALP 升高为主，虽说雷公藤多苷有明确的肝损伤副作用的报道，但根据患者入院后的临床表现、实验室检查及影像学检查结果仍无法确诊药物性肝损伤，无法排除是否存在自身免疫性肝炎、原发性胆汁性胆管炎、肝门区胆管癌等。根据《药物性肝损伤诊治指南》（2017 年版）建议，针对经临床和实验室检查仍不能明确药物性肝损伤者应考虑行肝组织活检，但患者及家属表示拒绝肝组织活检。

病例讨论 该病例各科建议

肝胆外科建议：基于上腹部 MR 平扫＋增强示肝门区胆管可疑轻度强化影，MT 待排，肝内胆管稍扩张，提示肝门区胆管的占位性病变，肝门区胆管癌不能排除。生化提示总胆红素升高以直接胆红素为主，GGT 升高大于正常值 3 倍，ALP 大于正常值 1.5 倍，提示存在肝内胆汁淤积，考虑胆总管占位导致的胆道梗阻可能性大，且 CA199 > 1000.00U/ml; 故考虑肝门部胆管癌可能性大。并建议转肝胆外科治疗。患者及家属表示尚需家庭成员讨论后决定是否转肝胆外科治疗。

内科医师建议：根据肝胆外科及影像科的意见，肝门部胆管癌无法排除，支持肝门部胆管癌的依据有：①老年男性。②肝门区胆管可疑轻度强化影，MT 待排。③存在胆汁淤积的生化特征。④ CA199 > 1000.00U/ml。但肝门区胆管癌无法解释影像学上胰腺的改变（胰腺稍饱满，T2WI 及 DWI 序列胰腺信号弥漫增高，胰管未见明显扩张，增强扫描未见明显异常强化影），同时影像学提示自身免疫性胰腺炎（？），自身免疫性胰腺炎不能排除。立即予完善检查 IgG4 > 55.6g/L，高于我院检测的最高值，故考虑 IgG4 相关性胰腺炎可能性大。由于 IgG4 相关性疾病（IgG4-RD）可以累积多系统，其中以胰腺、胆管常见。该患者同时存在咳嗽、皮肤瘙痒症状，有文献报道 IgG4-RD 有咳嗽的表现[1]，及 IgG4 滴度与皮肤瘙痒具有相关性[2]，故考虑咳嗽、皮肤瘙痒也可能为 IgG4-RD 的症状。故患者症状、生化、影像学改变可以用 IgG4 相关性疾病"一元论"来解释。但如何解释胆管癌指标 CA199 明显升高，多项研究报道 CA199 诊断胆管癌的能力有限，其敏感性和特异性分别为 77%~78%、81%~84%，且在胆管的良性病变中均有 CA199 值升高的报道，且在急性胆管炎时其值会明显升高[3]，故考虑肝门区胆管在影像学上改变为IgG4相关性胆管炎可能性大，而CA199明显升高考虑与免疫性胆管、胰管破坏有关。由于患者拒绝肝组织活检，故IgG4相关性疾病诊断无明确，在与患者及家属充分沟通后，患者及家属表示愿意接受甲泼尼松治疗，暂缓转肝胆外科治疗。

予甲泼尼松抑制免疫、炎症反应后肝门区胆管可疑轻度强化影消失，CA199逐渐下降，进一步排除肝门区胆管癌；且肝功能逐渐好转，黄疸减退，肝内胆管稍扩张较前减轻，饱满胰腺逐渐恢复，咳嗽、皮肤瘙痒改善，血清IgG4滴度下降，考虑糖皮质激素敏感，进一步支持IgG4-RD诊断，故本例患者诊断考虑IgG4-RD。

二、IgG4-RD 的临床类型

根据IgG4-RD的临床特征的不同，EULAR/ACR（欧洲风湿病防治联合会/美国风湿病协会）将IgG4-RD分为4个类型：IgG4相关性胰胆管疾病、IgG4相关性腹膜后/主动脉炎、IgG4相关性头颈部病变、Mikulicz病/系统性疾病。一项纳入800多名IgG4-RD患者的队列研究发现，IgG4相关性胰胆管疾病（31%）多发生于白人老年男性，可有血清IgG4滴度明显升高及IgE升高；我国的一项纳入346名IgG4-RD患者的队列研究发现IgG4-RD的发病年龄（58.3±14.2岁），男女比例约2∶1[4]，本例患者为76岁男性，有胆管、胰腺受累的表现，血清IgG4及IgE升高，提示该病好发于老年男性；IgG4相关性腹膜后/主动脉炎（24%）也多发生于白人老年男性，但其IgG4轻度升高或正常，可伴有CRP或血沉升高；IgG4相关性头颈部病变（24%）多见于亚洲年轻女性，多有遗传性过敏症病史，血IgG4明显升高；Mikulicz病/系统性疾病（22%）多见于老年男性，可有血IgG4明显升高及IgE轻度升高[5]。

三、IgG4 相关性胰腺炎的临床表现

IgG4相关性胰腺炎多见于老年男性，临床表现缺乏特异性，大多为部位模糊的腹上区疼痛、波动性梗阻性黄疸、体质量减小、脂肪泻和胰腺肿块。IgG4相关性胰腺炎患者常合并IgG4相关性硬化性胆管炎、涎腺炎、肾脏浸润、肺部结节、间质性肺病或肺纤维化等胰外表现。因此，IgG4相关性胰腺炎是IgG4-RD中胰腺受累明显的一种类型。血清IgG4是重要的诊断标记物，其浓度的临

界值为 135 mg/dl，血清 IgG4 大于该值应高度怀疑 IgG4 相关性胰腺炎[6]。组织病理学以显著的 B 淋巴细胞和浆细胞浸润，伴随席纹状纤维化或闭塞性静脉炎为特征性表现，高倍镜可观测到 > 10 个 IgG4 阳性浆细胞，伴随着 IgG4 阳性细胞的浸润通常可以观察到嗜酸性粒细胞。

四、IgG4 相关性胰腺炎与胰腺癌的鉴别要点

IgG4 相关性胰腺炎常被误诊为胰腺癌，因为两者均可表现为梗阻性黄疸及胰腺包块。可以根据血 IgG4 135 mg/dl、组织病理 IgG4+ ：IgG+ 细胞比率 > 40% 及每高倍视野 IgG4+ 细胞 > 10 个可确诊。但考虑血 IgG4 及病理检查的可行性，且临床上往往因为患者的影像学结果而被误诊为胰腺癌，故认识 IgG4 相关性胰腺炎在影像学上特征尤为重要。

IgG4 相关性胰腺炎患者影像学检查可表现为胰腺增大，同时可能出现梗阻性黄疸等症状，但 IgG4 相关性胰腺炎 CT 或 MRI 检查典型的表现主要是弥漫性的胰腺增大且增强延迟，一般无明显扩张的胰管，胰腺尾部可出现晕征。而胰腺癌增强 CT 或 MRI 检查常表现为低密度包块，远端胰管扩张，伴或不伴有远端胰腺萎缩。对于 CT 和 MR 检查后仍无法明确者可考虑行 PET-CT 检查，在 PET-CT 中 IgG4 相关性胰腺炎与胰腺癌对显影剂摄取积聚的形式存在差异，胰腺癌为结节样浓聚，而 IgG4 相关性胰腺炎通常为纵行浓聚。PET-CT 检查可发现同时存在的胰外器官病变，从而为疾病的诊断提供重要依据；PET-CT 亦可用于评估 IgG4 相关性胰腺炎病人的激素治疗后的效果，合并胰外器官病变的病人在接受激素治疗后可表现为病灶摄取程度的下降[7]。该患者增强 CT 检查更符合 IgG4 相关性胰腺炎的表现，且伴有肝门区胆管可以轻度强化、血清 IgG4 明显升高。因此，诊断为 IgG4 相关性胰腺炎，且经糖皮质激素治疗后病情好转，进一步证实为 IgG4 相关性胰腺炎。但影像学表现并不能绝对地将胰腺癌与 IgG4 相关性胰腺炎区分开，也有少数 IgG4 相关性胰腺炎患者影像学检查表现为胰腺低密度包块、胰管扩张及远端胰腺萎缩。此时，超声内镜下行细针穿刺获得组织证据及诊断性应用糖皮质激素会成为诊断该疾病的选择之一。

至此，本病例诊断为 "IgG4 相关性自身免疫性胰腺炎"。

五、IgG4 相关性疾病诊断思路（见图 34-9）

IgG4-RD 为本世纪才被认识并命名的一种疾病，可累及全身各组织器官，出现多种临床表现，可影响胰腺、胆管、唾液腺、淋巴结、腹膜、主动脉和头

颈部等，容易复发[8, 9]，以血清 IgG4 增高及以 Ig G4 阳性浆细胞在组织浸润为其特点。由于对 IgG4-RD 的认识和重视程度不够，导致了很多误诊的发生，部分患者被误诊为胰腺癌或胆管细胞癌而行手术治疗[10]。因此对于影像学检查表现为胆管、胰腺等受累的患者，尤其针对胰腺表现为弥漫性或局限性胰腺增大伴延迟增强，部分可见包囊样边缘影，特别是局限性增大者，与胰腺癌或胆管癌的鉴别诊断尤为困难[10]，应行血清 IgG4 等相关检查，避免误诊，但 20%~40% 经活检证实的 IgG4-RD 患者血清 Ig G4 浓度正常[11]，必要时可行组织活检。IgG4-RD 通常对大剂量糖皮质激素治疗有效[1]，对诊断不明确者可行糖皮质激素诊断试验性治疗。

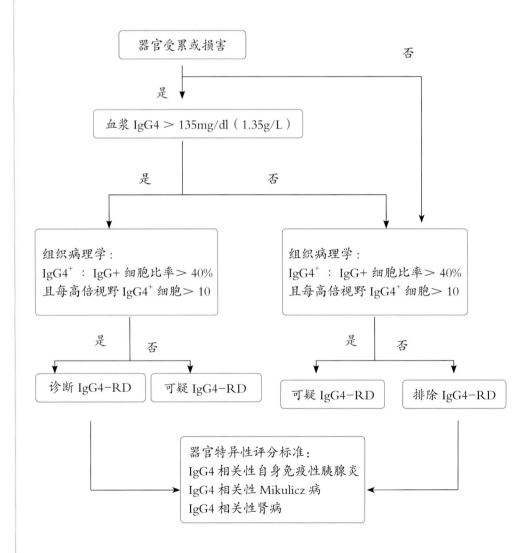

IgG4 相关性自身免疫性胰腺炎诊断标准

（1）腹部超声，计算机断层扫描和磁共振成像在内的成像方式上，主胰管弥漫性或节段性狭窄，壁不规则，胰脏弥散性或局部性扩大。

（2）高血清 γ-球蛋白，IgG 或 IgG4 浓集或自身抗体的存在，例如抗核抗体和类风湿因子。

（3）小叶间纤维化明显，淋巴细胞和浆细胞明显渗入导管周围区域，偶尔伴有胰腺淋巴滤泡。

诊断必须同时存在标准 1 和标准 2 和（或）3，但是必须排除恶性疾病，例如胰腺和胆管癌。

IgG4 相关性 Mikulicz 病诊断标准

（1）至少两对泪腺、腮腺和下颌下腺对称性肿胀持续超过 3 个月；且血清 IgG4 升高（> 135 mg / dl）；或组织病理学特征包括淋巴细胞和 IgG4+ 浆细胞浸润（IgG4+ 浆细胞 /IgG+ 浆细胞 > 50%）。

（2）具有典型组织纤维化或硬化。

（3）需要与其他疾病进行鉴别诊断，包括结节病、Castleman 病、Wegener 肉芽肿病、淋巴瘤和癌症。

（4）尽管干燥综合征（SS）的诊断标准可能还包括一些 IgG4 患者，但 IgG4 相关性 Mikulicz 病与典型 SS 和患者在临床病理表现是不同的。

IgG4 相关性肾病诊断标准

（1）肾脏损害，表现为尿液分析异常或尿液标记物升高或肾功能下降，伴有血清 IgG 或 IgE 升高或补体不足血症。

（2）肾脏影像学检查异常：①增强型计算机断层扫描上的多个低密度病变。②弥漫性肾脏肿大。③肾中的血管孤立性肿块。④肾盂壁肥厚性病变，肾盂表面不规则。

（3）血清 IgG4 水平升高（> 135 mg / dl）。

（4）肾脏的组织学发现：①密集的淋巴浆细胞浸润，> 10 IgG4 浆细胞 / 高倍视野（HPF）和（或）IgG4+/ IgG+ 浆细胞 > 40%。②淋巴细胞和（或）浆细胞巢周围的特征性（硬化）纤维化。

（5）肾外器官的组织学发现：密集的淋巴浆细胞浸润，> 10 IgG4 浆细胞 / 高倍视野（HPF）和（或）IgG4+/ IgG+ 浆细胞 > 40%。

（续表）

确诊	1+3+4a，b
	2+3+4a，b
	2+3+5
	1+3+4a+5
可能性大	1+4a，b
	2+4a，b
	2+5
	3+4a，（b）
可能	1+3
	2+3
	1+4a
	2+4a

图 34-9　IgG4-RD 诊断路线图及特异性器官诊断标准[12]

　　该患者同时满足 IgG4 相关性自身免疫性胰腺炎诊断标准的第一、二条，并排除胰腺和胆管恶性肿瘤，故 IgG4 相关性自身免疫性胰腺炎诊断成立。

六、附录

　　（1）在临床和组织学上，应排除以下疾病：Wegener 肉芽肿，嗜酸性肉芽肿性多血管炎，髓外浆细胞瘤。

　　（2）在放射学上，应排除以下疾病：恶性淋巴瘤，泌尿道癌，肾梗塞和肾盂肾炎（罕见，Wegener 肉芽肿，结节病和转移性癌）。

参考文献：

［1］张杰,岑筱敏,赵华,等 . 43 例 IgG4 相关性疾病患者临床诊治分析［J］. 四川大学学报（医学版）,2020,51（5）:714-719.

［2］陈载融,孙春红 . 老年皮肤瘙痒症患者特异性 IgG4 检测及临床观察［J］. 实用诊断与治疗杂志,2006,12,901-902.

［3］TSEN A,BARBARA M,ROSENKRANZ L. Dilemma of elevated CA 19-9 in biliary pathology［J］.Pancreatology,2018,18（8）:862-867.

［4］张盼盼,赵继志,王木,等 .IgG4 相关性疾病 346 例临床特征分析［J］.中华内科杂志,2017,56（9）:644-649.

［5］WALLACE Z S,NADEN R P,ChARI S,et al.The 2019 American college of rheumatology/european league against rheumatism classification criteria for IgG4-related disease［J］. Arthritis Rheumatol, 2020,72（1）:7-19.

［6］夏长胜,樊春红,王辉.血清 IgG4 和 IgG4/IgG 比值诊断Ⅰ型自身免疫性胰腺炎的最佳临界值及性能评价［J］.检验医学,2019,34（4）:322-326.

［7］ChENG M F,GUO Y L,YEN R F,et al.Clinical utility of FDG PET/CT in patients with autoimmune pancreatitis:a case-Control Study［J］.Sci Rep, 2018,8（1）:3651

［8］ARADILA-SUAREZ O,ABRIL A,GOMEZ-PUERTA JA.IgG4-related disease:A concise review of the current literature［J］.Reumatol Clin,2017,13（3）:160-166.

［9］LANZILLOTTA M,MANCUSO G,DELLA-TORRE E.Advances in the diagnosis and management of IgG4 related disease［J］. BMJ,2020,369:1067.

［10］谢思明,程明亮,陈拥华,等.自身免疫性胰腺炎 13 例临床诊治分析［J］.中华内分泌外科杂志,2014,8（6）:472-474,514.

［11］STONE J H,KHOSROSHAHI A,DESHPANDE V,et al.Recommendations for the nomenclature of IgG4-related disease and its individual organ system manifestations［J］. Arthritis Rheum,2012,64（10）:3061-3067.

［12］UMEHARA H,OKAZAKI K,MASAKI Y,et al.Comprehensive diagnostic criteria for IgG4-related disease（IgG4-RD）,2011［J］.Mod Rheumatol,2012,22（1）:21-30.

（林勇　林春　潘晨）

第九章
其他

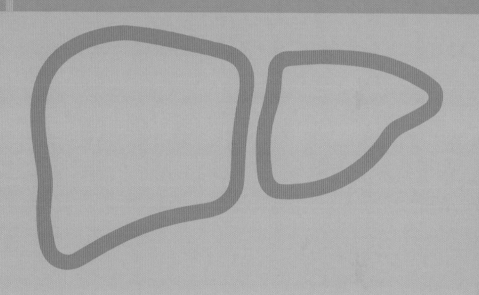

以腹水为首发症状的胃癌

◎患者基本信息

男性，50 岁。

◎主诉

乏力、腹胀 10 余天。

◎现病史

入院前 10 余天无明显诱因出现全身乏力，四肢酸软，伴食欲减退，食量减半，自觉全腹胀，腹围增大，尿色正常。无恶心、呕吐，无腹痛、腹泻，无双下肢浮肿等不适。未予重视及诊治。此后上述症状持续，性质及伴随症状大致同前。入院前 1 天就诊当地诊所，查腹部彩超示：肝硬化、腹水（具体报告单未见）。建议转诊我院，门诊拟"乙型肝炎肝硬化？"收住入院。

◎既往史

HBsAg 阳性史 30 年，肝功能正常，未治疗。平素长期自行服用"鬼针草"。

◎系统回顾

无特殊。

◎个人史

无特殊。

◎入院查体

T 36.4℃，P 102 次 / 分，R 20 次 / 分，BP 145/107mmHg，Wt 83kg。神志清晰，全身皮肤、巩膜无黄染，未见肝掌、蜘蛛痣。双肺呼吸音清，未闻及干湿性啰音。心律齐，各瓣膜听诊区未闻及杂音，无心包摩擦音。腹部膨隆，腹肌软，全腹无压痛及反跳痛。肝脾肋下未触及，肝区无叩痛，腹部移动性浊音阴性。双下肢无水肿。

◎实验室及辅助检查

血常规：WBC 8.79×10^9/L，N% 73.0%，NE 6.42×10^9/L，HGB 145g/L，PLT 440×10^9/L，CRP 70.91mg/L。PCT：0.05ng/ml。肝功能、肾功能：均正常。凝血功能：正常。乙肝两对半检测：HBsAg 27.42（阳性）U/ml，HBeAb > 100.00（阳性）Inh%，HBcAb 769.51（阳性）COI。高灵敏 HBV DNA 定量：1.13E+03U/ml。HIV 抗体、梅毒螺旋体抗体测定：阴性。甲、戊、丙、丁肝炎病原学：阴性。肿瘤指标：CA199、CEA、CA153、AFP 及异常凝血酶原检测均正常，CA125 239.5U/ml↑。腹水结果：黏蛋白定性试验 阳性，HGB 10×10^9/L，WBC 1662×10^6/L，EO 1012×10^6/L，NE 260×10^6/L。腹水生化：总蛋白 53g/L，白蛋白 29g/L，球蛋白 24g/L，白球比例 1.21，乳酸脱氢酶 195U/L，K 3.74mmol/L，Na 140mmol/L，CI 109mmol/L，葡萄糖 4.94mmol/L，淀粉酶 29U/L，腺苷脱氢酶 6.6U/L。腹水结核菌涂片检查：未找到抗酸杆菌。自身抗体（9 项）组合：阴性。甲状腺功能三项：正常。大便常规 +0B：粪便颜色 黑色，隐血 3+。

心脏彩超：①室间隔增厚。②升主动脉内径增宽。③左室舒张功能减退，整体收缩功能正常。全腹彩超：①肝内声像呈弥漫性病变，请结合临床。②胆囊壁毛糙。③前列腺增大。④腹水。病理结果：腹水液基细胞涂片查见非典型细胞，待细胞学沉渣制片明确。（见图 35-1）

腹水细胞学沉渣包埋制片：查见组织细胞和间皮细胞。免疫组化结果：CK（+），CEA（-），WT1（间皮细胞+），CR（间皮细胞+），CDX-2（-），CD68（组织细胞+）。特殊染色结果：AB-PAS 染色（-）。

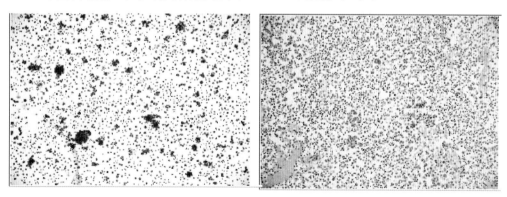

图 35-1　腹水液基细胞涂片

查见非典型细胞。

◎入院诊断

①腹水性质待查：门脉高压性腹水（？），恶性腹水（？），结核性腹水（？）。②HBeAg 阴性慢性乙型肝炎重度。

◎治疗经过

入院予"保肝、抗病毒、利尿"等治疗。彩超提示肝内声像弥漫性病变，但脾脏大小正常，且腹水白细胞计数以淋巴细胞升高为主，腹水病理找到非典型细胞，因此考虑并非肝硬化型腹水。随后完善全腹部 CTA 排除肝内血管病变及恶性肿瘤。全腹部 CTV（CT 平扫＋增强＋血管成像）：①腹膜及大网膜增厚、模糊，腹、盆腔积液，炎性改变？需警惕转移性病变。②局部胃壁增厚，可疑溃疡形成，建议胃镜进一步检查。③肝内囊肿。④前列腺结石或钙化。⑤全腹部 CTA 未见明显异常。（详见图 35-2）。根据全腹部 CTA，该患者肝脏血管未见异常，但发现局部胃壁增厚，可疑溃疡形成，结合大量腹水形成，考虑胃恶性肿瘤可能性大，于是完善胃镜检查。电子胃镜提示：①胃体巨大溃疡（性质待定）。②慢性萎缩性胃炎（见图 35-3）。根据胃镜结果，目前胃恶性肿瘤基本明确，需进一步待病理结果。胃镜病理：恶性肿瘤，倾向低分化腺癌（见图 35-4、图 35-5）。

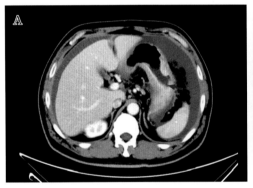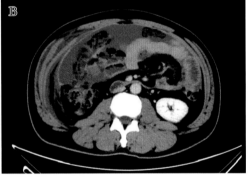

图 35-2　腹部 CTA

A 增强门脉期：胃体部胃壁不规则增厚，溃疡形成。B 增强延迟期：网膜呈污垢样改变。

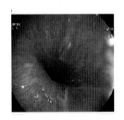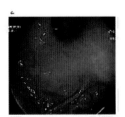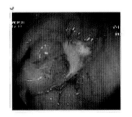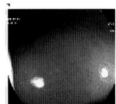

图 35-3　胃镜检查

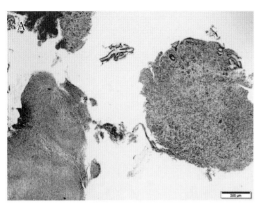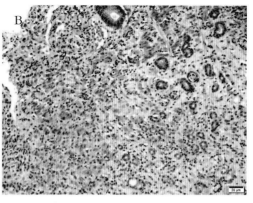

图 35-4　胃镜活检病理（一）

图 A：低倍镜显示肿瘤组织及坏死组织。图 B：镜下见少量胃黏膜腺体残留，周围腺体结构消失，被弥漫成片的肿瘤细胞取代（100×）。

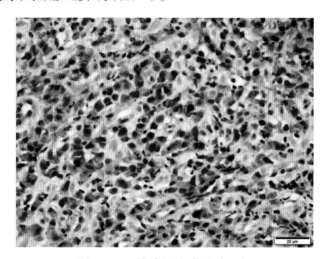

图 35-5　胃镜活检病理（二）

高倍镜下见高度异型肿瘤细胞片状分布，无腺体结构形成，瘤细胞之间黏附性差（400×）。

◎治疗结果及随访

排除肝硬化诊断后，考虑患者肝功能正常，随转诊肿瘤科继续治疗，并嘱托不可自行停用抗病毒药物。

◎出院诊断

①恶性腹水。②胃恶性肿瘤（低分化腺癌）。③HBeAg 阴性慢性乙型肝炎重度。

一、肝病合并大量腹水能否等同于肝硬化

　　腹水形成的原因很多，比较常见的是肝源性、肾源性、心源性、癌性、营养不良性、结核性、结缔组织病等。该患者因有乙肝病史多年，平素未体检，否认胃病史，外院腹部 B 超提示肝硬化合并腹水，故首先考虑诊断为"乙型肝炎肝硬化失代偿期"[1]。

　　发现疑点：患者肝功能检查基本正常，白蛋白正常，血常规提示血小板升高。彩超提示肝内声像弥漫性病变，分布欠均匀，但门静脉内径未见增宽，且脾脏大小正常，以上均不符合肝硬化门脉高压的表现。肝硬化腹水形成的原因：①门静脉高压，肝硬化导致肝内血管变形、阻塞，门静脉血回流受阻，门静脉系统血管内压增高，毛细血管静脉端静水压增高，水分漏入腹腔。血清 – 腹水白蛋白梯度（SAAG）常常大于 11g/L。②血管活性物质分泌增多及肾素 – 血管紧张素 – 醛固酮系统（RAAS）失衡，门静脉高压引起脾脏和全身循环改变致使 RAAS 活性、血管活性肽活性增强，导致水钠潴留。③低白蛋白血症，肝硬化白蛋白合成障碍，低白蛋白血症引起血浆胶体渗透压下降，促使液体漏入腹腔，形成腹水。该患者无门脉高压及低白蛋白血症，无形成肝硬化腹水的条件。诊断修正为：腹水性质待查，乙型肝炎肝硬化（？）。

　　进一步明确病因：患者肾功能正常，尿常规正常，可排除肾源性；患者心脏彩超正常，心功能正常，可排除心源性；患者营养状况良好，可排除营养不良性。追问患者病史，自诉平素长期服用"鬼针草"，用于"清热解毒"。鬼针草为菊科植物，食用含吡咯烷生物碱（pyrrolizidine alkaloids，PAs）成分的草药及食物，如菊科的土三七、千里光，豆科的猪屎豆、紫草科的天芥菜等，服用后可导致严重的肝窦阻塞综合征，表现为腹胀、乏力、纳差、肝肿大、大量腹水形成等[2]。

　　因此我们不得不进一步考虑同为菊科的鬼针草是否含有含吡咯烷生物碱？行全腹 CTV 检查：未见特征性"地图样"或"花斑样"。因此排除肝窦阻塞综合证诊断。CT 能清楚地显示肝硬化时肝边缘呈波浪状、肝裂增宽、肝实质密度不均匀等形态学改变，同时可观察到门静脉增宽、脾肿大、腹水、侧支循环形成等门静脉高压征象。患者全腹 CTV 检查除腹水外，其余未见肝硬化表现，因此排除乙型肝炎肝硬化诊断。同时行腹腔穿刺术，完善腹水常规，腹水生化，腹水细菌培养及腹水送病理检查。结果腹水白细胞计数升高明显。诊断方向：自发性腹膜炎（？）恶性（？）结核性（？）。患者腹水白细胞升高是以淋巴细胞升高为主，腹部无压痛、反跳痛等腹膜刺激症状，不考虑腹膜炎，不予抗感染治疗。

拨开迷雾：在全腹部 CTV 中发现胃壁增厚，可疑溃疡形成，腹膜淋巴结肿大。诊断方向：恶性（？）。进一步完善胃镜检查，胃镜可见巨大溃疡，恶性可能性大，行病理检查。此时腹水液基细胞图片找到非典型细胞，进一步完善免疫组化。2 天后胃镜病理提示恶性肿瘤，倾向低分化腺癌。

思考：肝病基础合并腹水不一定是肝硬化，腹水白细胞计数升高，若不是以中性粒细胞升高为主，不一定为腹膜炎。

二、以腹水为主要表现就诊的患者的诊断思路

首先应详细询问患者病史，以免遗漏蛛丝马迹，全面分析辅助检查（腹部彩超、CT、MRI，腹水、生化、血常规等），判断是否符合肝硬化表现。若为肝硬化，可初步判断为肝硬化失代偿期引起的腹水；若肝硬化证据不足，腹水形成需排除其他原因，如恶性腹水、结核性腹水等，需进一步完善胃镜检查及腹水病理检查及结核相关检查等。恶性腹水 1/3 由消化道肿瘤引起[3]，对于无法获取组织学标本的疑似恶性腹水患者，多次留取腹水行液基细胞图片检查，可有机会找到不典型细胞，进一步行蜡块包埋，找到不典型细胞的来源，最终明确诊断。

参考文献：

[1] 中华医学会肝病学分会 . 肝硬化腹水及相关并发症的诊疗指南 [J]. 实用肝脏病杂志 ,2018,1:21-31.

[2] 中华医学会消化病学分会肝胆疾病协作组 . 吡咯烷生物碱相关肝窦阻塞综合征诊断和治疗专家共识意见 [J]. 中华消化杂志 ,2017,37（7）:513-522.

[3] 黄厚章 , 胡加海 . 以腹水为首发表现的胃癌 22 例临床分析 [J]. 中华全科医学 ,2011,9（9）:1403.

（张冬青　高海兵　林明华）

以肝功能异常为首发表现的血管肉瘤

◎ **患者基本信息**

男性，36 岁。

第一次住院

◎ **主诉**

体检发现"肝功能异常"1 月余。

◎ **现病史**

1 月余前外院体检查"肝功能异常"（具体报告未见），予以保肝治疗（具体欠详），效果不佳。TBIL46.8μmol/L，ALT23U/L，AST79U/L，GGT547U/L，自觉无不适。为明确肝功能异常原因，再次就诊当地医院，予收入院治疗（具体欠详）。自发病以来，体重减轻约 3kg。现为求进一步诊治，转诊我院，门诊拟"肝功能异常原因待查"收入院。

◎ **既往史**

20 余年外院确诊"肾病综合征"，曾予激素等治疗，近 10 余年口服中药治疗（具体不详），平素复查肾功能正常，尿蛋白波动于阴性至 4+。

◎ **系统回顾**

无特殊。

◎ **个人史**

无特殊。

◎ **入院查体**

神志清，皮肤、巩膜无黄染，无肝掌及蜘蛛痣。心、肺查体未见异常。腹平软，全腹无压痛、反跳痛，肝脾肋下未触及，墨菲征阴性，移动性浊音阴性，双下肢无浮肿，扑翼样震颤阴性。

◎实验室及辅助检查

血常规：WBC 4.31×10^9/L，NE% 63.4%，Hb 123g/L，PLT 127×10^9/L，CRP、PCT 均阴性。肝功能：TBIL 41.9μmol/L，DBIL 22.7μmol/L，ALT 21.6U/L，AST 81.1U/L，GGT 517.5U/L，ALP 323U/L。肾功能、电解质、血脂血糖：正常。尿常规：正常；凝血功能：PT 11.3s，FIB 2.34g/L，DDU 5.86μg/ml。甲、丙、丁、戊肝炎抗体，CMV-DNA、EBV-DNA、HIV、TPPA 抗体：均阴性。自身抗体：抗核抗体谱均阴性、肝病自身抗体均阴性，体液免疫 IgM、IgG、IgA 均阴性。肿瘤标志物：AFP、异常凝血酶原、CA199、CA125、CEA、NSE、FPSA、TPSA 均正常，细胞角蛋白21 3.54ng/ml。铜蓝蛋白：正常。甲状腺功能：正常。高尔基体蛋白73：正常。

上腹部彩超：①肝右叶内实性结节（血管瘤？）。②肝右叶囊性占位。③胰脾未见明显异常。④门静脉未见明显栓塞。上腹部 MR 平扫+增强：①肝多发占位，首先考虑血管瘤。②肝内多发小囊肿。

◎入院诊断

肝功能异常原因待查。

◎治疗经过

入院后予常规保肝治疗，于2019年11月25日完善肝穿刺活检检查，彩超引导下经皮肝穿刺活检。患者在当日行肝活检后，感右上腹闷痛不适，并出现一过性血压下降，急诊彩超提示：肝周、膈下及腹腔内可见积液。血常规提示Hb 较前下降，考虑肝穿刺出血、失血性休克，予止血、扩容及补液对症等处理后好转。肝组织病理（见图36-1）送至原检验单位及我院病理科阅片。

原单位病理诊断结果

结合光镜、免疫组化、特殊染色及电镜检查：淤血性肝损伤，轻度活动性炎症（G2S2）。尚需鉴别药物性肝损伤、酒精性肝病、巴德－吉亚利综合征、心功能不全等。

我院病理科读片

镜下见轻度肝小叶炎，肝窦显著淤血伴窦周纤维化形成，部分小叶间静脉扩张，个别疝入周围肝血窦，符合静脉流出道狭窄伴门静脉高压改变，具体病因待排，提示：①肝脏血管病变，建议影像学检查肝静脉及下腔静脉。②药物性肝损不能排除，请结合临床。

根据病理会诊意见，我们着重对肝脏血管病变或淤血性肝损伤进一步开展相关检查。易栓症相关蛋白 C、蛋白 S：均正常。全腹部 CTV：①下腔静脉、门静脉未见明显栓塞。②肝左右叶多发占位，考虑血管瘤。③考虑双肾囊肿。④脾大，侧支循环形成。心脏彩超：心脏结构及功能未见明显异常。电子胃镜：慢性浅表性胃炎。

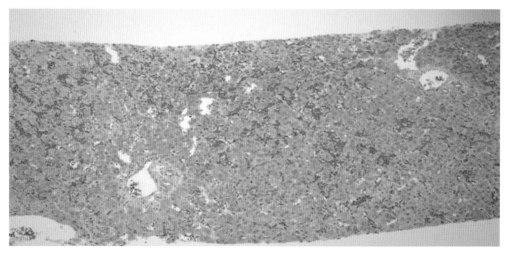

图 36-1　肝穿刺组织病理

HE 染色显示肝小叶结构尚存，肝窦扩张伴淤血（40×）。

◎治疗结果及随访

予"熊去氧胆酸、腺苷蛋氨酸、复方甘草酸甘"等保肝治疗，肝功能 TBIL 波动 30~50μmol/L，GGT 波动 100~300U/L，定期门诊随访。

◎出院诊断

药物性肝炎：血管损伤型（RUCAM 评分 5 分）。

第二次住院

◎现病史

定期门诊随访，无自觉不适。2020 年 2 月 24 日于我院复查上腹部 MR 平扫+增强：肝内多发结节影、团块影，较外院旧片增多、增大，考虑恶性肿瘤可能性大，部分病灶瘤内出血（见图 36-2）。为明确肝内多发结节性质，门诊拟"肝多发占位"收入我院。

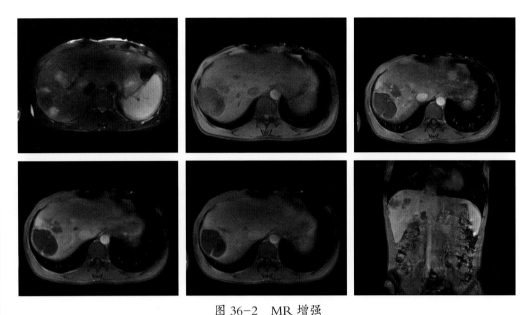

图 36-2　MR 增强

肝内多发长 T1 混杂长 T2 信号占位性病变，呈渐进性向心性强化，较大病灶内见坏死区不强化。

◎入院查体

略。

◎实验室及辅助检查

血常规：WBC 6.05×10^9/L，Hb 106g/L，HCT 28.7%，PLT 136×10^9/L。**肝功能**：ALB 21g/L，TBIL 35.7 μmol/L，DBIL14.0 μmol/L，ALT67 μmol/L，AST 70U/L，GGT 147U/L，ALP 240U/L。**尿常规**：隐血 2+，蛋白 2+。**肿瘤标志物**：AFP、CEA、CA199、CA125、CA153、FPSA、TPSA、NSE、异常凝血酶原均正常。**甲、丙、丁、戊肝炎抗体，CMV-DNA、EBV-DNA、HIV、TPPA 抗体**：均阴性。

肝脏超声造影：肝内多发偏强不均回声区，增强方式呈"快进快出"（较符合 M T 超声造影声像改变）。右肝内蜂窝状无回声区，考虑出血区肝内多发偏低不均回声或类无回声区，动脉期呈边缘环状高增强（MT 不能排除）。**全腹部 CTV**：（见图 36-3）①肝内多发结节影、团块影，考虑血管源性肿瘤（血管内皮瘤？血管肉瘤？部分与血管瘤鉴别）或 FNH-LIKE 可能，建议进一步检查。②肠系膜脂膜炎可能。③脾脏稍大。④脾肾静脉分流。**PET-CT 示**：①肝左右叶数个团块状混杂密度影，部分呈稍高代谢，考虑原发性肝脏低度恶性肿瘤可能（伴肿瘤内出血），建议必要时行 MRI 增强检查；腹、盆腔少量积液，部分腹膜稍增厚，呈稍高代谢，建议密切随访。②胃窦部充盈略欠佳，黏膜增厚，代谢略高，考虑慢性炎症；腹膜后、盆腔内数个淋巴结，建议随访；慢性胆囊炎；双肺少许陈旧性病灶；双侧扁桃体对称性略肿大，呈略高代谢，右颌下淋巴结稍高代谢影，考虑慢性炎症。**肝占位活检病理：**（见图36-4、图36-5）镜下见肿瘤细胞呈裂隙样、条索样、血管网样排列，部分肿瘤呈囊性变，部分沿肝血窦生长，瘤细胞呈短梭形，核卵圆形、短梭形，大小不一，染色质深，核分裂像易见。**免疫组化结果：** CD34（+++），CD31（+++），ERG（+++），Ki67（+，50%），CK（-）。结合形态学及免疫组化，符合血管肉瘤。**周围肝组织：** 轻度慢性肝炎伴纤维化2期（G2S2），部分肝窦内皮细胞不典型增生。

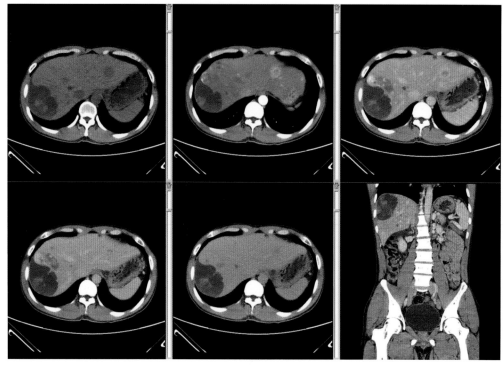

图 36-3　全腹 CT 增强

肝内多发低密度影，增强呈渐进性向心性强化，较大病灶内见坏死区不强化。

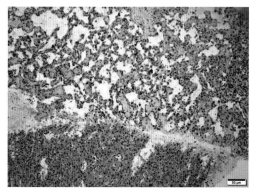

图 36-4　肝占位活检病理（一）

肿瘤呈不规则血管腔隙样结构浸润性生长（100×）。

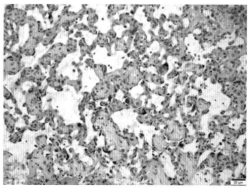

图 36-5　肝占位活检病理（二）

高倍镜见腔隙样表面被覆异型内皮细胞（200×）。

◎入院诊断

　　肝多发占位待查。

◎治疗经过

　　入院后予以一般保肝、利尿等治疗，并于 2020 年 3 月 9 日在肝外科于全麻下行"腹腔镜右肝肿瘤切除＋左肝肿物活检＋彩超引导下右肝肿物穿刺活检术"。术中出血 800ml，予以"补液、止血"治疗，术后肝组织病理提示肝血管肉瘤。

◎治疗结果及随访

　　经过治疗后病情好转，一般情况暂稳定，出院后服用"仑伐替尼"抗肿瘤治疗。2020 年 5 月，出现肝功能严重损害，黄疸进行性升高，停"仑伐替尼"，病情进行性加重，逐渐进展肝衰竭，伴严重腹腔感染、急性肾损伤，2020 年 6 月死亡。

◎出院诊断

　　肝血管肉瘤。

一、扑朔迷离的诊断过程

　　患者是青年男性，以体检发现"肝功能异常"为首发表现，肝功能以 GGT 升高显著，影响学未见肝内外梗阻、胆道扩张及胆道结构异常等表现，可排除大胆管性梗阻；查甲、乙、丙、丁、戊肝炎病原学均阴性、非嗜肝病原学如 CMV-DNA、EBV-DNA 均阴性，可排除上述病原感染；查自身肝病相关抗体均阴性，免疫球蛋白（IgG/IgM/IgA）均正常，自身免疫性肝病可能性不大；查铜蓝蛋白正常，可基本排除 Wilson 病。所以，该病例属于不明原因的肝功异常。结合患者长期接触染发剂以及因肾病综合征间断服用中草药及糖皮质激素等，应考虑药物性肝损伤可能性大，其他少见原因如胆汁淤积性相关遗传代谢性疾病（PFIC、Alagille 综合征等），建议肝穿刺活检协助诊断。考虑到患者彩超、MR 等影像学均提示肝血管瘤可能，因此，为减少肝组织活检的出血风险，于彩超引导下避开肝占位行第一次肝穿刺活检。

　　第一次肝组织病理检查提示：淤血性肝损伤，轻度活动性炎症（G2S2）。我院病理科会诊意见：肝窦显著淤血伴窦周纤维化，部分小叶间静脉扩张，个别疝入周围肝血窦，符合静脉流出道狭窄伴门静脉高压改变。肝组织病理表现并不符合药物性肝损伤的常见病理特点。因此，基于肝组织病理特点，我们着重以肝窦淤血伴窦周纤维化、门静脉高压为出发点，重新思考可能的原因，重点排除可能导致肝脏血管病变的因素。结合患者病史资料、肝组织病理及影响学等，均未见肝硬化、肝前性（门静脉、脾静脉及肠系膜静脉）血栓形成的表现，应考虑肝后性、窦后性因素可能。

（1）肝后性因素：如心源性因素（狭窄性心包炎、下腔静脉阻塞、充血性右心衰竭等）、血栓性疾病、肿瘤性疾病及肝尾状叶增大等导致压迫下腔静脉回流受阻。结合相关检查，患者无心衰临床表现，心脏彩超正常，肝脏及下腔静脉血管成像未见血栓及梗阻表现，肿瘤指标及肝尾状叶组织解剖结构均正常，查蛋白 C、蛋白 S 均正常，可排除上述相关疾病。

（2）窦后性因素：常见的有以下情况。①肝小静脉闭塞：该病常见服用吡咯生物碱（土三七、千里光等）、药物（吉妥珠单抗、环磷酰胺、硫唑嘌呤等）、放射治疗后诱发，患者无明确吡咯生物碱、药物（吉妥珠单抗、环磷酰胺、硫唑嘌呤等）使用史，无放射治疗可排除。②肝流出道阻塞：如巴德－吉亚利综合征，患者彩超及 MR 均未见巴德－吉亚利综合征等肝流出道阻塞典型改变，可排除。

（3）肝静脉硬化（慢性静脉炎）：如酒精、维生素过多症、慢性射线损伤，患者无相关接触史，可排除。

（4）肉芽肿性静脉炎：如分枝杆菌属、脂肪性肉芽肿、矿物质性肉芽肿，结合肝活检病理结果，可排除。

（5）原发血管肿瘤：上皮样血管内皮瘤、血管肉瘤，患者彩超及 MR 未见血管恶性肿瘤表现，可排除[1]。因此，基于肝组织病理的分析判断与临床表现并不相符，临床诊断陷入困境。

那么，肝窦淤血伴窦周纤维化、门静脉高压的病理改变是否可以用 DILI 解释呢？DILI 的主要损伤模式是由药物的损伤靶点决定的，药物及其代谢产物主要损伤靶点包括：肝细胞、胆管上皮及血管内皮细胞。2014 年 Kleiner 等[2]进行的一项研究纳入 249 例 DILI 患者，经统一的组织病理学评价后归纳为 18 大类组织学特点，其中有 5 种为最主要的病理损伤模式，即急性肝炎型、慢性肝炎型、急性胆汁淤积型、慢性胆汁淤积型、胆汁淤积性肝炎型，共占全部病例的 83%，但药物损伤靶点除上述肝细胞及胆管上皮外，还包括肝窦或门静脉小支血管内皮细胞。DILI 的血窦或血管损伤源于内皮的损伤，表现为肝窦内皮肿胀、掀起、内皮下炎性细胞浸润，或致局部肝窦扩张伴或不伴出血，形成肝紫癜，即紫癜性肝病，部分甚至可导致门静脉小支闭塞从而导致非肝硬化性门静脉高压症[3]。结合患者长期接触染发剂以及因肾病综合征间断服用中草药及糖皮质激素等，似乎通过"一元论"DILI 也能解释门静脉高压性肝组织病理改变，故第一次出院诊断：药物性肝炎，血管损伤型（RUCAM 评分 5 分）。

然而，之后的临床随访再次冲击了我们对这个病例的认识。2020 年 2 年 24 日，复查上腹部 MR 发现肝内多发结节影、团块影，较外院旧片增多、增大，考虑恶性肿瘤可能性大，部分病灶瘤内出血。这个意外的影像学变化使得我们重新思考肝占位与肝功能异常之间的关联性，再度审视之前临床诊断是否正确。因此，为明确肝内多发结节性质再次住院。肝脏多发实性占位可能性很多，均可引起肝功能异常，常见病因有以下几个。①转移瘤：如胃肠道肿瘤、肺恶性肿瘤、淋巴瘤、结节病转移等，但患者查肿瘤指标物均正常，影像学检查未发现可能的原发病灶，故考虑可能性小，建议肝占位穿刺活检排除。②肝细胞肝癌：患者虽无慢性肝病、肝硬化基础病，AFP、异常凝血酶原等肿瘤标志物均正常，影像学并未呈现典型肝细胞癌改变，建议肝占位穿刺活检。③肝腺瘤：临床上好发育龄期妇女，与口服避孕药有关，70%~80% 为孤立性，考虑可能性小。④肝内胆管细胞癌：多为单中心发生，肝内占位常伴有肝内胆管不同程度扩张，肿瘤血供不丰富，超声造影表现为"慢进慢出"，可能性不大。⑤肝脏感染性病变：如肝脓肿、肝结核、寄生虫病等，患者无感染中毒表现，考虑可能性小，待肝占位穿刺活检排除。⑥间叶组织来源的肿瘤：如肝海绵样血管瘤、血管肉瘤、上皮样血管内皮瘤也可表现为肝多发占位[4]。患者既往肝脏影像学提示多发肝血管瘤，但短期内病灶迅速增多增大，不符合肝血管瘤的临床特点，可进一步行肝占位活检排除。肝上皮样血管内皮瘤、肝血管肉瘤均属于罕见的间质组织来源肿瘤，临床表现不特异，易漏诊或误诊，主要依靠组织形态学和免疫组织化学确诊，建议肝占位穿刺活检进一步明确。因此，需行肝占位活检以重点排除肝血管肉瘤等间叶组织肿瘤，但该病活检出血风险高（第 1 次经皮肝穿刺出现肝出血、失血性休克），故转诊肝外科于全麻下行腹腔镜肝肿物切除及穿刺活检术，术后依据肝组织病理形态学及免疫组化，符合血管肉瘤的病理特点，故第二次出院修正诊断：肝血管肉瘤。

二、肝血管肉瘤文献复习

肝血管肉瘤（primary hepatic angiosarcoma PHA）又称肝血管内皮肉瘤、肝恶性血管内皮瘤和 Kupffer 细胞肉瘤，是间叶组织来源的少见的恶性肿瘤，占肝脏原发性恶性肿瘤的 0.1%~0.2%，但却是肝脏中最常见的原发性恶性间叶肿瘤。该病常起源于肝窦血管内皮细胞的恶性肿瘤，肿瘤细胞呈梭形或不规则形，边界常不清，胞核深染，有小核仁，可见核分裂象或多核瘤巨细胞。肿瘤细胞不断生长，逐渐堆积与肝血窦及肝小静脉，造成肝血窦扩张；另外肿瘤细胞沿肝细胞索表面呈覆盖性生长，使肝细胞萎缩，肝窦进一步变宽，瘤细胞突入海绵状扩张的血管腔，出现肝小静脉阻塞样改变。故这种病理生理改变很清楚地解释第 1 次肝穿刺肝窦显著淤血、窦周纤维化等肝静脉流出道狭窄病理表现。查阅文献，国外少量文献曾报道 PHA 是出现非硬化性门静脉高压的少见病因，与本病例临床病理特点较为符合[5]。但由于肝血管肉瘤属于罕见病，当时影像学未能及早判别、误诊为肝多发血管瘤，导致肝组织穿刺时避开肝占位组织，未能穿刺到病变较明显的肿瘤特异细胞，耽误了该病的早期诊断。

PHA 好发于成年人，以 50~70 岁多见，儿童罕见，男女比例约为 4：1。致病因素可能与砷、氯乙烯单体、二氧化钍和镭等化学暴露有关，但是 75% 的患者否认有接触或暴露史。肝脏血管肉瘤的临床症状和体征均不明显，常表现为腹痛，约 25% 的患者有体重下降、乏力和厌食的症状。在老年男性患者中经常发现肝脾肿大、腹腔积液和黄疸。实验室检查原发性肝脏血管肉瘤的患者的肝脏生化功能指标例如乳酸脱氢酶、碱性磷酸酶、谷丙转氨酶适度升高，血常规检查血小板减少和贫血是常见的并发症，但是肿瘤标志物如甲胎蛋白（AFP）、癌胚抗原（CEA）、糖类抗原（CA199）和 CA125 等却在正常范围内。病理诊断是该病诊断金标准，经皮肝活检将增加腹腔内出血的风险，严重者可出现肝破裂等并发症，危及生命。该患者第 1 次肝穿刺活检符合其并发症表现，因此开腹行肝活检仍是首选。经颈静脉肝活检术能显著降低腹腔内出血的风险，可用于合并大量腹水或严重凝血功能障碍而需要肝活检的患者。典型的肝脏血管肉瘤组织学为由梭形细胞被覆的肿瘤血管样腔隙构成，突向管腔形成乳头结构。肿瘤细胞分化程度差异很大，分化好的可类似血管瘤，分化差的瘤细胞异型性明显。肿瘤细胞可呈海绵状排列，无明显血管样腔隙，出现瘤巨细胞及病理性核分裂象，肿瘤细胞常沿血窦，终末肝静脉和门静脉分支扩散，并在肝板上呈多层或突出血管腔外生长，致肝板解离，肝细胞萎缩或消失，血管腔增大形成大小不一的空腔，快速生长的瘤组织内可见残留的肝细胞，血管腔内可见血块和肿瘤细胞碎片。PHA 肿瘤细胞在血管形成灶中几乎都表达内皮细胞标记物 CD31、CD34，其中 CD31 特异性，CD34 敏感性好，结合病理特点，与本病理高度符合故肝血管肉瘤诊断明确[6]。

肝血管肉瘤预后较差，多数病人在确诊后 6 个月内死于肝衰竭、腹腔出血或 DIC，有少数报道化学治疗对 PHA 有效，在无法手术的情况下可考虑姑息治疗。当病变局限在一个肝叶时可考虑肝切除术。随着诊断技术的提高和肝移植的发展，接受肝移植手术的患者能够延长生存时间，但是复发率仍然很高，预后很差。该病有高复发率和手术存活率低的特征仅有 3% 病人的生存期超过 24 个月，该病例患者从第 1 次入院就诊到最终死亡不足 8 个月时间，因此病史、临床症状、影像学检查和病理活检的综合运用对早期及时确诊疾病延长生存期十分重要。

参考文献：

［1］KHANNA RAJEEV,SARIN SHIV K. Non-cirrhotic portal hypertension - diagnosis and management［J］.J Hepatol,2014,60: 421-441.

［2］KLEINER DAVID E,CHALASANI NAGA P,LEE WILLIAM M,et al.Hepatic histological findings in suspected drug-induced liver injury:systematic evaluation and clinical associations［J］.Hepatology,2014,59:661-670.

［3］杨瑞园,赵新颜.肝组织病理学检查在药物性肝损伤诊治中的意义［J］.临床肝胆病杂志,2018,34（6）:1172-1175.

［4］EHMAN ERIC C,TORBENSON MICHAEL S,WELLS MICHAEL L,et al. Hepatic tumors of vascular origin:imaging appearances ［J］.Abdom Radiol（NY）,2018,43:1978-1990.

［5］WILAND HOMER O,PURYSKO ANDREI S,et al.Hepatic angiosarcoma mimicking sinusoidal obstruction syndrome/venoocclusive disease:a pathologic-radiologic correlation［J］.Ann Diagn Pathol,2012,16:275-279.

［6］CHAUDHARY P,BHADANA U,SINGH R A K,et al.Primary hepatic angiosarcoma ［J］.Eur J Surg Oncol,2015,41:1137-1143.

（吴旭玮　王斌　林昭旺　黄祖雄）

附
常见缩略词中外文对照

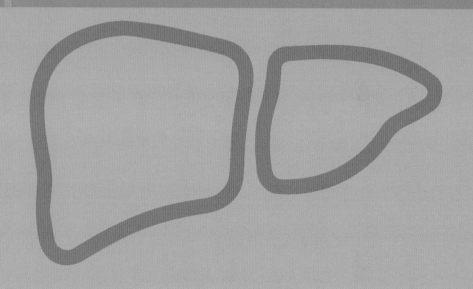

附 常见缩略词中外文对照

5-HT	5-羟色胺	BUN	尿素氮
ACHD	获得性肝脑变性	CA125	糖类抗原125
AD	常染色体显性遗传	CA199	糖类抗原199
ADA	腺苷脱氨酶	cANCA	抗中性粒细胞胞质抗体
AFP	甲胎蛋白	CD	分化群（白细胞分化抗原）
AIH	自身免疫性肝炎	CDG	先天性糖蛋白糖基化缺陷
ALB	白蛋白	CEA	癌胚抗原
ALD	自身免疫性肝病	CHB	慢性乙型肝炎
ALGS	Alagille 综合征	CHE	胆碱酯酶
Allo-BMT	异基因骨髓移植	CHF	先天性肝纤维化
Allo-PBSCT	异基因外周血干细胞移植	CHOL	总胆固醇
		CK	细胞角蛋白
ALP	碱性磷酸酶	CK-MB	肌酸激酶同工酶
ALT	谷丙转氨酶	CR	肌酐
AMA	抗线粒体抗体	CRP	C反应蛋白
ANA	抗核抗体	CT	计算机断层扫描
APC	氩等离子体凝固术	CTA	计算机体层摄影血管造影
APRI	天冬氨酸氨基转移酶和血小板比率指数	DBIL	直接胆红素
		DCP	异常凝血酶原
APTT	活化部分凝血活酶时间	DDU	D-二聚体单位
AR	常染色体隐性遗传	DILI	药物性肝损伤
ARC综合征	先天性胆汁淤积-肾功能不全-多关节挛缩	DNA	脱氧核糖核酸
		DPMAS	双重血浆分子吸附系统
ARPKD	常染色体隐性遗传性多囊肾	DSA	数字减影血管造影
AST	天门冬氨酸氨基转移酶	dsDNA	双链脱氧核糖核酸
ATP	三磷酸腺苷	DWI	弥散加权成像
BCS	巴德-吉亚利综合征	EBER	非洲淋巴细胞瘤病毒编码核糖核酸
BD	胆管扩张症		
BRIC	良性复发性肝内胆汁淤积	EGV	食管胃底静脉曲张
BSEP	胆汁酸外排泵	ERC	经内镜逆行胆管成像

ERCP	经内镜逆行胆胰管成像	hs-cTn	高敏肌钙蛋白
EST	十二指肠乳头括约肌切开术	HSOS	肝窦阻塞综合征
EVB	食管胃底静脉曲张破裂出血	HVPG	肝静脉压力梯度
FDP	纤维蛋白降解产物	IFD	侵袭性真菌病
FER	铁蛋白	IgG4-RD	免疫球蛋白 4 相关性疾病
FIB	纤维蛋白原	IgG4-SC	IgG4 相关硬化性胆管炎
FIC1	家族性肝内胆汁郁积 1 型	INR	国际标准化比值
FT_3	血清游离三碘甲腺原氨酸	IPFI	侵袭性肺真菌病
FT_4	血清游离甲状腺素	LDH	乳酸脱氢酶
FXR	法尼醇 X 受体	LKM-1	抗肝肾微粒体 1 型
G6PD	6- 磷酸葡萄糖脱氢酶	MCHC	平均血红蛋白浓度
GBA	葡萄糖脑苷脂酶	MCV	平均红细胞体积
GGT	谷氨酰转肽酶	MDS	骨髓增生异常综合征
GLO	球蛋白	MELD	终末期肝病模型
GLU	糖	MODS	多器官功能障碍综合征
GS	谷氨酰胺合成酶	MPI	磷酸甘露糖异构酶
GSD	糖原贮积病	MPTP	1- 甲基 -4- 苯基 -1,2,3, 6- 四氢吡啶
HAPFs	肝动脉 - 门静脉瘘		
Hb	血红蛋白	MRCP	磁共振胰胆管成像
HCL	毛细胞白血病	MRI	磁共振成像
HE 染色	苏木精 - 伊红染色法	MTX	甲氨蝶呤
HFSD	肝纤维蛋白原贮积症	NH_3	氨
HGMD	人类基因突变数据库	NPD	尼曼 - 匹克病
HHT	遗传性出血性毛细 血管扩张症	NRH	结节性再生性增生
		NSE	神经元特异性烯醇化酶
HIV	人类免疫缺陷病毒	NT- proBNP	氨基末端脑钠肽前体
HJV	铁调素调节蛋白		
HLH	噬血细胞性淋巴组织细胞增生症	PA	吡咯烷生物碱
HPO_4	磷酸氢根离子	PAB	前白蛋白
HPS	嗜血细胞综合征	pANCA	抗中性粒细胞抗体核周型

附　常见缩略词中外文对照

PAS 染色	过碘酸雪夫染色	SLOS	小头 – 小颌 – 并趾综合征
PBC	原发性胆汁性胆管炎	SMA	抗平滑肌抗体
PBM	胰胆管合流异常	SMZ	复方磺胺甲恶唑
PCT	降钙素原	TBA	总胆汁酸
PDA 培养基	马铃薯葡萄糖琼脂培养基	TBIL	总胆红素
		TG	甘油三酯
PDC	丙酮酸脱氢酶复合体	TgAb	甲状腺球蛋白抗体
PE	血浆置换	TIPS	经颈静脉肝内门腔静脉分流术
PFIC	进行性家族性肝内胆汁淤积症		
PFIC	进行性性家族性胆汁淤积	TJP2	紧密结合蛋白 2
PHA	肝血管肉瘤	TmAb	甲状腺微粒体抗体
PK	丙酮酸激酶	TP	总蛋白
PKD	丙酮酸激酶缺乏症	TPN	完全肠外营养
PLT	血小板	TPO–Ab	甲状腺过氧化物酶抗体
POPH	门静脉性肺动脉高压	TPSA	总前列腺特异抗原
PSC	原发性硬化性胆管炎	TRAb	促甲状腺素受体抗体
PT	凝血酶原时间	TRF	转铁蛋白
PTA	凝血酶原活动度	TS	转铁蛋白饱和度
PVS	腹腔 – 颈静脉分流术	TSH	促甲状腺激素
PVT	门静脉血栓	TT	凝血酶时间
RAAS	肾素 – 血管紧张素 – 醛固酮	UA	尿酸
Rtc	网织红细胞	UDCA	熊去氧胆酸
SAAG	血清 – 腹水白蛋白梯度	VEGF	血管内皮生长因子
SAP	血清淀粉样蛋白 P 成分	VSGP	垂直核上凝视麻痹
SCT	干细胞移植	WBC	白细胞
SDS	十二烷基硫酸钠	WD	肝豆状核变性
SF	血清铁蛋白	WE	韦尼克脑病